健康生活微信500条

张揆一　郑秀华　编　著

金盾出版社

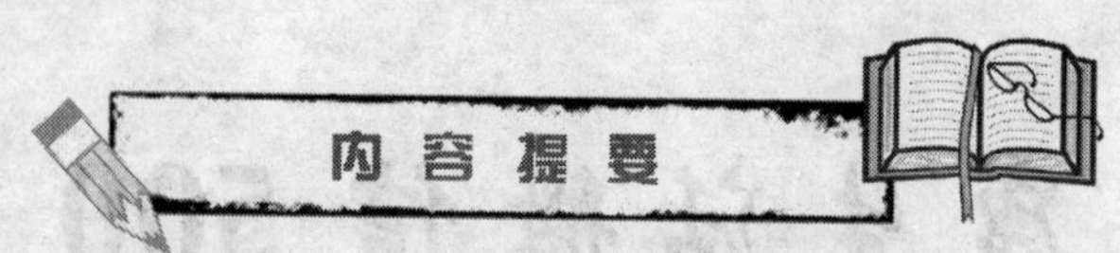

本书分养生进展篇，四季养生篇，生活养生篇，疾病防治篇，养生趣谈篇和安全防护篇。以微博短信的形式，从多方面介绍了健康生活知识570余条，包括养生保健、饮食调养、常见疾病防治、衣食住行和安全防护等。该书文字精练，内容丰富，通俗易懂，科学实用；读者一学就会，一看就懂，一用就灵，适合于广大城乡居民阅读。

图书在版编目(CIP)数据

健康生活微信500条/张揆一，郑秀华编著.—北京：金盾出版社，2013.8

ISBN 978-7-5082-8210-7

Ⅰ.健①… Ⅱ.①张…②郑… Ⅲ.①养生(中医)—通俗读物 Ⅳ.①R212-49

中国版本图书馆CIP数据核字(2013)第047193号

金盾出版社出版、总发行

北京太平路5号(地铁万寿路站往南)

邮政编码：100036 电话：68214039 83219215

传真：68276683 网址：www.jdcbs.cn

封面印刷：北京精美彩色印刷有限公司

正文印刷：北京万友印刷有限公司

装订：北京万友印刷有限公司

各地新华书店经销

开本：850×1168 1/32 印张：11 字数：210千字

2013年8月第1版第1次印刷

印数：1～7000册 定价：28.00元

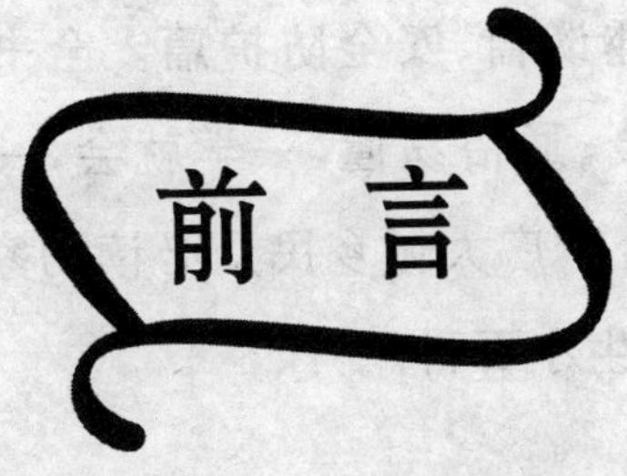

前言

自从2011年12月7日《楚天都市报》，刊出85岁潮人爹爹酷爱写网文，成为武汉最老“优秀科普志愿者”后，作者就爱上了微博、微信，将自己写出的养生保健、防病知识发给了300余名教授、专家、社区居民，受到普遍好评。

为便于广大读者生活中参考阅读，特将这些健康小常识汇集成册。本书的特点有四：一是内容新颖，传播最新科技知识，是大家喜闻乐见的；二是科学实用，通俗易懂，适宜初中以上文化程度的各界人士阅读；三是短小精悍，文字精辟，共有500多条，适应现代人的生活节奏，便于随时阅读；四是核心在保健，这是人人须知的财富。书中提出许多新观点，如“生命在于运动，长寿在于养生”“人到六十正当午”，四季养生、衣食住行、油盐酱醋、常见慢性病、寿星趣谈等生活中的健康知识，以及国际会议公认的现代人养生新观念。该书是对最新健康科技的精彩传递。

本书分为养生进展篇、四季养生篇、生活养生篇、疾病防治篇、养生趣谈篇、安全防护篇。全书文字精炼、科学实用、图文并茂、通俗易懂，一学就会，一看就懂，一用就灵，是一本适合于广大城乡民众必读的家庭常备书，也是中老年人的养生小百科。

作　者

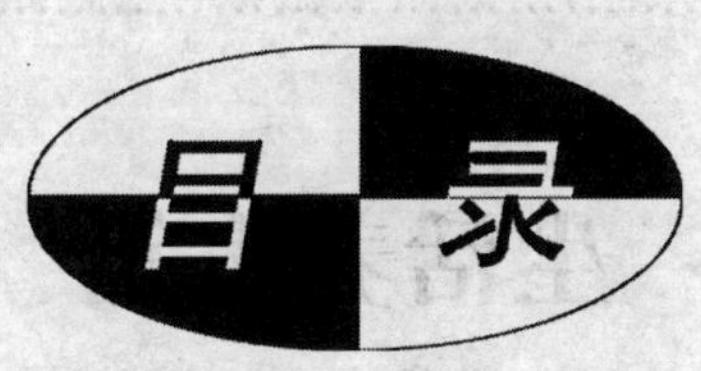

养生进展篇

四季养生篇

生活养生篇

疾病防治篇

养生趣谈篇

安全防护篇

养生进展篇

一、科学饮食话长寿

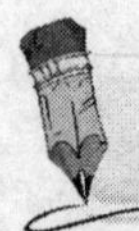

健康永恒与死于无知

“地位是临时的，荣誉是过去的，健康是永恒的”。人的寿命应该能达到 100～175 岁，为什么都没有达到，最主要的原因是不重视保健，很多人死于无知。现在30～50 岁的人死亡率很高。这是因为血脂太高，富贵病太多，吸烟酗酒，不懂得保健，凑合活着，真是害死人。

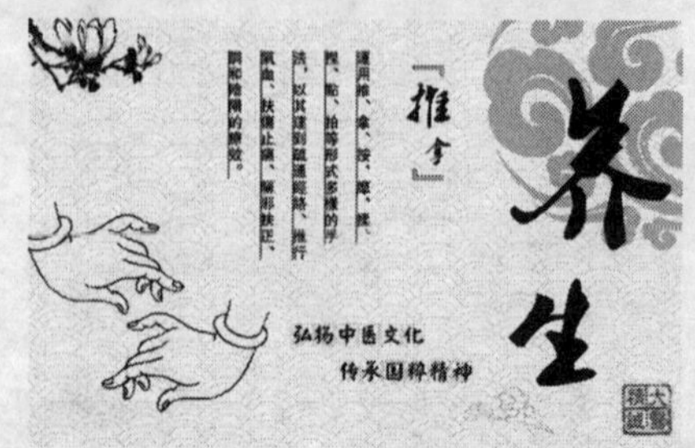

“千万不要死于无知”，这是联合国提出来的。我国知识分子平均年龄 58.5 岁，小学、中学各 6 年，本科 5 年，硕士、博士、博士后各 3 年，学完后生命快到点了。张学良 100 岁寿辰时，仍眼不花、耳不聋。有人问他“少帅怎么活这么久?”他回答:“不是我活得久，是他们活得太短。”

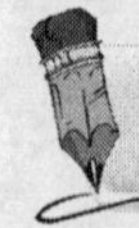

健康三个里程碑

国际上有个维多利亚宣言，宣言里有三个里程碑:第一个叫平衡饮食，第二个叫有氧运动，第三个叫心理平衡。这三个里程碑，国际上都知道，而我们很多人不清楚。三个里程碑的标题不会变，但内容会随时改变。如果再加上戒烟少酒，便成为养生的四大基石。这是养生的基本内容，缺一不可。

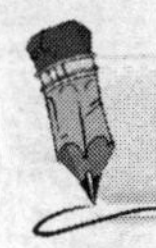

食物的酸性与碱性

酸性食物：①强酸性食品有蛋黄、奶酪、白糖做的西点或柿子、乌鱼子、柴鱼等。②中酸性食品有火腿、培根、鸡肉、鲔鱼、猪肉、鳗鱼、牛肉、面包、小麦、奶油、马肉等。③弱酸性食物有大米、花生、啤酒、油炸豆腐、海苔、文蛤、章鱼、泥鳅。

碱性食物：①弱碱性食品有红豆、萝卜、苹果、甘蓝菜、洋葱、豆腐等。②中碱性食品有萝卜干、大豆、红萝卜、番茄、香蕉、橘子、香瓜、草莓、蛋白、梅干、柠檬、菠菜等。③强碱性食品有葡萄、茶叶、葡萄酒、海带等，天然绿藻也是碱性健康食品。碱性食品能让癌细胞休眠。

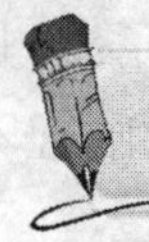

平衡饮食与金字塔

平衡膳食：是指选择多种食物，经过适当搭配做出的膳食，这种膳食能满足人们对能量及各种营养素的需求。通俗地说，就是“样样都要吃”是一本书，叫《平衡膳食》，包括食物合理搭配；“样样不多吃”又是一本书，叫《节食长寿》。

金字塔为优：“食”以亚洲食物金字塔最好，即以谷类、豆类、菜类为基础。洋快餐一店一年拿走我们 20 个亿，国外叫“垃圾食品”，吃多了体型变得上下一般粗，还要减肥。国际会议上从来不提大米、白面和洋快餐，却非常重视老玉米、荞

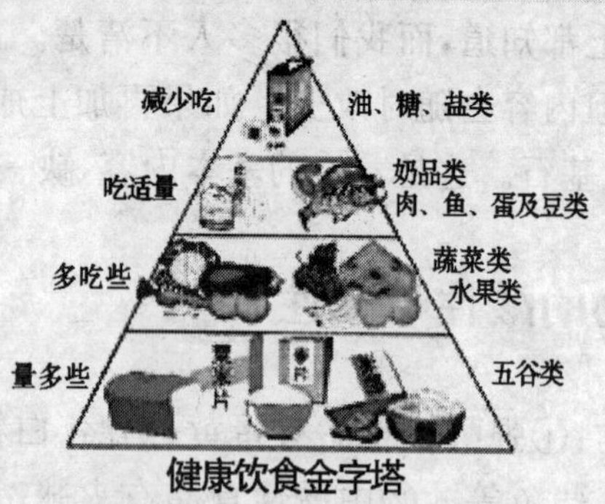

健康饮食金字塔

麦、薯类、燕麦、小米和大豆。

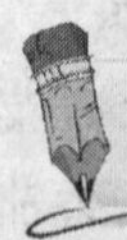

推荐六种保健食品

国际会议上提出了六种保健品：一是绿茶；二是红葡萄酒；三是豆浆；四是酸奶（人家不提牛奶）；五是骨头汤；六是蘑菇汤。蘑菇汤能提高免疫功能。骨头汤里含一种延年益寿的胶质物质，所以世界上有骨头汤街，十分畅销。酸奶是维持菌群平衡的。绿茶抗癌第一名，能保护牙齿，使血管不易破裂。

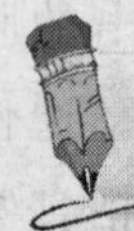

远离垃圾食品

洋快餐是公认的垃圾食品，吃多了体型变得上下一般粗。外国人不多吃，因为吃多了还要减肥受累。咱们不知道，天天吃快餐，尤其是那些孩子们，简直没有洋快餐就活不了啦。我们应该知道，洋快餐不符合科学健康的饮食要求。美国孩子们已向麦当劳提出控告，它害了整整一代人。千万

不要天天吃洋快餐。

垃圾食品的危害：一是营养质量比较差，最终会导致营养缺乏，妨碍健康；二是容易使人发胖，高脂肪、高糖、淀粉多，容易胖；三是不利于预防慢性病，吃大量糖和精制淀粉，血糖上升特快，促进衰老，不利于预防糖尿病。吃油脂特别多的食品，易发生血脂异常。人一胖各种慢性病自然就接踵而来。

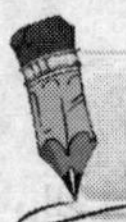

十大垃圾食品排行榜

(1)油炸类食品：①油炸淀粉导致心血管疾病。②含致癌物质。③破坏维生素，使蛋白质变性。

(2)腌制类食品：①导致高血压，肾脏负担过重，导致鼻咽癌。②影响黏膜系统(对胃肠有害)。③易得溃疡和发炎。

(3)加工肉类食品(肉干、肉松、香肠等)：①含致癌物质亚硝酸盐。②含大量防腐剂，加重肝脏负担。

(4)饼干类食品(不含低温烘烤和全麦饼干)：①食用香精和色素过多对肝脏造成负担。②严重破坏维生素。③热量过多、营养成分低。

(5)汽水、可乐类食品：①含磷酸、碳酸，会带走体内大量的钙。②含糖量过高，喝后有饱腹感，影响正餐。

(6)方便类食品(方便面和膨化食品)：①盐分过高，含防腐剂、香精，损伤肝脏。②只有热量，没有营养。

(7)罐头类食品(包括鱼肉类和水果类)：①破坏维生素，使蛋白质变性。②热量过多，营养成分低。

(8)话梅蜜饯类食品(果脯)：①含致癌物质亚硝酸盐。

②盐分过高，含防腐剂、香精，损伤肝脏。

(9)冷冻甜品类食品(冰淇淋、冰棒和各种雪糕)：①含奶油，极易引起肥胖。②含糖量过高影响正餐。

(10)烧烤类食品：①含大量致癌物质之首“苯并吡”。②1只烤鸡腿等于60支香烟的毒性。③导致蛋白质炭化变性，加重肾脏、肝脏负担。

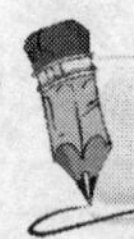

玉米是黄金食品

黄金食品老玉米。国际会议上，从来不提大米、白面，不提洋快餐。谷类里第一提的是老玉米，印第安人极少有高血压、动脉硬化，就是吃老玉米吃的。研究发现，老玉米里含有大量的卵磷脂、亚油酸、谷固醇、维生素E，可以避免高血压和动脉硬化。所以，老玉米是黄金食物，应当多吃。

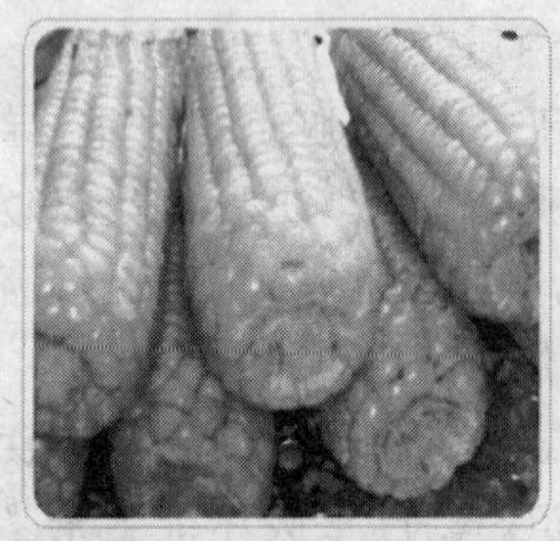

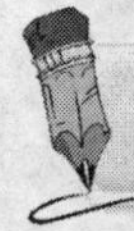

荞麦是三降食品

现在很多人患有高血压、高血脂、高血糖。荞麦是降血压、降血脂、降血糖的三降食品。荞麦种子核心部分提取的一种三肽实验表明，对自发性高血压大鼠有抗高血压作用。降低血脂和血糖：志愿者吃荞麦粉4周，使胆固醇和三酰甘油明显降低，并使血糖降低。荞麦里含有18%的纤维素，吃荞麦的人不易患胃癌、直肠癌、结肠癌。坐办公室的人易患直肠癌、结肠癌，因此更要多吃荞麦。中医学认为，荞麦能健脾消积，下气宽肠，解毒敛疮。主治胃肠积滞、泄泻、痢疾、结肠癌、白沙、带下、自汗、盗汗、疱疹、丹毒、痈疽、发背、瘰疬和烫伤。

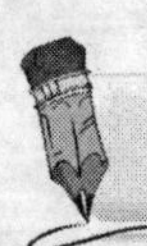

燕麦是最佳保健食品

俗称油麦、玉麦，是一种低糖、高营养、高能食品。其营养素含量高，质优。在《时代》杂志评出的十大健康食品中，燕麦名列第五。燕麦能有效地降低胆固醇，它的作用还有：①降血压，改善血液循环，血压高患者宜吃燕麦、燕麦粥、燕麦片。②降血脂，是肥胖者的最佳饮食。③降血糖，研究显示吃高纤维麦片比吃低纤维麦片的血糖显著降低。④燕麦可促进胃肠蠕动，改善便秘。⑤燕麦所含丰富的锌可促进伤口愈合。⑥燕麦所含丰富的维生素 E，可以扩张末梢血管，改善血液循环，调整身体状况，减轻更年期症状。⑦燕麦富含锰和钙，可预防骨质疏松。⑧预防贫血、控制体重。对脂肪肝、水肿有辅助疗效。

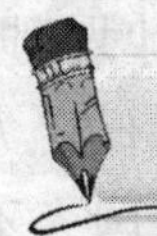

三吸收是薯类特点

薯类包括白薯、红薯、山药和马铃薯，所含营养素丰富，蛋白质和维生素 C、维生素 B_1、维生素 B_2 比苹果高得多，钙、磷、镁、钾含量也很高。国际会议上为什么提薯类，

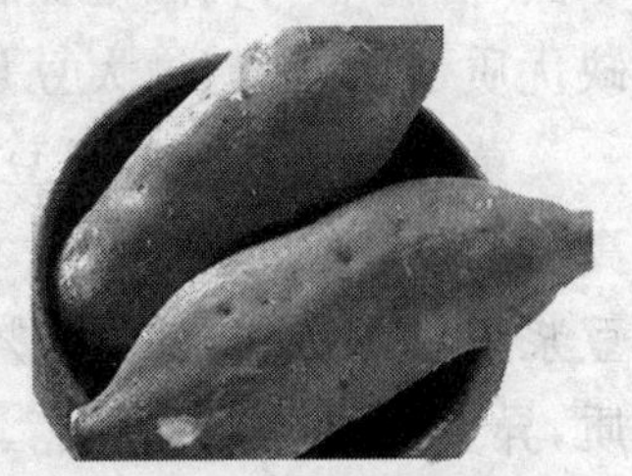

因为薯类不仅营养丰富，而且有“三吸收”特点：①吸收水分，润滑肠道，不易得直肠癌、结肠癌。②吸收脂肪和糖类，不易得糖尿病。③吸收毒素，不易患胃肠炎。美国人吃薯类是把它做成各种糕点，很受欢迎。希望大家吃主食时搭配薯类。

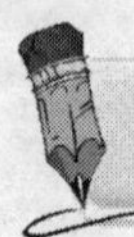

镇静催眠的小米

小米是粟脱壳制成的粮食，直径1毫米左右而故名。粟生长耐旱，品种繁多，俗称“粟有五彩”，有白、红、黄、黑、橙、紫各种颜色的小米，也有黏性小米。中国最早的酒也是用小米酿造的。粟北方俗称谷子，谷子去皮变成米。中医学认为，小米能除湿、健脾、镇静、安眠。现在很多人失眠，得抑郁症、神经官能症，吃安定也睡不着，你就喝点小米粥吧。农村老人不知啥叫失眠，仔细观察就是常喝小米粥。早上一碗玉米粥，精神焕发，晚上一碗小米粥，呼呼大睡。

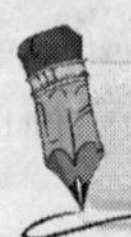

提倡吃大豆喝豆浆

中国人缺乏优质蛋白。卫生部提出“大豆行动计划”即“一把蔬菜一把豆，一个鸡蛋加点肉”。美国8月15日定为全国“豆腐节”，我国是豆腐发源地却没有豆腐节。美国人不缺优质蛋白，他们说大豆是“营养之花、豆中之王”。

黄种人最适合的是豆浆。天津早点喝豆浆或吃豆腐脑，高血压、高血脂患者少。牛奶含乳糖，黄种人70%不吸收。豆浆里含的是寡糖，100%能被吸收，豆浆含有5种抗癌物质，异黄酮能防治乳腺癌、直肠癌、结肠癌。

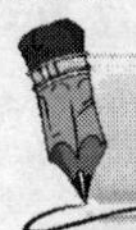

最佳的肉类食品

原则:动物越小越有营养。“吃四条腿的不如吃两条腿的,吃两条腿的不如吃多条腿的”。这在欧洲不一样。他们的吃法是:有牛肉、猪肉时,吃猪肉,因牛肉有疯牛病、口蹄疫,含胆固醇高;有猪肉、羊肉时,吃羊肉;有羊肉、鸡肉时,吃鸡肉;有鸡、有鱼时,吃鱼;有鱼、有虾时,吃虾。因为动物越小蛋白质越好。

WHO 建议多吃鸡鱼虾:吃两口虾比吃一肚子牛肉的蛋白质都多。鱼肉蛋白 1 个小时能 100%吸收,牛肉蛋白 3 个小时才吸收。鱼对老年人特别适合,虾比鱼好;日本人长寿是吃小鱼、小虾,吃全鱼,因为活性物质在小鱼和小虾的头部和腹部。

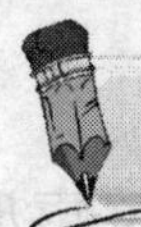

最好的蔬菜类食品

国际上推荐:萝卜、南瓜、苦瓜、番茄、大蒜、黑木耳和花粉。①胡萝卜,一是养眼蔬菜,夜盲症一吃就好,长期吃不患感冒;二是美容菜,养发、养肤;三是能抗癌;四是不怕高温,高温营养损失少。②最佳抗衰老蔬菜是苦瓜、番茄、南瓜。③养生最佳蔬菜是卷心菜、芹菜、胡萝卜。④最佳减肥蔬菜是洋葱、大蒜、玉米、韭菜、香菇、冬瓜和胡萝卜。⑤最佳水果依次是木瓜、草莓、橘子、柑子、猕猴桃、芒果、杏、柿子和西瓜。⑥最佳蔬菜也可作主食,如红薯,既含丰富维生素,又是抗癌能手。其次是芦笋、卷心菜、花椰菜、芹菜、茄子、甜菜、胡萝卜、荠菜、芥蓝菜、金针菇、雪里蕻、大白菜。

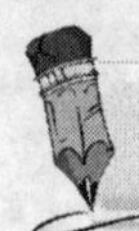

苦瓜是个宝

苦瓜既是食物又是药物，具有清凉解渴、除邪热、治丹火毒气、泻六经实火、益气止渴、解劳乏、清心明目、增强食欲、养血滋肝、润脾补肾、促进新陈代谢，益肾利尿，清热解毒，降血脂，抗病毒，防癌的功效。苦瓜分泌类胰岛素物质，常吃不易得糖尿病。

苦瓜茶能消暑清热、明目、解毒。治热病、中暑、痢疾、赤眼、丹毒、恶疮；苦瓜果能强肝、明目、退火、解热、祛毒、解疲劳，治热痢、中暑；苦瓜花治胃气痛、痈疮；苦瓜叶制成粉末，可治丹毒、疔疮、胃痛、热痢，根的效果更佳。

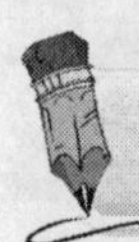

糖尿病吃南瓜好

南瓜能刺激胰岛 B 细胞，产生胰岛素。所以，常吃南瓜的人不易得糖尿病。南瓜含有丰富的钴，钴能活跃人体的新陈代谢，促进造血功能，并参与人体内维生素 B_{12} 的合成，是人体胰岛细胞所必需的微量元素，对防治糖尿病、降低血糖有特殊的疗效。

南瓜一般人均可食用，尤其适宜肥胖者、糖尿病患者和中老年人。南瓜可蒸、煮食，煮汤；外用捣敷。熟食补益、利水；生用驱蛔、解毒。适量洗净切片,用盐腌 6 小时,醋拌,可减少面部色素,防青春痘。南瓜性温,胃热炽盛者、气滞中满、湿热气滞者少吃;患有脚气、黄疸、气滞湿阻病者忌食。

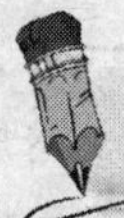

番茄与胡萝卜抗癌

番茄:就是西红柿。美国提倡每家都种番茄、吃番茄,预防癌症。番茄能预防子宫癌、卵巢癌、胰腺癌、膀胱癌、前列腺癌。其含有的番茄红素和蛋白质结合在一块,周围有纤维素包裹,番茄红素必须加温到一定程度才出来。番茄炒鸡蛋、番茄汤、番茄鸡蛋汤都是很好的食物。

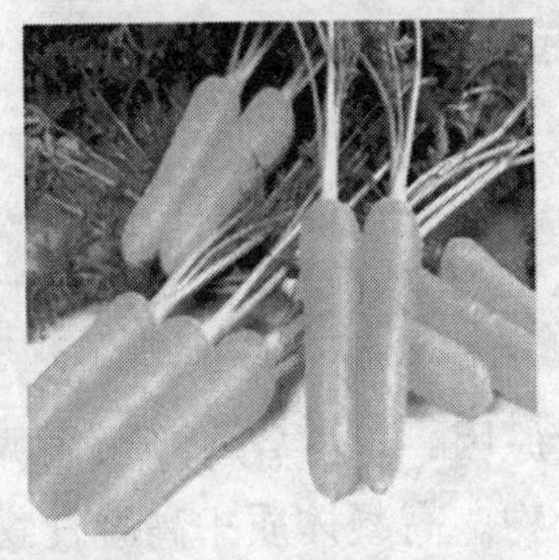

胡萝卜:最负盛名的是胡萝卜素,是 100 年前发现的。每 100 克胡萝卜含 1.35~17.25 毫克胡萝卜素,是马铃薯的 360 倍,芹菜的 36 倍,能提高肌体抗病能力,减少癌症发生,还可以美容、健身。维生素 A 可养发、养皮肤、养黏膜、健美;有抗癌作用,不怕高温。

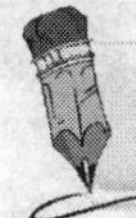

大蒜是抗癌之王

大蒜除具有对多种球菌、杆菌、真菌、病毒的抑制和杀灭作用,预防胃肠疾病、防治糖尿病、防治心脑血管病、保护肝功能和预防感冒外,更是抗癌食物之王。山东人、东北人爱

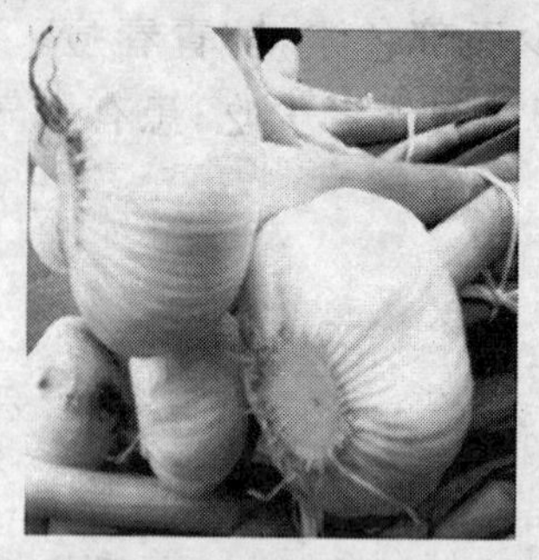

吃大蒜，一瓣瓣地吃，照样得癌。原因是大蒜本身不抗癌，大蒜素才抗癌。必须先把大蒜切成薄片，暴露在空气中 15 分钟可增强大蒜素的活性，然后食用，否则白吃了。吃大蒜嫌口有味，可嚼点山楂，嚼点花生米或好茶叶，就没味了。外国人每周吃大蒜，吃饺子时，蘸大蒜末加点醋最好。

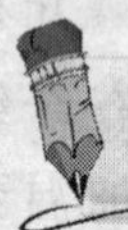

吃黑木耳防心梗

一到过年，心肌梗死者较多。原因：一是高凝体质（血稠）者血脂高；二是过年喜多食高凝食物。高凝体质＋高凝食物，易患心肌梗死。预防：吃黑木耳可使血不黏稠。黑木耳色泽黑褐，质地柔软，味道鲜美，营养丰富，可素可荤，不但为中国菜肴大添风采，而且能养血驻颜，令人肌肤红润，容光焕发，并可防治缺铁性贫血及其他药用功效。药理作用：①抗凝血，防抗血栓形成。②减轻动脉硬化。③延缓衰老。④抗辐射及抗炎。⑤抗溃疡。⑥降血糖。⑦抗癌、抗细胞突变。

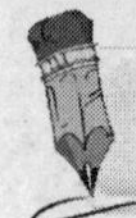

吃花粉好处多多

传说武则天、慈禧太后都常吃花粉。一是花粉为植物精子；二是其誉名“肠道警察”，能避免肠道功能紊乱；三是花粉有健美作用，能维持体型。花粉产自各种植物的花朵，所以花粉的种类有很多,功效各不相同:①百花粉可调整内分泌,治疗糖尿病。②茶花粉防治肿瘤,动脉硬化,提神醒脑。③益母草花粉消淤,清热,活血,治疗妇科疾病。④野玫瑰花粉治疗肾结石有很好的功效。⑤荞麦花粉治疗心脑衰弱和心悸等病症效果非常好。

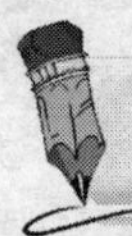

螺旋藻营养最丰富

螺旋藻是一类低等植物,细胞内没有真正的细胞核,所以又称蓝细菌。它是地球上最早出现的光合生物,在星球上已生存了35亿年。螺旋藻生长于水体中,在显微镜下可见其形态为螺旋丝状,故而得名。

克莱门特发现,乍得湖土著人都健康长寿。当地人吃从湖里捞的一种东西——“螺旋藻”。论文一发表,轰动全世界。螺旋藻是营养最丰富、最全面、最平衡的碱性食品。中国人缺乏优质蛋白,而螺旋藻里的含量为55%~65%。国外说1克螺旋藻等于1000克各种蔬菜的总和。日本是长寿国,1年消耗500吨螺旋藻。

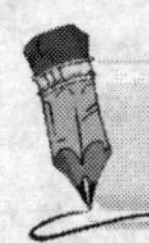

晚餐过饱有八害

“早餐吃好,午餐吃饱,晚餐吃少”是国人的用餐原则。而晚餐过饱则有八大危害:①诱发多梦,引发神经衰弱。②大量合成脂肪,逐渐使人发胖。③血脂增高2~3倍,易患高血压。④胆固醇堆积,诱发动脉硬化、冠心病。⑤餐饱加饮酒,容易诱发急性胰腺炎、猝死。⑥胰岛B细胞负担加重,诱发糖尿病。⑦“胃不和，卧不安”引发神经衰弱。⑧晚餐太晚易导致尿道结石，这是因为尿道结石的主要成分是钙，而食物中含的钙，除一部分被肠壁吸收外，大部分排出体外。据测定，人体排尿高峰一般在饭后4～5小时，如果晚餐过晚，排尿高峰期时人处于睡眠状态，尿液全部潴留在尿道中，久而久之就会形成尿道结石。

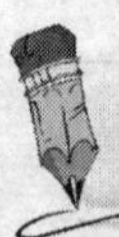

吃饭的20个细则

①吃饭时挺直腰背。②特别饿时喝点粥。③两餐间隔4～6小时。④先吃爱吃的食物。⑤饭后不马上用脑。⑥吃饭时不谈扫兴的事，不指责孩子。⑦早饭吃饱、吃热点。⑧饭后半小时再喝茶。⑨晚上别吃冷饮。⑩饭后甜点要少吃。⑪多吃深色蔬菜。⑫动、植物油混着吃。⑬吃饭环境要安静。⑭别一个人吃饭。⑮骨头汤加点醋。⑯每天吃一次含纤维多的食物。⑰多嚼硬的食物。⑱细嚼慢咽。⑲少吃盐。⑳调味品别滥用。

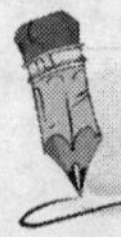

饮食十宜十不宜

十宜：口味宜淡；温度宜热；速度宜缓；食物宜杂；蔬菜宜鲜；质量宜高；质地宜软；数量宜少；饭菜宜香；饮水宜多。

十不宜：松花蛋——当心铅中毒；臭豆腐——腐败食物；味精——降低钙、镁利用；方便面——含有色素防腐剂；葵花子——脂肪多，影响肝；菠菜——含草酸，引起锌、钙缺乏；猪肝——含胆固醇400毫克/千克，易引发动脉硬化；烤牛、羊肉——诱发癌症；腌菜——亚硝酸胺致癌。油条——易致贫血和骨质疏松，老年痴呆。

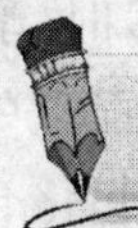

葡萄酒的三大作用

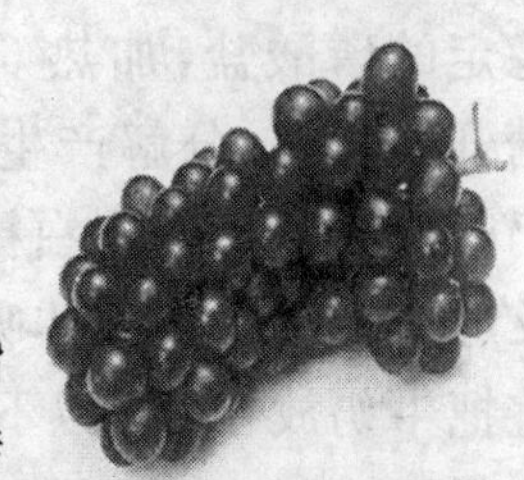

葡萄酒有抗衰老、降血压、降血脂三大作用。红葡萄皮上有一种逆转醇，能抗衰老、抗氧化，防止心脏骤停。饮用葡萄酒每天不超过50～100 毫升，白酒 5～10 毫升，啤酒 300 毫升，如超过当心肝脏受损。不会喝酒的人可以吃红葡萄不吐皮。

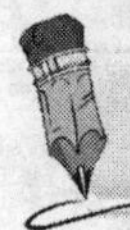

酸奶比牛奶好

发达国家不提牛奶提酸奶，因为酸奶能把有害的细菌消灭，维持人体菌群平衡，吃酸奶少得病。欧洲酸奶非常流行，中国酸奶销量很低。我们并不否定牛奶的作用，但跟酸奶比大不一样。牛奶营养价值高，但有些人喝一点就会胀气、腹痛、腹泻，就是因为对牛奶中的乳糖不吸收，亚洲人群中乳糖不耐受者比较多。颜贻谦研究员带领的团队根据牛奶和乳糖的理化性质，采取拆分组合的方法，能使鲜奶中总的含糖量降至<0.5%，而不改变其原有的营养精华和口感风味。

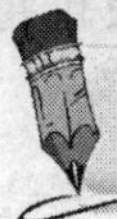

喝牛奶有五不宜

一不宜空腹饮牛奶。应先吃点心，再饮牛奶，或交替进行，以免牛奶中的蛋白质和脂肪被吸收后，长时间停留在胃里。二不宜煮沸太久。牛奶中含有丰富的蛋白质、乳糖和不稳定的磷酸盐，加热 65℃时，蛋白质开始凝固；100℃时，乳糖开始焦化，分解产生乳酸和甲酸，有碍健康。三不宜煮牛奶时加糖。牛奶同白糖一起加热，奶中的赖氨酸同糖起化合反应生成不易被人体吸收的果糖基赖氨酸，有碍健康。四不宜把牛奶放在 0℃以下贮藏，以免牛奶中的蛋白质和脂肪发生凝固、沉淀和分离，再加热冻奶溶化，口味大减，有碍健康。五不宜把牛奶与鸡蛋同煮，因为牛奶中的磷酸盐，会同蛋黄中的铁质化合生成不易被吸收的磷酸铁。长期食用会患缺铁性贫血症。

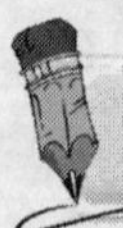

抗衰老常喝汤

骨头汤：有利于青少年的骨骼生长，具有抗衰老作用，喝些骨头汤可以减缓骨骼老化。俗话说“骨头的精髓在汤里”。骨头汤里含一种延年益寿的胶质物质，世界各国都有骨头汤街，中国没有。我们调查了一下，最近苏州、南京城里有了，北京还没有。

蘑菇汤：能提高免疫力。同一个办公室里，有人常感冒，有人就不得病，原因就是免疫功能不一样。蘑菇汤能帮助提高免疫力，所以是保健品。功效：提高机体免疫力，抵御各种疾病；镇痛，镇静，其镇痛效果可代替吗啡；止咳化痰；抗癌；通便排毒。对预防便秘、肠癌、动脉硬化、糖尿病十分有利。

二、科学健身数运动

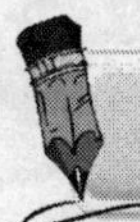

最好的运动是步行

最好的健身是运动，最好的运动是步行，步行是健身之王。一次轻快地走 20～30 分钟，大有好处，可达到有氧运动的目的，预防骨质疏松，健身防病。在太阳出来后到公园、小区、树林里锻炼，树木的光化作用是夜间释放二氧化碳，白天释放氧气，此时空气新鲜，氧气量多，是锻炼身体的好时机。

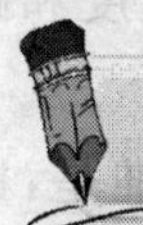

早上爬山有危险

早上起床不爬山，这是因为人的生物钟规律是早上体温高、血压高，肾上腺素分泌比晚上高 4 倍，如果你激烈运动，就很容易出现心脏停搏。所以建议不要早上爬山锻炼。北京有个单位组织老年人早上爬香山，说“谁爬得快谁长寿”。结果死了 4 人，这叫死于无知。我们不反对早上散步、做体操、打太极拳、

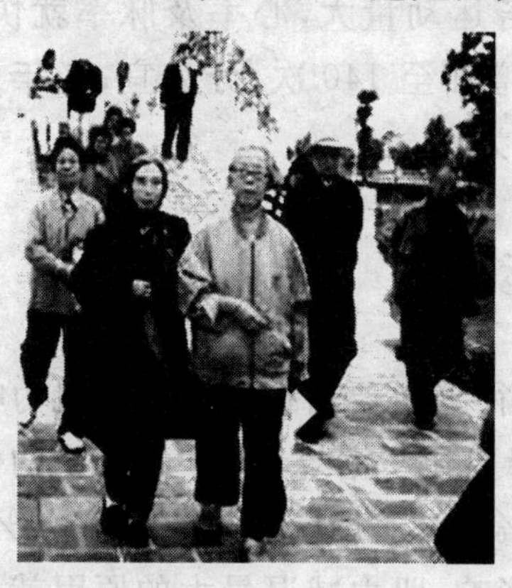

练气功。

老年人持续的、适度的运动可使精神振奋,身心健康。激烈的过度的运动降低免疫功能。超负荷运动后人体极易疲劳,甚至加重已患疾病的病情。过度运动显然对健康无益,很容易破坏人体正常的新陈代谢过程,甚至还会加重器官的磨损,导致寿命缩短。“生命在于适度运动”。

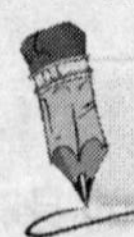

提倡老人温和运动

温和运动:就是一种低强度、低能量消耗的运动模式,也称“适度锻炼”,即每周消耗2 000千卡热量的体能,相当于打2～3小时的乒乓球。运动讲究舒适自然,循序渐进。开始练跑时要小跑,跑得慢、距离短,再逐渐增加跑步的速度和距离。如果年龄大了不能跑步,那就步行或散步。

掌握运动量:目前比较公认简便易行的评判标准是:以每次锻炼之后,感觉不到过度疲劳为适宜。也可用脉搏及心跳频率作为运动量的指标,若运动量大,心率及脉率就快。正常成年人的运动量以心率增加至140次/分为宜;老年人的运动量以增加至120次/分为宜。

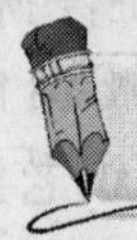

适宜老年人的运动

老年人为啥要运动:要活得老更要活得好。人的肌力在45岁后逐渐减弱,爆发力下降更快。据统计,65～80岁的健康老人,平均每年肌力下降1%～2%,爆发力下降3%～4%。肌力减弱对日常活动有很大影响,肌力减退最大的原因就是缺少活动。活着就要动，运动可使无力的肌肉恢复或改善。

适宜老年人的运动：步行最适合；广播操、保健操、医疗体操；自我按摩，手法有推、擦、揉、捏、掐、点、拿、搓等；慢跑，一次不超过 30 分钟；太极拳，适合年高体弱高血压、冠心病患者；气功、理疗；健身操，健身舞，太极拳，门球，棋类，唱歌，跳舞等。

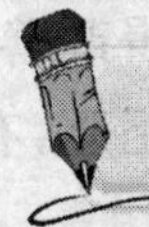

老年人跳舞六不宜

适宜老年人的舞有健美操，暖身操，服装表演，秧歌，交际舞，健身舞蹈，扇子舞蹈，筷子舞，交谊舞。一般老年人喜欢韵律舞、社交舞，配合音乐节律活动，能放松心身。跳舞不仅是愉悦心情，锻炼身体，又是一项非常好的健脑运动；不喜欢机械化、制式化动作的舞。但是老年跳舞要牢记六不宜。

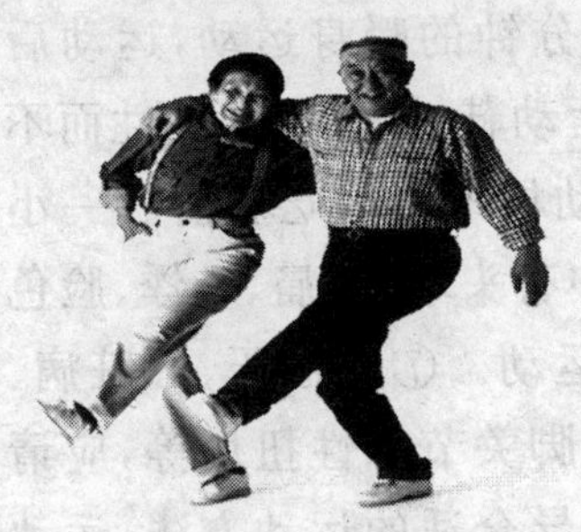

一不宜到人多拥挤的地方跳舞。应选择空气清新人员较少的舞场。二不宜跳剧烈的舞，以防呼吸加剧、心跳加快、血压骤升，诱发或加剧心血管疾病。三不宜饱腹起舞，以免影响消化功能，导致胃肠疾病。四不宜骤然降温，如随意脱衣，过多喝冷饮引发疾病。五不宜酒后起舞，酒后起舞会诱发心绞痛及脑血管意外。六不宜穿硬底鞋跳舞，以免损伤小腿肌腱和关节。

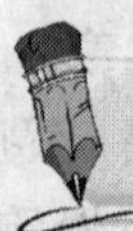

运动的好处与注意事项

生命在于运动，长寿在于养生。运动的好处有：①增加肌力、耐力、柔软度，维持关节活动度。②改善感觉整合及肌肉协调，增进平衡反应，减少跌倒的几率。③降低血压、减轻心脏负荷量，增加心输出量及最大摄气量，使体能获得改善。④延缓骨质疏松，减少骨折发生。⑤消耗热量，减少肥胖，有助于控制血糖。

注意事项：①运动强度及时间要依个人体能慢慢增加，做到“有点累又不太累”的程度，每周至少3～5次，每次20～30分钟。②运动前要有5～10分钟的暖身运动，运动后也要做缓和运动。③选择合适的运动鞋，鞋底以富弹性而不滑为佳。④选择平整且阴凉的运动场地。⑤吃饭前后一小时内不宜运动。⑥运动前或运动中有头晕、胸痛、心悸、脸色苍白、盗汗等情形时，应立即停止运动。⑦高血压、心脏病、糖尿病、关节置换、腰肩颈酸痛、手脚关节急性扭伤等，应请专业医师诊查，并由物理治疗师指导合适的运动方法、运动强度及注意事项。

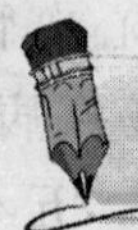

百寿功操做法

横跨半步，两脚宽稍大于肩，双膝微屈，手腕不用力，手掌向下，缓缓举起双手与肩平，同时将手指微微张开。然后两手掌相对，先用右手小指的指间关节抵住左手的虎口处，用力按压2秒钟，接着右手手腕翻转，置于左手手掌下方，以左手小指指间关节抵住右手的虎口处，用力按压2秒钟。然后两手分开，手掌向下，恢复起势动作。接着身体向前弯曲，鼻端与膝在同一水平，双手用力向后甩动，眼视脚趾，膝随甩手而伸直，反复数次，恢复立位，然后双手向前伸展，做轻微上下振动5分钟，静立半分钟后再重复，最后停止甩动双手，只抖动手指，五指直立如花蕾状，半分钟后恢复水平形状，做轻微抖动，左脚内缩半步与肩等宽的直立起始状。

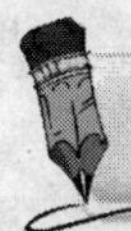

简易太极拳易学易练

太极拳柔中带刚，重心转移的流畅有助于肌肉协调和平衡，是很好的运动。但因多在屈膝状态下移转重心，单腿承重，关节负荷很大，不适合膝关节病者。简易太极拳24式是普及太极拳之一，动作简洁，刚柔并济，适合对太极拳有兴趣的初学者，是太极入门必经之路。

24式名称：①起势。②野马分鬃。③白鹤亮翅。④搂膝拗步。⑤手挥琵琶。⑥倒卷肱。⑦左揽雀尾。⑧右揽雀尾。⑨单鞭。⑩云手。⑪单鞭。⑫高探马。⑬右蹬脚。⑭双峰贯耳。⑮左蹬脚。⑯左下势独立。⑰右下势独立。⑱左右穿梭。⑲海底针。⑳闪通臂。㉑转身搬拦捶。㉒如封似闭。㉓十字手。㉔收势。

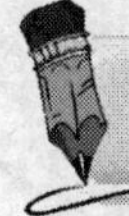

练瑜伽不可性急

瑜伽又名普拉提，分多种，有高温瑜伽，减脂；形体瑜伽，锻炼形体协调；静体瑜伽，催眠。初学者最基本的动作是瑜伽呼吸法，这是练习或完成瑜伽基本动作的基础。不会瑜伽呼吸，就难以把瑜伽基本动作做全、做好、做对。瑜伽基本式、拉提式、增高瑜伽、洁肠瑜伽、流瑜伽、高温瑜伽等都是利用瑜伽呼吸法配合练习完成的。以风吹树式为例，先要吸气，收紧小腹，然后慢慢地把手和身体向上提升，如同上面有手把你慢慢地往上拉似的，然后像一棵树被风吹倒向一边。说明完成任何动作，都必须有呼吸法的配合。练瑜伽对关节肌肉的柔软度帮助最大，一定要缓慢进行，每个人的柔软度不同，不要心急，不要攀比，否则很容易拉伤。

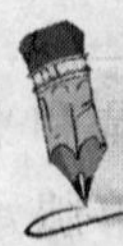

香港人最喜爱的运动

香港调查显示，12～49 岁 300 名受访港人中，83％的人对运动感兴趣。市民最喜欢的运动项目依次为：足球(33％)、缓步跑(26％)、羽毛球(23％)和篮球(23％)；近年来，大受“白领丽人”欢迎的瑜伽健身，已进入港人十大最喜爱的运动之列。港人老年人热衷于太极，每天一次或每周 3 次，还喜欢多人做“健身操”。据香港体育界人士说，香港市民最喜爱的运动排名前 3 位的首先是有氧运动缓步跑。缓步跑的跑速稳定，技术要求较低，且装备简单，可以独自进行。其次，部分人喜爱骑马，高尔夫。

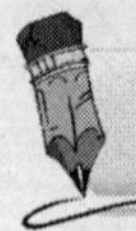

老年人健骨操

(1)骨骼热身操：全身骨骼放松、缓慢伸展全身肌肉，灵活关节，活动全身，防止急性扭伤、抽筋等。

(2)下肢与上臂骨骼活力操:交替锻炼,下肢抬起,双臂自由放下。双脚放开,身体微倾,双臂向上自由伸展。能削减脂肪,增加腰部力量。腹部位在人体中央,帮助器官功能发展。

(3)健骨哑铃操:双腿分开站立,膝盖弯曲抬起。胸部向前倾,背部始终保持挺直。双手如同握哑铃,向两边水平提起,感觉背部肌肉在用力。该节动作能加强背部脊椎骨骼的柔韧性,让老人远离驼背。

(4)健骨灵活操:由肘关节出发带动全身协调锻炼。坚持锻炼,可有效地做到强筋健骨。

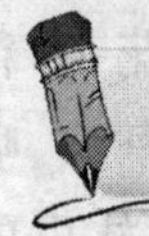

动功与静功功法

(1)动功:是指练功时,躯体在空间的位置不断地发生变化的一类功法。虽从外形上看不断地动,但精神活动却保持相对宁静,即所谓"动中有静""外动而内静""形动而神静"。动功按不同练功姿势可以分为卧式动功、坐式动功、站式动功、行走式动功等。

(2)静功:可按不同流派和练功目的分为医家吐纳功、道教周天功、佛教禅定功、儒家静坐功等;亦可按练功姿势分为卧式静功、坐式静功、站式静功。

(3)套路功:按有无规定套路分为套路动功和非套路动功。套路动功是指动作具有规范化的要求,从起功到收功的整个过程都有规定的程序。非套路动功还可进一步分为散手功和诱发功。

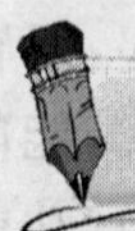

森林空气清新利健身

森林中清新的空气有如下作用:①净化。森林中的二氧化硫比空旷地少15%～50%。②防疫。树木分泌杀菌素,能杀死空气中的病菌。③制氧。10米^{2}的森林,25米^{2}草地能吸收1个人呼出的二氧化碳,并供给氧气。④天然消声器。⑤调节气候。⑥改变气流。防风沙、减洪灾、涵水源、保水土。⑦除尘、滤污。高大树木叶片日吸尘8.14克,松林9.86克,榆树3.39克。

漫步森林或海边,空气特别新鲜,这是因为树木花卉,释放出来的芳香挥发性物质增加了负氧离子的功能;海浪、喷花的淋浴头也能产生负离子。这就是原野、海边、森林里的负氧离子特别多的原因。负氧离子在空气中不会无限增多,也不会长期停留,而是不断产生,不断消亡。

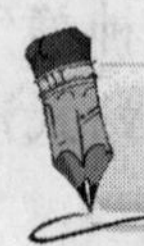

把运动变成游戏

目前日本人正在降低运动的门槛,将运动器材、场地改变成不需付出过多精力就能轻松享受的游戏,这是件好事。例如,日本人偏爱“飞镖、空气剑道、躲避球”,其次还有“回力镖、大桌球、家庭式羽毛球、自由式网球、操场高尔夫及公园高尔夫”等运动。每周运动3次,每次30分钟,就能起到很好的健身效果。

(1)降低对运动技术要求:如桌球、网球、高尔夫球和羽毛球,运动技术不够就很难体会成就感。现将桌球中的球变大,网球场地缩小到十分之一,羽毛球加一块海绵增加其稳定性和弹性,把高尔夫球洞的直径扩增为20厘米,都能让大众轻松得分。改装后使“运动兴趣”变得比“技术”更重要。

(2)降低了对人数的限制:以前桌球、羽毛球、网球常会因人数不齐而无法开展。改装后如“家庭式羽毛球”突破了两人或4人对打的限制,3个人也能玩起来。技术较差者能与专业选手对抗,大家参与运动的机会多了。公园高尔夫、操场高尔夫降低了对场地的要求,大家都能参与。

(3)轻松运动:改装运动设施刚上市,有人怀疑会因“竞争性弱、娱乐性强”丧失了运动健身作用。日本健身专家认为:“这些新兴的产品其实已不是纯粹运动,而是具有运动效果的生活用品,贴近生活,容易做到。它摆脱了运动的限制,与生活紧紧相扣。”

(4)保证效果:健身专家认为,公园高尔夫、操场高尔夫、家庭羽毛球对普通人来说,保证锻炼效果。锻炼的关键是保证运动强度和运动时间。只要每周运动3次,每次运动30分钟左右,就能起到很好的健身效果。对技术要求不高,还能减少运动损伤的几率,获得更多的运动成就感。

三、养生先养心

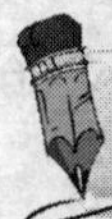

斯坦福大学的有趣实验

有趣实验:把吸管搁在鼻子上喘气,另一端放在白雪上吹

气10分钟。如果白雪不变色，说明心平气和；如果白雪变紫，

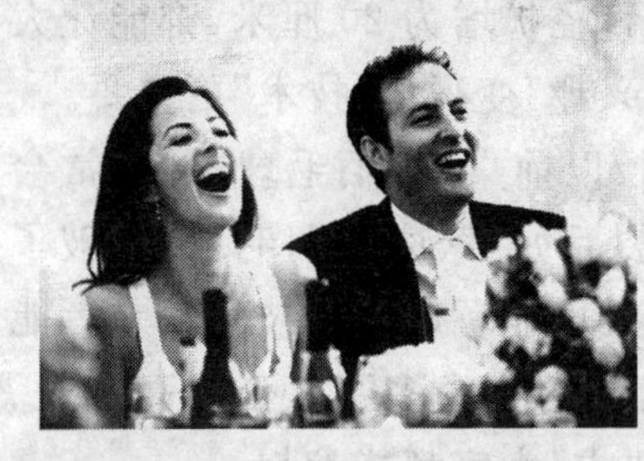

说明你很生气。把紫色雪水抽出1～2毫升注射到小鼠身上，1～2分钟后小鼠就死了。所以，生气容易得肿瘤。劝大家，别生气，生气不超过5分钟，否则雪就变紫了。这个实验荣获诺贝尔奖。

避免生气：一是躲避，你气我，我走开；二是转移，人家骂你，你去下棋、钓鱼，没听见；三是释放，是指找知心朋友交谈，以免搁在心里得病；四是升华，人家越说你不好，你就越好好地干；五是控制，怎么骂我都不怕，我胸怀宽广，目标远大。

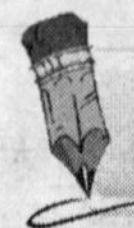

快乐助人抗病添寿

快乐是福：快乐是福，严肃是病。美国威斯康星大学教授戴维森被公认为“快乐研究之王”。经过心理测试判定，快乐的人在接种了流感疫苗后，产生的抵抗流感病毒的抗体，要比平均水平高出50%。研究者发现，快乐或者满怀希望、乐观的人，能降低心血管病、肺部疾病、糖尿病、高血压、感冒和上呼吸道疾病的严重程度。

快乐功能：快乐从笑开始，笑能燃烧卡路里，起到减肥作用；笑是特效止痛剂；笑能增强免疫力，防病抗病；笑能使心脏更强壮；笑能增加人的魅力；笑能赶走压力；笑可以美容；笑助您乐观；笑是缓和人际关系的添加剂。

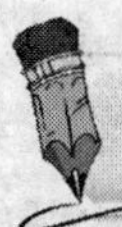

快乐比金钱更重要

快乐是一种心情，呈现在面部的表情就是笑。人人都希望自己整天开心、快快乐乐。快乐很难又很简单，只要保持一个好心情，对碰到的每一个人微笑，他们也一定会对你微笑。那么，你看周围一切事物就都是美妙的。同样，他们可能因为你而心情舒畅，也对别人微笑，最终快乐会加倍回报你。北京冼星海老年合唱团的成员说：在公园里唱歌，我们吐故纳新，保健身体；参加演出，展现风采。我们不追求金钱，只追求快乐。这话说得多好啊。快乐是健康的标志，家庭的和睦，人类的幸福。

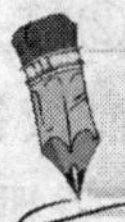

快乐就是免疫力

卓越的佛教领袖，杰出的书法家赵朴初活到96岁的人生感悟："高官不如高薪，高薪不如高寿，高寿不如高兴。"电视剧《不如跳舞》中说：跳舞的目的就是为了快乐。2008年秋天，心理学家戴维森在美国国家科学院学报上发表了他的研究论文。他说，快乐并不是一种模糊的、无法形容的感觉。快乐是人类大脑的一种自然状态。你可以随心所欲地为自己"制造"快乐。

马克思说："一种美好的心情，比十付良药更能解除生理上的疲惫和痛楚。"其实，现在又有新发展，"快乐就是免疫力"，快乐就能提高人体抗病能力，就能长寿。加州大学研究显示，快乐受试者体内"β-内啡肽"和"生长激素"都会明显增加，这两种激素能够缓解压力，增强免疫力。当你想到高兴、快乐的事，体内皮质醇、肾上腺素和羟基苯乙酸3种与压力相关的激素分别下降33%、39%和70%。多想多做高兴的事，就可让健康激素多分泌，帮你提升免疫力。快乐就是免疫力，快乐就能调动全身的抗病能力。

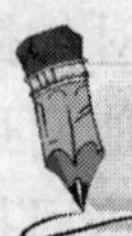

生命的笑容与功能

人生绝不能放弃笑容。笑容永远是昂首挺立的最优美姿态。买东西付钱时的笑容，让人明白你在谢谢，回你一笑；生病时的灿烂笑容展示生命的坚强和勇敢。笑待人生，笑看花开花落，走出丰富多彩的旅途，创造绚丽多姿的人生！

笑有十大生理功能：①大笑1分钟，全身可放松。②笑是最好的体操。③笑能吸进更多的氧气。④笑能加速血液循环。⑤笑能消除紧张情绪。⑥笑能增强食欲，增进睡眠。⑦笑能精神振奋，头脑清醒。⑧笑是治病的良药。⑨笑所产生的内啡肽，是镇静剂、麻醉剂。⑩笑是医治多种疾病的良药。

"笑一笑，十年少"，"愁一愁白了头"。烦恼、忧愁是自己伤害自己。人在烦恼忧伤时，人体功能就失调得病。所以，笑是最好的药物。笑疗风靡世界，如印度有笑诊疗所、法国有笑俱乐部、瑞士有笑面馆、日本有笑学校及笑与健康学会、德国有笑比赛、美国有笑医院。英国研究表明，每天保持愉悦心情的人确实更健康，患心血管病、糖尿病的风险降低。德国心理学家西克尔教授表示，一个人衷心欢笑时，使用到身上80多块肌肉，心脏跳动加快，血压和血液含氧量随呼吸加剧而升高，面颊红润、眼睛明亮、容光焕发，年轻、美丽、善良；欢笑时大脑释放出内啡呔，提高人体免疫力，许多关节痛、风湿病及其他病痛患者从笑中可以获益。

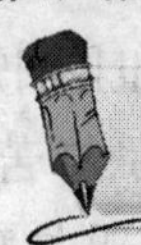

男女平等多交朋友

男女平等：三八妇女节，我给许多女同志发了玫瑰幻灯，以表祝福。陈继华教授回信说：谢谢老主任“三八节”的礼物，非常漂亮。也祝女人身后伟大的男人们节日共同快乐！我觉得男女平等，应互尊互爱，都是祖国的栋梁之材，不可偏废。开心进行中，感觉很轻松。

多交朋友：有一种人对任何事物的态度是针锋相对，你对我好，我对你就好；否则，便以牙还牙，针尖对麦芒。我的观点是：向前看，走自己的路，让别人说去吧！重在表现，而不在乎别人说些什么，用大度的心态对待人际关系，不计较个人恩怨是非。朋友多，是大好事，而不是坏事。

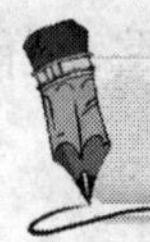

知足常乐多活 20 年

知足常乐：常言道：“人生原无病，生病在自行；想想生病苦，无病即是福；想想饥寒苦，温饱即是福；想想生活苦，达观即是福；想想世乱苦，平安即是福；想想牢狱苦，安分即是福；本是长寿人，为啥命短促；奉劝世间人，知足便是福。”自找快乐，健康就是福，自找健康，长寿便是福。

乐在终生：“知命达观趣味多，足金百两少平和。常怀素位风光性，乐在终生处处歌。”人到老年，每天只要过得平平淡淡，安安静静，无忧无虑，无病无灾就是幸福了；孩子常回来看看，含饴弄孙，享天伦之乐就更好了。但我觉得关键还在于知足，才能在思想、精神上轻松，才能颐养天年。

记住人生十个两句话：①结交两个朋友：运动和图书。②培养两种功夫：本分和本事。③乐吃两样东西：亏与苦。④具备两种力量：思想和利剑。⑤追求两个一致：兴趣与事业，爱情与婚姻。⑥插上两个翅膀：理想和毅力。⑦构建两个支柱：科学和人文。⑧配备两个保健医生：运动和乐观。⑨记住两个秘诀：健康在早上，成功在晚上。⑩追求两个极致：潜力发挥，寿命延长。

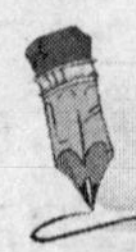

乐观有助于心脏健康

长期易怒、紧张、抑郁的人，心脏病发作几率很高。哈佛大学研究证实：保持乐观心态，有助于防范心脏病。研究发现：最乐观的人，第一次心脏病发作只有最悲观者的一半；幸福感较强的人，往往拥有更健康的血压、胆固醇和体重，更能自觉地进行锻炼、健康饮食、充足睡眠和避免吸烟。

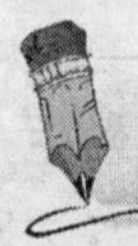

阳台养花选对品种

养花可以美化环境、活跃气氛、净化空气、排除居室有害物质。天竺葵、海棠、仙人掌可以分泌植物杀菌素，使有害的细菌致死。湿润空气可使负氧离子数增加。负氧离子数的增加使人感到清新，愉悦。室内摆两盘吊兰、常春藤，24 小时后各种有毒气体被吸收 90％。仙人掌可以吸收电脑的辐射。

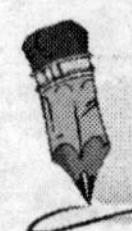

养花的三宜三忌

一宜吸毒强的花：水仙、紫茉莉、菊花、虎耳草、吊兰、芦荟；二宜分泌杀菌素的花：茉莉、丁香、金银花、牵牛花；三宜“互补”的花：多数花白天吸二氧化碳，释放氧气，仙人掌则相反。一忌数量过多，以防减少夜间室内氧气浓度；二忌多养浓香和有刺激气味的花；三忌有毒花卉，如水仙花、含羞草。有利于老年人养生是最重要的。

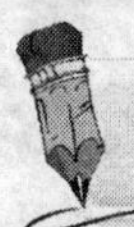

芳香花卉与牡丹花

芳香的花：①薰衣草，花期 6～8 月。②迷迭香，7～10 月。③牛至，6～9 月。④神香草，6～9 月。⑤薄荷，6～10 月，依品种不同而异。⑥西洋甘菊，6～9 月。⑦鼠尾草，8～10 月。⑧玫瑰，4～5 月。⑨桂花，通常 9～10 月（农历 8 月），四季桂等品种花期可持续更长时间。⑩茉莉，6～9 月。

牡丹开花：晋城市陵川县城焦光家，一株培育 40 多年的牡丹，开出 800 多朵花。这株“牡丹王”芳香怡人，皇冠、菊花、单瓣、千层楼阁等花型多达十余种。该“牡丹王”高 2.16 米，冠 3.25 米，花大如盘，每朵直径 15～20 厘米。近两年来，单株开花量每年都达 800 朵，国内罕见，是最原始的千年丰花牡丹品种。

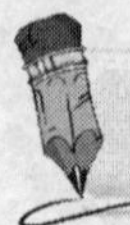

养鸟怡神又悦性

养鸟是一项有益健康的休闲活动，使人的精神得到愉悦放松。七彩文鸟、梅花雀、金山珍珠鸟、黑枕黄鹂形态优美，令人赏心悦目。画眉、红嘴相思鸟、红点颏、蓝点颏叫声动听，使人心旷神怡。百灵、云雀、绣眼鸟鸣唱起舞，姿态优美多变，使人的心灵得到了净化。养鸟动脑动体，怡神怡体，其乐无穷。

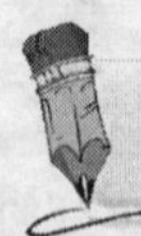

怎样保持好心情

吃：苦甜、软硬、糖醋，变换花样；穿：蓝色称为心情放松剂，穿漂亮称心的衣服；聊：向亲人倾诉，向朋友交谈，释放压力；玩：旅游、打球、下棋、养宠物；闻：柠檬香能提高好心情；唱：唱歌，吐故纳新；看：阳台养花，室内干净整齐，赏心悦目。

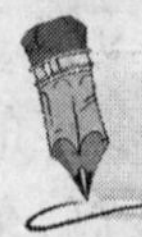

养生离不开睡眠

睡眠对人体健康十分重要。细胞分裂多半是在人的睡眠中进行的，人类睡眠失调就是疾病。养生离不开睡眠，只有睡眠好，才能消除疲劳、养精蓄锐，精神焕发。睡眠质量的好坏，直接影响您的精力、情绪、工作效率和生命质量，对于人体健康、精神状态非常关键。人不可过多沉湎于夜生活、夜工作。要调节休息睡眠，积极治疗失眠。

四、烟酒肥胖损健康

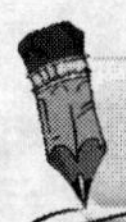

吸烟危害知多少

危害:烟雾含有 7 000 种化学成分,其中有害成分 100 多种,致癌成分 69 种;新型卷烟无降低烟民患病死亡风险,会诱导吸烟者戒烟意愿。烟量越大、年限越长、年龄越小,危害越大。烟雾可致肺癌、口腔癌、鼻咽癌、喉癌、食管癌、胃癌、肝癌、胰腺癌、肾癌、膀胱癌和宫颈癌,以及结肠癌、乳腺癌、白血病。

吸烟比赛当场亡:法国尼察的一个俱乐部,举行了一项别开生面的吸烟比赛,冠军连吸 40 支,未来得及领奖就身赴黄泉。英国医生理查森说:一名吸烟的 40 岁男子,一夜吸烟 45 支,雪茄 4 支,早晨感觉十分难受,经抢救无效死亡。马克思、列宁、戴高乐、里根,都是一次戒烟成功的。饭后一支烟,早些上西天。

中国武警总医院纪小龙教授说:"每抽一支烟,你就丧失了 5 分半钟的生命!"肺癌、膀胱癌、食管癌、口腔癌、喉癌,都与抽烟密切相关。一天吸 15~20 支烟的人,患肺癌、口腔癌、喉癌致死几率比不吸烟的人大 14 倍。英、德等 8 个国家调查了 36 万人发现,得癌的男人中 10%与吸烟有关,女人占 3%。

吸烟还影响药效：实验表明，服药后半小时吸烟，药物到达血液的有效成分只有1.2%～1.8%，不吸烟者可达21%～24%。这是因为烟碱可增加肝脏酶的活性，使血液中的有效成分降低。这就是烟酒是冤家的道理。

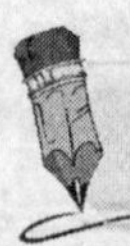

健康饮食新标准

健康饮食：饭吃六七成饱，不得胃病，吃多了，是废物，没有用。进食做到黄金分割：副食6，主食4；粗粮6，细粮4。饮食：早3午2晚1，多吃蔬菜水果。多饮水，不抽烟，不喝酒。

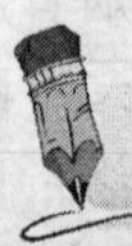

醉酒对人体的危害

醉酒的九种危害：①抑制抗利尿激素产生。②雌激素分泌，乳房肥大，易患癌。③分泌过量胃酸，胃黏膜受损，水肿、出血、溃疡、糜烂。④诱发急性胰腺炎。⑤肝脏囤积脂肪，酒精性肝炎。⑥损伤脑细胞。⑦诱发心肌炎，心脏病。⑧血压升高，诱发心脏病、中风。⑨钙流失，骨质疏松、易骨折。

大于50岁的中老年人要承诺不酗酒。在北京急救中心心血管梗死发生的死亡病案中，50%死于院前，其中酗酒引起发病者不在少数。人到中年，控酒护心，应从每天承诺不酗酒开始。当心酗酒引起猝死。这是死的教训，要切实践行。

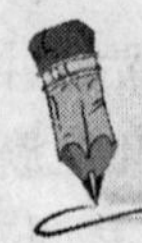

饮酒量与脂肪肝

脂肪肝是指脂肪堆积于肝脏，轻度为30%～50%，中度为 50%～75%，重度则超过 75%。喝多少酒才会造成肝损伤？每天男＞40 克，女＞20 克，连续 5 年，就能导致酒精性肝病。公式：每日酒精摄入量＝每日饮酒量×酒精度数×0.8。例如，二锅头 60°，乘以 60%，再乘以 0.8，就是每天的饮酒量。

酒精性脂肪肝的形成：酒精（乙醇）通过肝脏代谢变成乙醛，乙醛损害肝细胞导致细胞脂肪变性沉积在肝脏。肝脏代谢功能很强，没有酒精的损伤，绝不容易坏死，脂肪不会沉积在肝脏。肝脏 CT 扫描不难看出，肝密度明显低于脾脏。我单位有个同志，嗜酒造成肝性脑病，住院治好后仍喝，正当中年导致死亡，可惜啊。

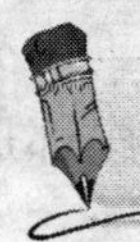

要喝就喝葡萄酒

葡萄酒的功效：①增进食欲，使人体处于舒适、欣快的状态中，有利于身心健康。②滋补作用，葡萄酒含有糖、氨基酸、维生素、矿物质，是人体必不可少的营养素。经常适量饮用具有防衰老、益寿延年的效果。③助消化，每 60～100 克葡萄酒能使胃液分泌增加 120 毫升。甜白葡萄酒含有山梨醇，有助于消化，防止便秘。④葡萄酒有减轻体重的作用，所以经常饮用干葡萄酒的人，不仅能补充人体需要的水分和多种营养素，而且有助于减肥。

喝葡萄酒也要限量。欧洲人男女老少天天都喝一点。原因是红葡萄皮上的逆转醇能抗衰老；常喝不易得心脏病，可防止心脏骤停；还能降血压、降血脂。但要限量，每天少于 100 毫升，多了伤肝。

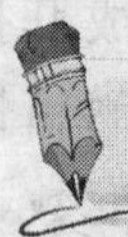

肥胖原因与危害

原因:①精神压力大,引起许多疾病,首先变成大肚腩。②久坐不动,男性坐着办公时间越长,身体超重越大。③睡眠不足能提高饥饿激素水平,增强饥饿感,不得不吃。每天应睡7～8小时。④顿顿喝啤酒一瓶啤酒能产生228卡路里的热量;啤酒肚的男人,是糖尿病、高血压、大肠癌的高危人群。⑤大吃大喝。

危害:①男性88%有勃起障碍。②可发生猝死。③易患慢性疾病,高血压、冠心病、糖尿病,死亡率明显增高。④成了婚姻障碍。⑤行动不便,站着看不到脚,穿不了漂亮裤子。⑥加速衰老,有大于15种导致死亡的疾病与腹部肥胖有关。⑦是诱发心血管病的凶手。

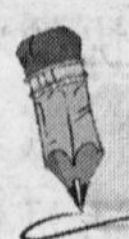

九种人少吃肉

①肾功能损害者。少吃肉以减轻肾脏负担。②心血管疾病者。红肉饱和脂肪酸比例大,胆固醇含量高,对于控制病情不利。③脂肪肝者。肥肉脂肪含量较高。④胆囊炎和胆结石者。动物脂肪刺激胆囊收缩,大量胆固醇会增加胆结石的危险。⑤糖尿病。为了避免心血管并发症,宜优选鱼类和禽肉。⑥痛风者。海产品及动物内脏中含有较多的嘌呤,瘦肉中嘌呤虽然不算高,但积少成多而引发痛风。肉类摄入过量会造成尿液酸化,尿酸溶解度低,更易沉积在体内。⑦湿疹者。红肉中大量饱和脂肪酸可加强皮肤变态反应,加

重病情。⑧狐臭者。吃荤多的人体味较重,吃肉少的人体味较轻。⑨过敏者。部分人对牛羊肉慢性过敏,已过敏者应停止食用。

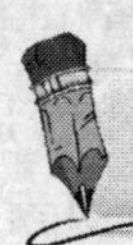

控制血中胆固醇

胆固醇别过5.18:5月18日是全国血管健康日,2012年的主题是"血管有活力,健康CBD",关注血管健康,远离心血管疾病。胆固醇5.18毫摩/升适于健康人;冠心病、糖尿病要≤4毫摩/升;冠心病合并糖尿病或心肌梗死者≤3毫摩/升。要防止血管"生锈"。健康人半年查一次,冠心病、高血压、中风患者3~6个月需检查一次。

胆固醇高都是多吃惹的祸。不科学的饮食习惯,是导致高胆固醇血症的重要原因。若长期摄入富含胆固醇的食物,如蛋黄、动物内脏、肉类等,就易导致高胆固醇血症。这些食物建议一天的摄入量<300毫克,也就是一个蛋黄的量。尤其要注意3点:一是控制好总热量。二是糖类、脂肪、蛋白的摄入比例要合适。糖类的比例应占50%~60%。脂肪总量的比例建议<30%,蛋白含量15%~20%。三是营养摄入应讲究。

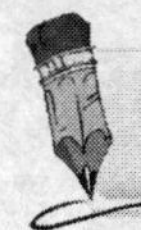

五种人易衰老

什么叫衰老:从生物学上讲,衰老是生物随着时间的推移,自发的必然过程,是复杂的自然现象,表现为结构和功能衰退,适应性和抵抗力减退。在生理学上,把衰老看作是从受精卵开始一直进行到老年的个体发育史。从病理学上，衰老是应激和劳损，损伤和感染，免疫反应衰退，营养不足，代谢障碍及滥用药物等的结果。

易衰老的人：①烟瘾大且酗酒者。≥50岁多已患上老慢性支气管炎、肺气肿、动脉硬化、消化溃疡。烟、烈性酒是多种癌症，心脑血管病、消化溃疡、肝硬化的重要致病因素。②过食性肥胖者。可引发多种疾病。③疑病及滥用多种药物者。④性格内向，长期忧虑者。⑤不动脑，无所用心者。

四季养生篇

一、春季养生

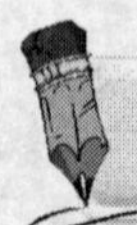

春季如何养生

所谓养，即保养、调养、补养之意；所谓生，就是生命、生存、生长之意。春季养生，就是指在春天通过各种方法颐养生命、增强体质，以达到减少疾病、增进健康、延年益寿的目的。春季：春暖花开，阳光明媚，欣欣向荣，是疾病易发和传染的季节。此时此刻，各大医院门诊部往往人满为患，鼻炎、流感、肺炎等病症齐发，因此有人把春季戏称为“多病之春”。专家指出，春季是冷暖空气频繁交汇时期，天气多变，忽冷忽热，若不注意保养，很容易患病。忙碌之余，要抓紧关心一下自己的身体。

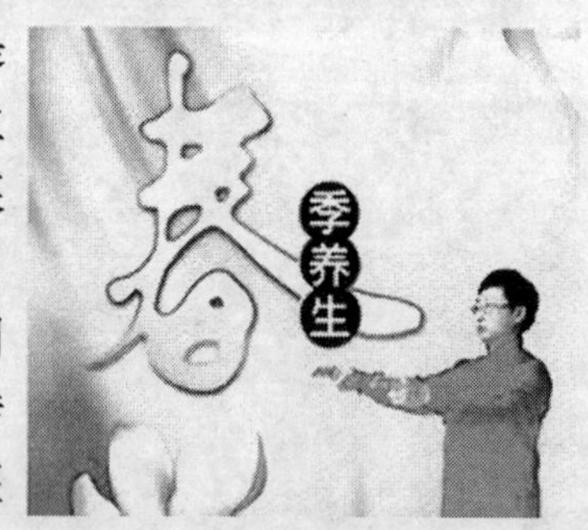

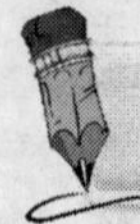

春季穿衣有考究

春天穿少了怕着凉，穿多了又怕热。经验：衣着不宜“顿减”。立春刚过，商场春装纷纷上市，于是你认为春天到了，急忙脱下棉袄，换上春装，殊不知这样对身体没有一点好处。春寒虽不像寒冬腊月那样冷酷，但由于穿着的变化和心理上准备不足，对风寒的抵抗能力有所减弱，非常容易生病。“顿减”时，随身至少要带两件衣服，阳光出来的时候可以少穿一件，天凉了再穿上。这一点，对老人、小孩、孕妇更为重要。

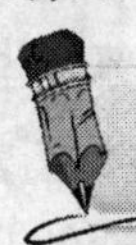

春季的营养调节

春季饮食要清淡，少食油腻煎炸食物。常食绿叶蔬菜、绿豆芽等，还应选食鸭梨、橘子等果品为辅助。适宜于身体保健，可吃些如枸杞粥、甘蔗萝卜饮料、芝麻红糖粥、胖大海饮料等。排毒要用自然食品取代精制加工食物，新鲜水果是强力净化食物，如菠萝、木瓜、梨等，促进肠道蠕动、防便秘。多吃富含膳食纤维的食物，如糙米、蔬菜、水果。

春季适当补充营养，可使人精力充沛，消除春困。早饭吃些含淀粉的米、面等主食，应增加优质蛋白质，如蛋、奶、豆浆、鱼、肉等副食，保证旺盛的精力；中餐应适当多食含蛋白营养多的食物，如豆和豆制品，花生、鱼、肉、禽等，有抗寒抗病的作用，增强体力；晚餐不要多吃，免得影响睡眠。三餐中应多吃新鲜蔬菜与水果，这些食物富含维生素 C、矿物质、膳食纤维与水分。水果中如香蕉、葡萄、橘子、苹果和荸荠，富含钾、镁。

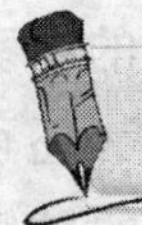

春季宜吃的食物

(1)红薯：又名地瓜。功效：①和血补中。红薯营养丰富，可防治营养不良，补中益气。②宽肠通便。熟食可增加40%的食物纤维，刺激肠蠕动，促进排便，含有紫茉莉苷，治疗习惯性便秘。③增强免疫功能。红薯含有大量黏蛋白，能提高机体免疫力，预防胶原病发生。所含的钙和镁，可预防骨质疏松症。④防癌抗癌。红薯中含有一种抗癌物质，能够防治结肠癌和乳腺癌。⑤抗衰老、防止动脉硬化。红薯所含黏蛋白能保持血管壁的弹性，防止动脉粥样硬化发生；红薯中的绿原酸，可抑制黑色素的产生，防止雀斑和老年斑的出现。红薯还能抑制肌肤老化，保持肌肤弹性，减缓机体的衰老进程。春季养生宜常食红薯。

(2)莲子：有收敛作用，多吃可改善脾虚和胃肠不适，小孩易消化不良、整日烦躁不宁或吃不下，可多吃莲子。老年人失眠、多梦，神思烦乱，吃莲子可以安神、镇静及助睡眠。莲子心有清心去热、涩精、止血、止渴等功效，可治疗心力衰竭、休克、阳痿、心烦、口渴、吐血、遗精、目赤、肿痛等病症，清心火，平肝火，泻脾火，降肺火，消暑除烦，生津止渴，治目红肿。

(3)葡萄：含糖10%～30%，含钙、钾、磷、铁及多种维生素、人体必需氨基酸。功效和作用：①解除疲劳。葡萄中含有大量的葡萄糖和果糖，进入体后转化成能量，迅速增强体力，消除疲劳。②抗毒杀菌。葡萄中含有天然的聚合苯酚，能与病毒或细菌中的蛋白质结合，使之失去传染疾病的能力，常食葡萄对于脊髓灰白质病毒及其他一些病毒有良好杀灭作用，可使人体产生抗体。③防癌抗癌。葡萄皮中的白藜芦醇不仅能抑制炎性物质的运作，有效缓解过敏症状，还可以防止正常细胞癌变，抑制已恶变细胞扩散，有较强的防癌抗癌功效。④抗贫血。葡萄具有抗恶性贫血作用的维生素B_{12}，常饮红葡萄酒，有益于治疗恶性贫血。⑤调养胃肠、利胆。葡萄所含果酸能帮助消化，清理胃肠垃圾，对大肠杆菌、铜绿假单胞菌、枯草杆菌均有抗菌作用；葡萄含有维生素 P，可降低胃酸，治疗胃炎、肠炎及呕吐。⑥利尿消肿，安胎。据李时珍记载，葡萄的根、藤、叶有很好的利尿、消肿、安胎作用，可治疗妊娠恶阻、呕吐、水肿等症。⑦补益和兴奋大脑神经。葡萄含葡萄糖、有机酸、氨基酸、维生素很丰富，可补益和兴奋大脑神经，对治疗神经衰弱有一定效果。⑧美容养颜。葡萄子中含有独一无二的前花青素，具有超强的抗酸化和抗氧化功用，从而达到紧致肌肤、延缓衰老的作用。常吃葡萄可使肤色红润，秀发乌黑亮丽。

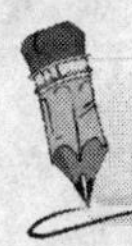

香蕉养生的功效

香蕉中的血清素，能刺激神经系统，给人带来欢乐、平静及瞌睡、镇痛效应。香蕉又称为“快乐食品”。美国专家发现，常吃香蕉可防止高血压，因为香蕉可提供较多的能降低血压的钾离子，有抵制钠离子升压及损坏血管的作用。常食香蕉不仅有益于大脑，预防神经疲劳，还有润肺止咳、防止便秘的作用。香蕉味甘性寒，具有较高的药用价值。主要功效是清胃肠，治便秘，并有清热润肺、止烦渴、填精髓、解酒毒等功效。由于香蕉性寒，故脾胃虚寒、胃痛、腹泻者应少食，胃酸过多者、肥胖者最好少吃。

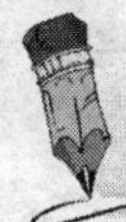

什么人不宜吃人参

人参有大补元气、固脱生津、安神的功效。但下列人群不宜服人参：①冠心病、高血压、脑血管硬化、糖尿病、脉管炎者应慎服人参。②黏度高血液的患者。血液黏度升高，血流不畅，中医称之为“血瘀”。人参有促进红细胞生长的作用，红细胞增多，血液黏度会更高。③失眠患者。人参有中枢神经兴奋作用，失眠者大脑皮质兴奋与抑制平衡失调，服人参只能加重失眠。④胃病。现已查明，很多胃病的罪魁祸首是幽门螺杆菌，而人参对该病菌有保护作用，不利于药物对其杀灭。⑤ 胆囊炎、胆结石患者。人参有类雌激素样作用，能抑制胆道排泄胆汁使胆汁变稠。调查证明，长期服人参者胆石症发病率明显增高。

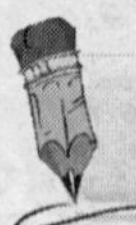

强壮身体要运动

①散步。边散步边做深呼吸，能振奋精神、兴奋大脑，使下肢矫健有力。②健步走。既呼吸新鲜空气，又耗脂。健步中甩胳膊用力越大，消耗的热量越多。③放风筝。能舒展筋骨，昂首眺望，极目远视，消除眼疲劳。④瑜伽。有利于活化肌肉，动作不到位没关系，可以用毛巾或者皮筋做辅助工具，免得拉伤。⑤慢跑。清晨或晚饭后，速度100～200米/分钟，10分钟。对于改善心肺功能、降低血脂、提高新陈代谢和增强机体免疫力、延缓衰老有良好作用。⑥踏青。有利于开放视野、活动身躯、兴奋精神。⑦登高。时间的长短要顺其自然，应以劳而不倦，微汗为度。最好是清晨开始，起步前先做热身运动，登山坡度不要太陡，防止扭伤。

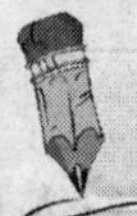

春天应防哪些病症

病症：①春天人体容易出汗，丢失水分，加上天气变化无常，不容易保持新陈代谢稳定，常会出现头痛、便秘、口臭、色斑、腹胀、失眠。②春天人容易犯困，感到疲劳，心神不定，这叫“春困症”，要注意休息睡眠。③春季北方气候干燥多风，易患感冒、咽喉炎、气管炎、肺炎等，是心脑血管病高发季节，糖尿病病人也易诱发脑血栓。④春天易发生腮腺炎、百日咳、肺结核、麻疹、水痘等呼吸道传染病。

预防：春天饮食应注重健脾壮阳。氨基酸对振奋精神起重要作用，B族维生素对维持神经、消化、肌肉、循环功能十分重要，钙和镁能影响肌肉收缩和神经细胞，有利于缓解精神紧张。所以，应适当摄入的食物主要有：猪瘦肉、鱼类、鸡蛋、牛奶、豆类及其制品、海藻、杂粮，蔬菜中的番茄、胡萝卜、菠菜、青菜、水果等。多吃梨、甘蔗、萝卜、草莓、紫葡萄等水果。补充维生素C、维生素E，有抗感染功效，减轻呼吸道充血和水肿。适度运动，可提高人体免疫力。充足睡眠，人在睡眠时，免疫系统活跃，白细胞增多、肝脏功能增强，可将侵入体内的细菌、病毒消灭。

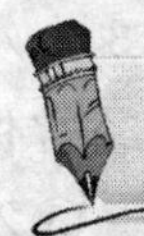

春季感冒怎么治

风寒型感冒特点：鼻塞、喷嚏、咳嗽、头痛，畏寒、低热、无汗、流清涕、吐稀薄白色痰。这与病人感受风寒有关。治疗可选用伤风感冒冲剂、感冒清热冲剂、九味羌活丸、通宣理肺丸、午时茶颗粒等药物治疗。若病人兼有内热便秘，可服用防风通圣丸治疗。风寒型感冒病人，忌用桑菊感冒片、银翘解毒片、羚翘解毒片、复方感冒片等药物。

风热型感冒特点：鼻塞、流涕、咳嗽、头痛，发热、痰液黏稠呈黄色。治疗可选用感冒退热冲剂、板蓝根冲剂、银翘解毒丸、羚翘解毒片等药物治疗。风热型感冒病人忌用九味羌活丸、理肺丸等药物。

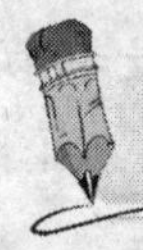

流感的预防措施

流感是由流感病毒引起的急性呼吸道传染病，主要通过空气飞沫经呼吸道传播。其最大的特点是发病快、传染性强、发病率高，春寒交替季节最易肆虐。传染源是流感病人和隐性感染者。潜伏期一般2～3天。绝大多数流感发病突然，发冷、寒战，体温＞39℃，伴有头痛、全身酸痛、疲倦、咽干、咽痛、咳嗽、咳痰、流鼻涕等上呼吸道症状。全身症状较重，呼吸道症状较轻。高热可持续3～5天才会逐渐消退。流感病毒容易变异，不断产生新的病毒株，感染力极强，容易发生大规模流行。流感是一种严重危害身体健康的呼吸道传染病。其预防措施是：①与病人保持一米距离，否则容易感染。②常洗手，病毒可在患者手摸过的地方存活3个小时。③避免封闭空间，保持通风，可用淡盐水使鼻腔经常保持湿润。④大量喝白开水，可将病毒排出，防止脱水。⑤不要揉鼻子，鼻子是最容易被传染上的器官。⑥进行有氧活动，每天30～45分钟的有氧锻炼，如散步、骑车、跳舞，可增强抵御流感能力，避免上呼吸道感染。⑦多吃些维生素E和维生素C，增强免疫功能。维生素C有减轻感冒症状及程度的作用，可以口服，不要过量。⑧充足的睡眠，可大大提高人体抗感冒能力。⑨晚饭喝点鸡汤，热汤对治疗流感有益处，但鸡汤更胜一筹，因其含有丰富的蛋白质、维生素和矿物质。

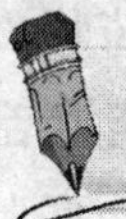

春暖花开防哮喘

哮喘病医学上称为支气管哮喘，是由人体多种细胞参与的慢性炎症，常伴随气道反应性增高。哮喘的典型表现是反复发作的喘息、咳嗽、胸闷等。喘息严重的病人自己可听到呼吸时的喘鸣音。注意，有些病人仅表现为咳嗽，无喘息，此种咳嗽一般为刺激性干咳，阵发性发作，痰很少。目前，医学上还没有根治哮喘的良方，只要防治得当，发病机会将大大减少。春天空气中的花粉颗粒浓度显著升高，这些漂浮于空气中的花粉可以诱发或加重哮喘。春天风沙、扬尘天气较多，可吸入颗粒物的浓度增加，同样会使哮喘发作。外出时戴口罩，是避免与过敏原接触的简单而有效的方法，同时还要避免到花粉浓度高的场所，如植物园、花园等。

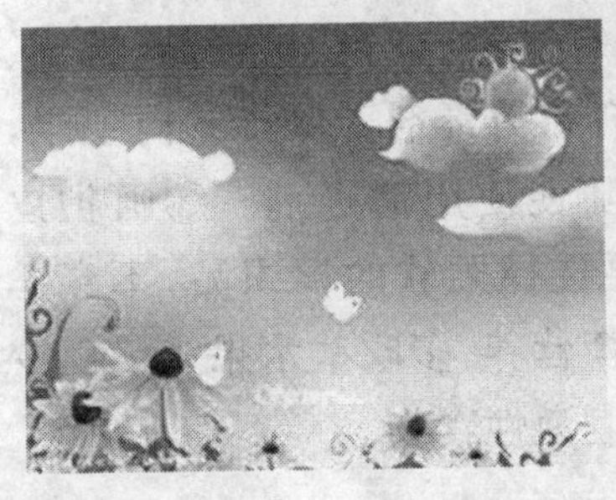

在居室的地毯、沙发、空调中，往往寄生着看不见的螨虫、真菌等微生物，春季的气温、湿度很适合其生长繁殖，而这些微生物也可诱发或加重哮喘。因此，应定期开窗通风，使居室空气流通。居室布置力求简单，不放花草、地毯等，空调滤网应定期清洁，被褥要勤洗勤晒，以减少螨虫、真菌等微生物。

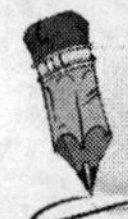

预防过敏性皮炎

春季是许多过敏性皮肤病的高发季节，应注意预防：

①减少搔抓、摩擦和热水洗烫、高温、低湿度、刺激性药物，动植物、微生物感染及精神紧张、情绪低落或消化功能紊乱。②远离致敏因素，包括尘土、尘螨、棉絮、花粉，动物毛、真菌、昆虫和烟。食物过敏原有鱼虾、蟹、牛羊肉、鸡蛋、牛奶、花生、黄豆和坚果；接触性过敏原有衣物、染料、化妆品、首饰、外用药、漆胶、有机溶剂、染发剂和消毒剂。保持室内卫生，开窗通风，适宜温度、湿度，不随便使用消毒剂。③呵护皮肤，不可乱用护肤产品，内衣要选择柔软的棉织品，不穿羊毛、化纤织物。④饮食调理，均衡营养，多吃些水果、蔬菜，少吃鱼虾、牛羊肉和油腻、甜食及刺激性食物。

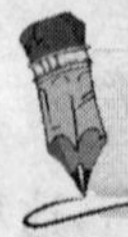

预防精神性疾病

春季也是精神性疾病的高发期，健康快乐是预防精神病的良方。一是要有健康快乐的生活环境。俗话说“病由心生”，精神病人与情绪、性格、处境息息相关。家庭应该尽量创造宽松的环境，不要对子女要求过严，期望过高，使孩子过早地背上沉重的思想负担，导致精神崩溃。二是凡事不要过分计较个人得失，不要将自己的生活目标定得过高，要有一颗平常心，能将功名利禄全抛下，踏踏实实做人，安安静静生活，做到知足常乐。三是发现自己有了不健康心理，及早找心理医生调治，不要等严重到精神病才去医院。

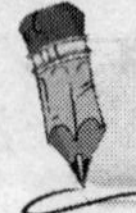

春季预防旧病复发

预防旧病复发根本方法是消除病灶，做到“无病可发”。

对慢性病要积极治疗，减轻病症。季节变化与许多疾病密切相关。目前国内气象台在编发天气预报时，大多开展了“健康预报服务”，患者可利用气象预报做到“心中有数”。要保持科学的起居饮食和适量的体育锻炼，以增强体质，提高适应能力。增强自我保护意识，冷空气来临时注意保暖，阴雨天注意除湿，尽可能地减少外出。有过骨折或外伤的患者，可采取局部保暖措施，使得旧伤处的温度保持恒定；或用手按摩促进血液循环。疼痛发生后，可在医生的指导下使用三七片、云南白药等，针灸、理疗、红外线照射，对消除旧伤疼痛也有显著效果。

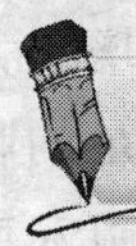

春季皮炎的防治

春季皮炎发病率很高，预防极为重要：①有春季皮炎史者，外出前10～15分钟，暴露部位用遮光防晒剂，如含二羟基丙酮，茶醌类的搽剂，使皮肤免受紫外线和可见光的损害。②谨防一次性大量强烈的日光暴晒，春游时要戴上宽边防晒帽或伞遮阳。③外出归来勤洗脸，不用过热的水，不用碱性和含香精较多的肥皂，不用粗糙的毛巾擦脸。④少喝酒和不食辛辣刺激食物，多食含维生素A和B族维生素的食物及新鲜蔬菜、水果。⑤面部保健操促进血液循环。方法：五指并拢，手掌相对摩擦至微热时，双手紧贴面部上下左右轻柔移动按摩，以额、颧为重点，持续3～5分钟。⑥已经发生皮炎，应避免日光照晒，以免加重病情；口服B族维生素，降低光敏反应，局部外搽炉甘石洗剂。严重者及时去医院就诊。

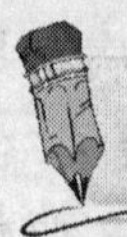

春困是怎么回事

原因：冬天，人们皮肤的毛细血管常处于收缩状态，血流量减少，汗腺毛孔相对增多，氧供应量随之增加，大脑在血液供应充足的情况下兴奋性增高，使人们感到精力充沛。春天，气温开始回升，人们的皮肤血管和毛细血管逐渐扩张，末梢神经解除了冬天的紧张状态，血流量逐渐增大，代谢增强，大脑供血量相对减少，影响大脑的兴奋性，产生了困倦疲乏感。加上天亮得早，起床早，昼长夜短，更容易产生"春困"。

预防：一要适当参加文体活动，以促进血液循环，增强大脑皮质的调节功能，尽快适应气候的变化。二要有充足的睡眠，营养丰富的饮食，以满足生理需要。经常按摩太阳穴或用手指梳理头发，是克服"春困"的有效方法。

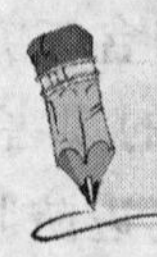

春季踏青益养生

春季郊野，万木吐翠，芳草茵茵，群芳阗艳，百鸟争鸣，阳光和煦，空气清新，置身于这如诗如画的环境中，能使人心胸开阔，疲劳消除，精神振奋，促进新陈代谢，改善血液循环，增加腰腿肌肉活动，加强心肺功能，可降低血脂、血压、防治心血管病。但踏青应注意：要选择晴朗天气。春天气候变化无常，时风时雨，外出春游时定要备足衣服，携带雨具，以防雨淋，伤风感冒。不管是旅游前或旅途中，都应有足够的睡眠，睡前用热水洗脸洗脚，以促进入睡。饮食宜清淡、新鲜，易消化，勿过饥过饱。水土不合会出现恶心呕吐，可随身携带些自己爱吃的食品，如面包、蛋糕、水果等。

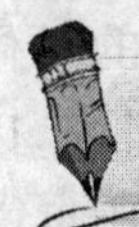

踏青外伤救治方法

症状：①疼痛。扭伤部位出现胀痛、热痛、撕裂样疼痛，局部肌肉有压痛，活动时疼痛加剧。②肿胀。关节扭伤部位出现不同程度肿胀，肌肉拉伤则肿胀不明显。③淤血。扭伤部位出现不同程度淤血，表现为局部青紫或红紫，常围绕受伤关节。④运动障碍。伤侧下肢常因疼痛而不能触地；腰部扭伤的伤员常不能做扭转动作。

牢记五大急救步骤：①立即停止运动，坐下或躺下休息，将扭伤部位的衣物或鞋带松解。②用固定夹板固定伤处。③先用冰水或冰袋冷敷伤处，持续 15～20 分钟，24 小时内间隔冷敷 3～5 次。④热敷或喷洒药物。在受伤 24 小时后，可喷洒止痛、活血化瘀的气雾药品或热敷。⑤坚持睡觉时抬高受伤肢体 1 周，以减少渗出与出血，缓解肿胀等症状。

先冷敷后热敷原则：受伤痊愈前不做运动，不要用力按摩、搓揉，以免加重损伤或造成陈旧性伤害，使关节扭伤反复发作。受伤 24 小时内冷敷，可减缓炎性渗出，有利于控制肿胀；之后转为热敷，加速血液循环。两者不可颠倒，否则会加剧炎性渗出，导致剧烈肿胀，伤处恢复较慢。

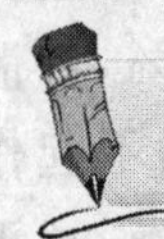

花粉过敏家庭预防

春季是花粉过敏的高发期，应做好防护：①勿在室外久留，尤其是花粉指数高的晴天的傍晚。户外活动尽可能选在花粉指数最低的清晨、深夜或雨后。②戴眼镜或太阳镜，可减少眼睛受到影响的机会。③换衣服，在花粉指数高的时候外出，回来后换上干净衣服。④关紧门窗，白天关上门窗，以防止花粉飞入。⑤避开过敏季节，不妨到海边度假，那里空气中几乎没有花粉。⑥勿在室外晾衣，以免沾染花粉。⑦安装车载过滤器，买新车、买空调设备中已经有花粉过滤装置。⑧避开污染物，如灰尘及马路上的各种气味。⑨药物治疗，在鲜花盛开的季节，过敏有时难免，应该尽快看医生，使用色甘酸钠、口服激素等药物治疗。⑩戒烟，有过敏症的吸烟者应戒烟。

二、夏季养生

(一)喝饮料的学问

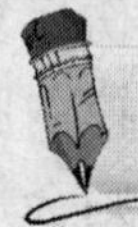

生命为啥离不开水

一切生命活动都起源于水。人体内的水分约占体重的65%。脑髓含水75%，血液含水83%，肌肉含水76%，骨骼含水22%。没水食物不能吸收、废物不能排出、药物不起作用。人体缺水1%～2%会口渴；缺水5%会口干舌燥，意识不清。“人可3日无餐，不可1日无水”“药补不如食补，食补不如水补”。

水在人体中主要的作用:①镇静。水能安神镇静。②强壮。水有助化学反应增强元气。③护眼。水能减少眼睛受害。④减肥。每天饮水 8～12 杯,1 周减肥 0.5 千克。⑤润滑。水是关节肌肉的润滑剂。⑥美容。水能使皮肤细嫩,减少褐脂皱纹。⑦有益呼吸。水能使肺组织湿润,肺功能自如。⑧缓解便秘。水能刺激肠蠕动,有利排便。

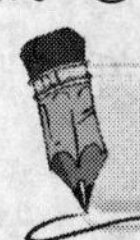

最好的饮料是白开水

白开水是世界上最好的饮料。这是世界上第一个发现烟草致癌的中国著名药理学家吕富华教授生前说的一句话。但是,最好的饮料也不要放置超过 3 天,时间放久了,会产生亚硝酸盐,喝多了易患食管癌、胃癌、肝癌。现在北大学生说:最好的饮料是可乐！可乐只能解渴,没有保健作用。从营养学上讲,任何含糖饮料或功能性饮料都不如白开水对身体健康有益。纯净的白开水最容易解渴,进入人体后可立即参与新陈代谢,有调节体温、输送养分及清洁身体内部的功能。凉开水最容易透过细胞膜促进代谢,增加血红蛋白含量,增进机体免疫功能,提高人体抗病能力。

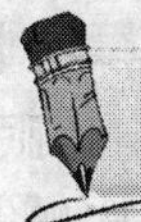

喝水量要适当

正常人每天的饮水量是 1 000～1 200 毫升。正常成人的需水量计算法:每日需水量(毫升)＝体重(千克)×40(毫升)。正常人每天需水量为 2 000～2 500 毫升,包括食物含水量 700～1 000 毫升,体内氧化糖、脂肪、蛋白质产生的水约

300毫升。如果天热出汗过多，还要增加饮水量。夏季是结石病高发季节。据同济医院、汉口医院、武昌医院统计，每到酷暑，结石患者门诊增加三成。医生提醒，预防结石最有效的方法就是多喝水。但多喝水也要适量。正常肾脏每天最多只可排出10～20升尿量，饮水过量肾脏来不及将其排出体外，体内积存的水分便会稀释血浓度，影响身体各种功能。一般孕妇每天可喝1.0～1.5千克水，不超过2千克，妊娠晚期1千克以内为宜。

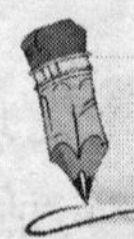

夏季多喝绿茶

多喝绿茶好处：①杀菌。②明目。③兴奋。④降血压。⑤降血脂。⑥促进胰岛分泌而降糖。⑦防龋齿，防口臭。⑧利尿。⑨抗疲劳。⑩止泻。⑪醒酒减压。⑫抗衰老。⑬抗辐射。⑭抗癌。

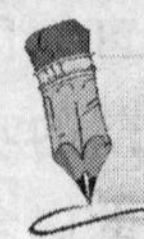

哪些人不宜饮茶

缺铁性贫血者；神经衰弱者；胃溃疡患者，影响愈合；泌尿系结石者；肝功能不良者，增加肝脏负担；便秘者，鞣酸收敛加重便秘；哺乳期妇女，引起婴儿肠痉挛，贫血，影响睡眠；心脏病者，致心跳加快，可出现心律失常；孕妇饮茶会使婴儿瘦小体弱。

注意事项：①泡茶时间忌太长，可发生变质，滋生致病微生物。②饭前忌大量饮茶，以免食欲下降。③饭后忌喝浓茶，影响铁质和蛋白质吸收。④泡茶忌过浓，浓茶会引起头痛、恶心、失眠、烦躁等。⑤发热吃药忌饮茶。⑥依季节选茶，春花夏绿秋乌龙，一年四季喝普洱。

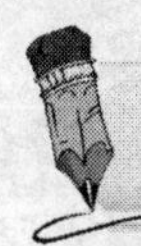

普洱茶的特殊功效

普洱茶较其他茶叶更具特殊作用：①降血脂、减肥、降血压、抗动脉硬化。试验证明，长期饮用普洱茶有治疗肥胖症的功效。饮用普洱茶能使人的血管舒张、血压下降、心率减慢。②防癌、抗癌。梁明达等教授进行了10年研究，发现普洱茶杀癌细胞的作用最为强烈。③养胃、护胃。长期饮用普洱茶有养胃、护胃作用。④健牙护齿。普洱茶具有杀菌消毒的作用。⑤消炎、杀菌、治痢。这与云南大叶种茶内含丰富的茶多酚直接相关。⑥抗衰老。普洱茶中儿茶素具有抗衰老的作用，有养生健体、延年益寿的功效。⑦醒酒。《本草纲目拾遗》中曰“普洱茶醒酒第一”。因为普洱茶进入人体对胃产生有益的保护层，这对解酒也有特殊功效。

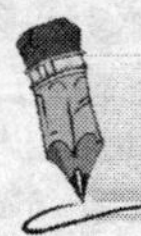

女性特殊时期勿饮茶

女性朋友在特殊时期不宜喝普洱茶：①月经期。茶叶中高达50%的鞣酸会妨碍肠黏膜对铁质的吸收。②怀孕期。一般浓茶中咖啡因的浓度高达10%，会增加孕妇的尿量，增加心跳次数，加重孕妇的心脏和肾脏的负荷，导致妊娠高血压综合征。③临产期。喝太多茶会产生兴奋作用而失眠，产前睡眠不足，可导致分娩时精疲力竭，甚至造成难产。④哺乳期。茶中的咖啡因可渗入乳汁并间接影响婴儿健康。⑤更年期妇女。除了头晕、乏力外，还会出现心跳加快，脾气不好，睡眠差等现象，再喝太多茶会加重这些症状，最好适可而止。

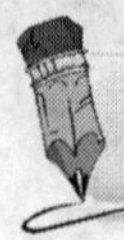

不喝第一道茶

喝茶也很有讲究，第一道茶最好不要喝。第一道茶被称为“洗茶”，“洗茶”能除去部分易溶于热水的农残物和重金属，可大大降低铅的摄入量。从口感上来说，“洗茶”有利于茶叶的舒展和茶汁的浸出，使饮用者可以很快感觉到茶叶的香气。实验证明，茶的有益成分在冲泡3秒钟后开始浸出，如果缓慢倒掉茶水，营养成分就会大量损失。洗茶结束后，迅速倒入沸水，泡上4～5分钟，即可“逼”出茶的精华。一款名为日春803铁观音的茶叶曾被检出17种残留农药，肉眼很难识别。含农药的茶可致急性中毒影响生育。茶业界分析，春天是虫害高峰期，茶园喷洒较多农药，清明前的茶较安全。建议喝清明前的茶叶，不喝第一道茶，不嚼茶。

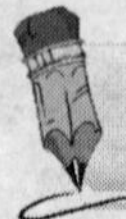

六种人不宜喝咖啡

咖啡是一种补脑品。欧洲大量研究表明，中年人日饮3～5杯咖啡，晚年患脑痴呆症的风险可降低65%。美国南佛罗里达州研究人员赞许咖啡，说咖啡可以减少动物脑中导致失意的类淀粉含量。但以下六种人不宜喝咖啡：①患高血压、冠心病、动脉硬化等疾病者，长期或大量饮用咖啡，可引起心血管疾病。②老年妇女。咖啡会减少钙质，引起骨质疏松(妇女绝经后，每天需要加10倍的钙量)。③胃病患者，喝咖啡过量可引起胃病恶化。④孕妇，饮过量咖啡可导致胎儿畸形或流产。⑤维生素 B_1 缺乏者，因维生素 B_1 可保持神经系统的平衡和稳定，咖啡对其有破坏作用。⑥癌高危人群，饮用过量咖啡有致癌危险。

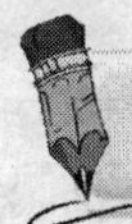

夏季常喝绿豆汤

绿豆味甘凉，清热解毒，清暑益气，止渴利尿，补充水分和矿物质。有机磷农药中毒、铅中毒、醉酒或吃错药，抢救前可先灌一碗绿豆汤解毒。盛夏酷暑，喝些绿豆粥，甘凉可口，防暑消热。绿豆对高血压、动脉硬化、糖尿病、肾炎有辅助治疗作用。绿豆可以补充营养，增强体力。经常在有毒环境下工作或接触有毒物质的人，应经常食用绿豆汤解毒保健。

绿豆还可以作外用药，嚼烂后外敷治疗疮疖和皮肤湿疹。患了痤疮，把绿豆研成细末，煮成糊状，就寝前洗净患部，涂抹患处。绿豆衣有清热解毒、消肿、散翳、明目作用。

（二）炎夏吃啥好

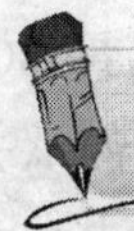

西瓜的营养价值

炎夏到来西瓜是抢手货。因其含大量的水分、糖分，多种氨基酸，丰富的维生素C，以及人体所需的矿物质，是夏季果蔬中当仁不让的佳品。西瓜性寒，味甘，归心、胃、膀胱经；具有清热解暑、生津止渴、利尿除烦的功效；主治胸膈气壅，满闷不舒，小便不利，口鼻生疮，暑热中暑，解酒毒等。此外，还有治痤疮、健脾消暑、解暑气、壮阳作用。西瓜虽好，不宜多吃。

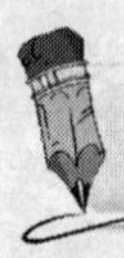

常食百合益处多

功效：①润肺止咳，具有润燥清热作用。②宁心安神，适宜于神思恍惚、失眠多梦、心情抑郁、悲伤欲哭等病症。③美容养颜，常食百合，有美容作用。④防癌抗癌，对多种癌症均有较好的防治效果。⑤清肺润燥止咳，清心安神定惊，为肺燥咳嗽、虚烦不安所常用。风寒咳嗽、脾胃虚寒及大便稀溏者不宜多食。

百绿汤：鲜百合100克，绿豆250克，冰糖适量。将绿豆洗净，百合掰开去皮，同入沙锅内，加水适量，武火煮沸，改用文火煲至绿豆开花百合破烂时，加入冰糖即可食用。清热解暑。适用于暑日心烦、口干、出汗者，亦可用于防治暑湿感冒。

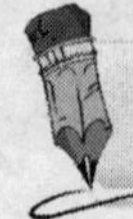

夏令时节排骨汤

苦瓜黄豆排骨汤：黄豆100克，苦瓜200克，排骨300克，生姜1块。先用清水浸泡黄豆半小时，生姜洗净，苦瓜去核切块，排骨斩块、焯水。把排骨、黄豆放进瓦煲，加清水大火煲沸后，改慢火煲1小时。排骨熟透之后，加苦瓜煲半小时即可。功效：清热祛暑，除烦热，健脾宽中，润燥消水。

冬瓜排骨汤：冬瓜400克，排骨200克，生姜1块。排骨洗净后焯水，捞出沥干；生姜洗净拍松；冬瓜带皮切厚片。将排骨生姜放入锅内,加适量水,用大火烧沸后,小火煲 40 分钟,然后加入冬瓜,冬瓜熟后放调味品即可。功效:清淡而有营养,具有清热解暑、健脾利尿之功效,是大暑时节适宜的清汤。

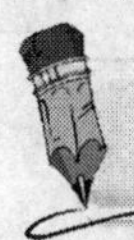

番茄的作用非凡

番茄性味甘酸平。能生津止渴、凉血平肝、健胃消食。①醉酒心烦口渴,可直接生食番茄醒酒。②口腔反复发作性溃疡,取番茄汁含口腔内,每次 2 分钟,每日 6~8 次,可清虚火,愈溃疡。③高血压,每天清晨吃 1~2 个生番茄,15 天为 1 个疗程,能平肝潜阳降血压。④胃酸过少,饮食消化艰难者,可常服番茄汁,或在饭前饮一杯以助消化。⑤面有雀斑,切开番茄,以切面轻擦之,能使其渐消。⑥番茄的维生素 C 含量极为丰富,是很好的益寿果蔬。⑦番茄所含的 P-香豆酸和绿原酸、番茄红素有很强的防癌作用。但是,胃酸过多的人就不能享受到这些好处了。

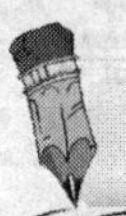

夏天的防暑食物

①茶水,含钾多,约占 1.5%。钾容易随汗排出,夏天宜多饮茶。②西瓜,不仅能清热解毒、除烦止渴,且能利尿,帮助消化。③黄瓜,“气味甘寒,服此能清热利水”,夏天多吃黄瓜有益。④冬瓜和丝瓜,清热解暑。⑤绿豆,喝碗绿豆汤,神清气爽、烦渴尽去、暑热全消、清热解暑、止渴利尿。⑥苦瓜,为夏日解暑的珍宝。⑦陈醋,适量食醋可增加胃酸浓度,生津开胃,帮助消化。⑧茄子,“味甘、性寒、无毒。主治寒热、

五脏劳损及瘟病。吃茄子可散血止痛，去痢利尿，消肿宽肠”。常吃茄子可防治脑出血、高血压、动脉硬化等病症，对慢性胃炎有一定医治效果。⑨番茄，是夏季生、熟均可食用的佳品。

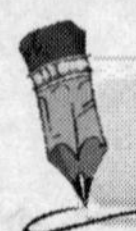

夏季饮食原则

①新鲜。购买的食物要尽快食用，切莫长时间存放，尽量不剩饭菜。所有生鲜食品原料及调味料添加物都要在其保质期内食用。②清洁。蔬果食用前应彻底清洗，食物贮存场所、器具、容器均应保持清洁，同时做到生熟食品分开存放。③冷藏。食物的调理及保存应特别注意温度控制在7℃以下，冷藏时最好用保鲜膜包好，以防食物在冰箱内交叉污染。④加热。食物要蒸熟、煮透再食用，尤其海鲜类食品，如毛蚶、螺蛳、甲鱼、牛蛙等。⑤卫生。烹调食物前彻底洗净双手，若手部有伤口，应完全包扎好才可调理食物，切勿直接接触食品。⑥冷饮莫贪多。冷饮吃得过多会稀释胃液，造成胃中正常菌群的紊乱，降低局部抵抗力，容易发生腹泻。

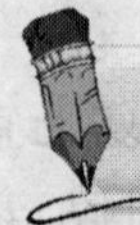

夏季饮食养生

在炎热和多雨的夏季，高温与闷湿并存。很多人喜欢吹空调，这样极易导致感冒、发热、咽喉疼痛、食欲不振等，容易出现受凉或腹泻等症状。预防疾病与不适的来袭，夏季的养生显得尤其重要。健康的养生方式能远离夏季疾病的困扰。

福自“苦”中来：苦味食品中所含的生物碱具有消暑清

热、促进血液循环、舒张血管等药理作用。热天适当吃些苦味食品，能清心除烦、醒脑提神，增进食欲、健脾利胃。一是苦瓜；二是苦笋；三是苦菜、茶叶、咖啡等苦味食品，均可酌情选用。但不宜过量，以免引起恶心、呕吐。

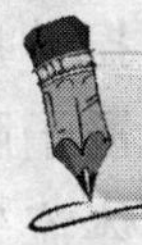

豌豆可清肠

夏天到了，容易疲劳，吃不好，睡不好，更加不喜欢运动，大量的食物堆积在胃肠中很容易影响健康。所以，及时清理胃肠是十分重要的。对于清肠，豌豆可是很好的东西，其富含人体所需的各种营养物质，尤其是含有优质蛋白质，可以提高机体的抗病能力和康复能力；富含的粗纤维，能促进大肠蠕动，保持大便顺畅，起到清洁大肠的作用。

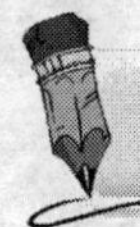

夏令解毒佳品

草莓：见到草莓的人，可能都被其鲜嫩的外观和多汁的果肉所吸引，可是很多人都不知道它能够促进消化液分泌和胃肠蠕动，排除多余的胆固醇和有害重金属，并有解毒之功效。所以，建议大家夏天的时候多吃点草莓吧！

绿豆汤：解毒食品数绿豆汤最佳。李时珍在《本草纲目》指出，“绿豆，消肿治疽之功虽同赤豆，而清热解毒之力过之”，“绿豆肉平、皮寒，解金石、砒霜、草木诸毒，宜连皮生研，水服”。

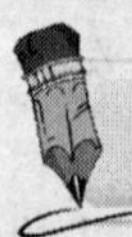

橙子补钾薏米祛湿

橙子:暑天出汗多,随汗液流失的钾离子也较多,由此造成的低血钾现象,会引起倦怠无力、头昏头痛、食欲不振等症候。热天防止缺钾最有效的方法,是多吃含钾食物,橙子除了含有丰富的维生素C,还含有大量的钾,能补充人体流失的钾。

薏苡仁(薏米):性微寒、味甘淡,有利水消肿、健脾去湿、舒筋除痹、清热排脓等功效;红豆性平,味甘酸,健脾止泻、利水消肿的功效,将薏米和红豆加水煮熟后食用,可以利尿、除湿,还可以起到美容的作用。

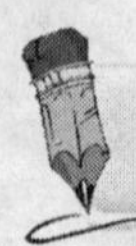

夏季饮食细节

(1)夏季要把好饮食关,吃出健康:①多吃苦味食物(如苦瓜)。苦味的食物虽然味道上不是那么适口,却是暑天的健康食品。②多补充维生素。高温使新陈代谢加快,容易缺乏各种维生素。应多补充一些含维生素多的蔬菜、水果。③别忘补盐补钾。夏天出汗多,体内丧失的盐钾较多,所以要注意补充。④暑天宜清补。夏天的饮食应以清补、健脾、祛暑化湿为原则,应选择具有清淡滋阴功效的食物。

(2)宜少吃的食物:①少吃凉食。凉食或冷饮会让人感觉身心舒适,能起到祛暑降温作用。但是这些食物不宜吃多。凉粉、冷粥吃得太多就容易伤胃。食物不要从冰箱里拿出来就吃,以免损伤脾胃。②吃水果应该适度。长期靠"水果化”生存，容易导致蛋白质摄入不足，对人体的内分泌系统、消化系统、免疫系统等都产生不利影响。尤其是想用夏天“水果餐”减肥的人士，最好向医生请教。③避免生食水产品。水产品的营养丰富且味道好，夏天生食口感也是一流的。不过，像炝虾、毛蚶、泥蚶、魁蚶、醉虾、醉蟹、咸蟹等海鲜食品，不安全风险较大。④炎夏少吃麻辣火锅。

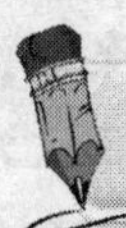

死小龙虾不可吃

小龙虾又名蝲蛄，夏季成了很多餐馆的特色菜。怎么知道餐馆的小龙虾是否新鲜？死小龙虾与活小龙虾有两点最明显的区别，一是活小龙虾煮熟后尾部曲卷度高，里面的肉比较紧，而死小龙虾的肉通常比较松；二是活小龙虾的鳃煮熟后呈白色，且形状比较规则，而死小龙虾煮熟后鳃的颜色发黑，且形状不规则。误食了死小龙虾，可能引起铅中毒。

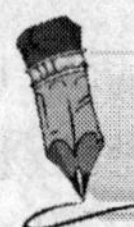

餐馆就餐四注意

热天大家喜欢到餐馆就餐，在外面吃饭需要注意什么？第一，要到有卫生许可证的正规餐厅就餐。第二，点菜时尽量点热菜，吃多少点多少，做到不剩菜、不剩饭。第三，如果举办婚宴、生日宴等较大宴会，要选择有足够接待能力的饭店。因为接待能力小的饭店，需要在开席前很久就把一些菜肴的成品或者半成品做出来，如果保存不当，极易变质。第四，主动索要就餐发票或凭证。

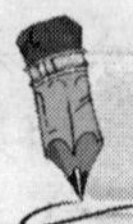

夏季防止农药中毒

防止残留农药中毒，需注意3个环节。一是购买绿叶蔬菜最好去正规市场。二是蔬菜可食部分如果有破损，应立即食用，不要贮存，以免破损部分在长时间摆放后发生反应，产生亚硝酸盐等有毒物质。三是如果用蔬果专用的洗涤剂清洗，按照洗涤剂的产品说明书使用即可。如果是用清水清洗，建议洗3遍。需要提醒的是，在清洗前要浸泡20～30分钟。用淘米水清洗蔬菜，可以有效清除残留农药。

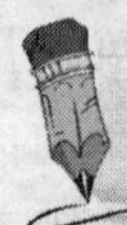

夏季选购要把关

夏季选购食品时，应该买安全卫生的食品。食品包装胀袋、漏气，超过保质期就不能再吃了。要仔细辨别生产日期、保质期及保存条件。不购买不洁食品，如路边摊贩出售的自制熟食、凉拌菜、豆制品等；不吃过期的、无标志的、包装破损的食品，不吃未经许可的街头盒饭，盒饭放置超过4小时后不宜再食用。

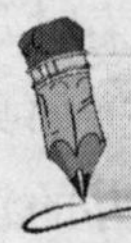

隔夜饭菜要冷藏

日常做菜，尽量本着吃多少做多少的原则，尽量不剩饭菜，尤其是在高温、高湿的夏季，食物特别容易变坏。未吃完的饭菜一定要在冰箱里冷藏保存。各种蔬菜加热后，在放置的过程中，都不同程度含有亚硝酸盐，放置时间越长，亚硝酸盐含量越高;在低温下存放比在室温下存放,亚硝酸盐的含量要少得多。而有些食品可抑制亚硝胺的形成,如大蒜中的大蒜素,可以抑制胃中的硝酸盐还原菌,使胃内的亚硝酸盐明显降低;茶叶中的茶多酚能够阻断亚硝胺的形成;富含维生素C的食物,可防止胃中亚硝胺的形成,还能抑制亚硝胺的致突变作用。

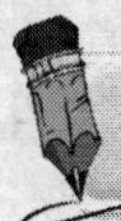

海鲜要加热熟透

一些市民认为,鲜活的海鲜不会发生食物中毒,腐败变质的海产品才能引发食物中毒。这种观念是错误的。海鲜中导致腹泻的病菌主要是副溶血性弧菌,>80℃才能杀灭。海鲜中还可能存在寄生虫卵及加工带来的病菌和病毒污染。预防:①加工海鲜时要彻底加热,要煮熟热透再吃。②加工过程中要做到工具、容器专用,生熟分开,禁止用洗生海鲜的容器洗青菜、水果、工具等。③吃剩过夜的熟海鲜再食用时,要彻底加热。④严禁食用发生赤潮海域的海产品。⑤制作海鲜时一定要选料,去除腐败变质类海鲜。⑥每次吃海鲜切忌吃得过多,即使是加热煮熟后的海鲜也不能一次过量食用,否则会产生胃肠道反应。

(三)炎夏养生细则

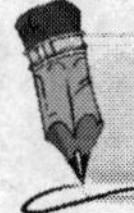

夏季的精神调摄

“善摄生者,不劳神,不苦形,神形既安,祸患何由而致也”。故要重视精神养生，因为神气充足则人体的功能旺盛而协调，神气涣散则人体的一切功能会遭到破坏。顺应夏天阳气旺盛的特点，振作精神，勿生厌倦之心，努力让自己对外界事物有浓厚的兴趣，气需宣泄，免生郁结。调整情绪，莫因事繁而急躁、恼怒易伤正气。气之宣泄是和平的、愉悦的，使自己的思想平静下来、神清气和，切忌火暴脾气；遇事一蹦三跳，因燥生热，要防止心火内生，心静自然凉。在夏令暑蒸气耗的季节，若能自我调整出这样的心境，自然可以凉从心生、健康长寿了。

调养措施：①顺应自然，早睡早起，保养阳气。夏日睡眠时间短，要适当午睡。炎夏暑热外蒸，汗液大泄，毛孔开放，机体最易受风湿邪气侵袭。故要科学安排工作、学习，做到劳逸结合，防止烈日暴晒，注意降温，做到通风凉爽。②天热多汗，衣服要薄一些，勤洗勤换。久穿湿衣、汗衣，刺激皮肤，会引起多种疾病。③早、晚气温低，应将门窗打开，通风换气。中午室外气温高于室内，宜将门窗紧闭，拉好窗帘。阴凉的环境，会使人心静神安。虽闷热难眠亦应避免对扇当窗，或席地而卧，或空调温度过低，或赤膊不加遮盖。

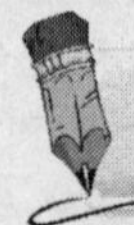

炎夏如何运动

夏天气候炎热，人体消耗较大，不可长时间在阳光下锻炼，以免引起中暑。运动宜在清晨或傍晚凉爽时进行，勿远足，寻近幽。最好在早晨，曙光初照，空气清新时，到公园、河岸、湖边，或庭院，草木繁茂的地方散步锻炼、吐故纳新。宜选择江边湖畔为锻炼地点，幽雅的环境使你心静似水，涤尽心头的烦闷，暑热顿消。选择合适的项目锻炼，如太极拳、太极剑、保健操、广播操、慢跑、散步等。去江河湖海游泳，更令人心旷神怡，有益于调节情志、增进健康。

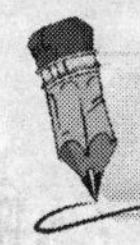

夏季雨天咋防潮

①通风开窗或安装排气扇，开窗时间上午10时，下午5时最好。②干燥剂防潮，如石灰粉、木炭、化学吸湿产品等，包括吸湿盒，把干燥剂放在需要防潮的房间内，通过吸附吸收空气中的水蒸气。不足之处：速度慢，达到饱和状态就没有吸湿功能了，需经常更换。③烘烤防潮，如电暖炉，通过热量吸收空气中的水蒸气，达到降低空气湿度的目的，这种方法成本很高，不利于环保。④除湿机防潮，是一种专门降低与控制潮湿环境的电器产品，具有电脑全自动控制功能，能将空气中的水分与空气进行分离，变成水排走，只需要将除湿机放到需要防潮的房间与空间即可，湿度可以自行调节，是目前最好的防潮措施。

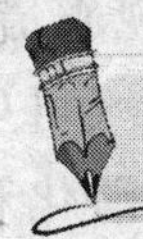

夏季儿童保健要领

①空调冷风和电扇不要直接对着小孩吹，出汗时更应远离风口。②多饮用白开水，任何饮料都不能代替白开水。③小儿夏季汗多，要适当补盐。④夏季，晚间睡眠少，要让小儿午睡。⑤酷暑炎热小儿食欲差，要摄入富含蛋白质的食物，保证小儿生长需要。⑥进商场、游乐场、冷饮厅等场所，要特别注意冷热变换，以防感冒。⑦防止中暑，不要让小儿

在烈日下玩耍，多饮水。穿衣太多，不敢开窗，可造成小儿中暑。

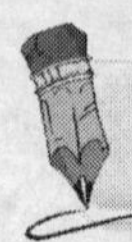

夏季养生保健十不宜

①不宜露天久坐。木料椅凳，露打雨淋，含水较多，太阳一晒，温度升高，外散湿热，易患皮肤病、风湿病、关节炎。②不宜多吃冷食。胃肠受到大量冷食刺激，加快蠕动，缩短食物在小肠的停留时间，影响食物营养的吸收。如果骤然受冷刺激可导致胃肠痉挛而腹痛。③不宜缺少午睡。夏季昼长夜短，导致睡眠不足。午睡1～2小时，对健康大有裨益。④电风扇不宜吹得过久：过吹破坏出汗均衡状态，可致头痛、头昏、腿酸手软、受凉、全身不适。⑤空调不宜开得太凉。室内外温差太大，容易"伤风""感冒"，温差最好5℃～8℃。⑥不宜快速冷却。炎夏外出归来后，往往喜欢冲冷水浴来快速冷却，这会使全身毛孔迅速闭合，热量不能散发，引起高热，头晕目眩，重者休克，感冒就会"乘凉而入"。⑦渴极不宜急饮。急饮会增加心脏负担，使血液浓度下降，会出现心慌、气短、出虚汗。⑧不宜用饮料代替白开水。汽水、果汁、可乐含有较多的糖精及电解质，对胃产生不良刺激，影响消化和食欲，还会影响肾功能。过多糖分会增加体热，肥胖。夏季最好还是喝白开水。⑨不宜夜晚露宿。冷风袭来，露水加身，易导致头痛、腹痛、关节不适、消化不良和腹泻。被蚊虫叮咬，还可染上脑炎。⑩不宜戴过深或过浅的太阳镜。

三、秋季养生

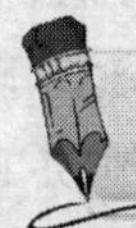

秋季养生要点

秋季气温开始降低，雨量减少，空气湿度相对降低，气候偏于干燥。易产生口干咽燥，干咳少痰，皮肤干燥，便秘，重者咳中带血，所以秋季养生要防燥。秋季在燥气中还暗含秋凉。人们经夏季过多的发泄之后，机体各组织系统均处于水分相对贫乏状态，如果这时受风着凉，极易引发头痛，鼻塞，胃痛，关节痛，甚至旧病复发或诱发新病。老年人和体质较弱者更应注意防凉。

养生要点：①防燥应具体贯彻到生活的各个方面。②起居有常，早睡早起，适时添加衣服，防止受凉伤及肺部。③保持宁静，情绪乐观，舒畅胸怀，抛开一切烦恼，避免悲伤情绪。④秋季应顺应自然规律，节制房事，蓄养阴精。⑤多吃苹果、橘子、山楂、猕猴桃等，收敛肺气；少吃葱、姜等辛辣食品，避免泻肺。此外，秋季主养收，可适当喝些鸡汤、骨汤等。⑥秋季是锻炼的大好时机，登山、打太极拳、游泳等，长期坚持可增强心肺功能。⑦药物养生应以滋润为主，忌耗散，常用西洋参、沙参、芡实、玉竹、天冬、麦冬、百合、女贞子、胡麻仁、干地黄等。

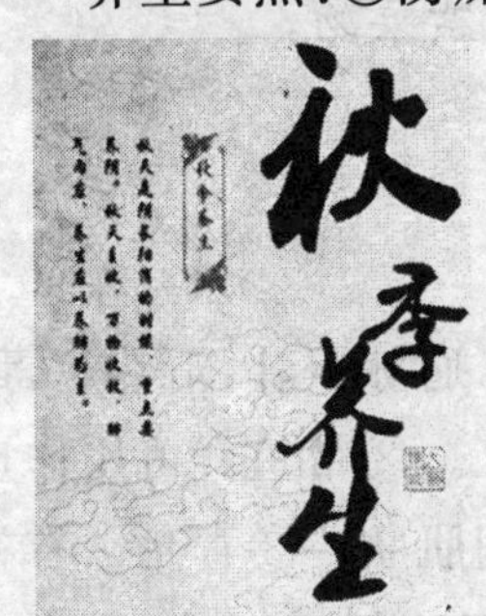

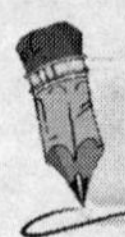

秋季如何养肺

秋季气候干燥，很易伤及肺阴，鼻干喉痛、咳嗽胸痛。要多吃些滋阴润燥食物，如银耳、甘蔗、燕窝、梨、芝麻、藕、菠菜、鳖肉、乌骨鸡、豆浆、豆腐、鸭蛋；多食芝麻、核桃、糯米、蜂蜜、甘蔗等具有滋阴润肺养血作用。少吃辛味食品，如葱、姜、蒜、韭菜、辣椒。多吃苹果、石榴、葡萄、芒果、樱桃、柚子、柠檬、山楂、番茄、荸荠。

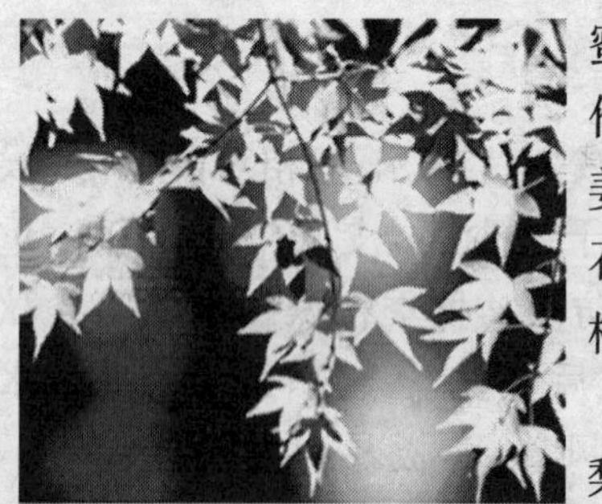

多吃粥，如山楂粳米粥、鸭梨粳米粥、兔肉粳米粥、白萝卜粳米粥、杏仁粳米粥、橘皮粳米粥、柿饼粳米粥。常服健身汤，如百合冬瓜汤、山楂排骨汤、鳝鱼汤、赤豆鲫鱼汤、枸杞叶豆腐汤、平菇豆腐汤、平菇鸡蛋汤、冬菇紫菜汤。

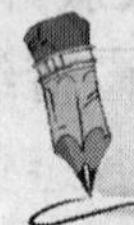

秋季宜多吃鱼

①鲫鱼。功效利水消肿，益气健脾，通脉下乳，清热解毒，主治水肿、腹水、产妇乳少、胃下垂、脱肛。②带鱼。可用作迁延性肝炎、慢性肝炎辅助疗法，还可滋润肌肤。③青鱼。有补气养胃、化湿利水、祛风解烦等功效。可治气虚乏力、胃寒冷痛、脚气、湿痹、疟疾、头痛等症。青鱼含锌、硒、铁等微量元素，还有防癌抗癌作用。④鲤鱼。有利尿消肿、益气健脾、通脉下乳之功效。主治水肿、乳汁不通等症。⑤草鱼。有平肝、

祛风、活痹、截疟之功效。⑥泥鳅。有暖中益气、清利小便、解毒收痔功效，可治湿热黄疸、小便不利、病后盗汗等症。

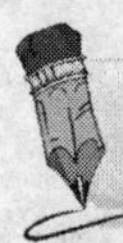

秋季养护好脾胃

①保暖是首要。秋凉后，患慢性胃炎的人，要注意胃部保暖，及时添加衣服，夜晚睡觉应盖好被褥，以防腹部着凉而引发胃痛或加重旧病。胃病患者“秋凉”一定要适度，不要勉强挨冻冻出病来。②饮食要合理。胃病患者饮食应以温、软、淡、素、鲜为宜，做到定时定量，少食多餐。③静养是关键。避免紧张、焦虑、恼怒等不良刺激，劳逸结合，防止过度疲劳而影响了胃病的康复。④运动要适度。胃肠病人要结合自己的身体状况，进行适度的运动锻炼，以提高机体抗病能力，减少疾病的复发，促进身心健康。

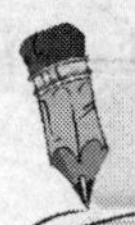

秋季宜吃的食物

科学研究证明，一个人每天应该摄取 300～500 克的谷类食物，才能维持正常的生理功能。尤其是秋季干燥渐冷的气候对人体造成的影响，更需要五谷杂粮来抵御干燥，达到抗秋燥和养生保健目的。①花生。养胃醒脾，清肠润燥。对脾胃失调、咳嗽气喘、贫血、便秘、肠燥等都有很好的治疗作用。②红薯。又称“土人参”，能够生津止渴，润肺滑肠，补脾益胃，通利大便，抗癌防癌。糖尿病人、胃溃疡和胃酸过多的人不宜食用。③芝麻。对皮肤粗糙、干燥有很大的改善作用。多食些芝麻会使皮肤细腻光滑、红润光泽。此外，白米、小米、糯米、玉米、黑豆等也非常适宜秋季食用。

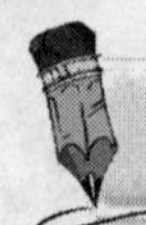

秋季起居调摄

防病：秋天的气候变化较大，早秋热湿，中秋前后气候较燥，晚秋又凉寒，所以起居应警惕，不宜终日闭户或夜间蒙头大睡，要开窗通风，夜间露头，室内空气流通，减少呼吸疾患。

早睡：以敛肺气使志安宁。秋季早睡，正合人体需求，又有安睡的条件，天气凉爽，舒心爽身，经过一个少眠的夏天，正好借此以补偿。秋季早睡，对于人体保健是有好处的，符合"养收之道"的。睡前六忌：①忌情绪不安定。②忌饮酒、饮茶或咖啡。③忌晚餐吃得过饱。④忌过于疲劳。⑤忌私欲。⑥忌噪声干扰。

早起：秋季是晨练的最佳季节，不冷不热，气温宜人；天高气爽，使人精神爽快。凌晨5时起床，选择清幽之处，或河畔江边，或林荫大道，进行锻炼，有益健康 。

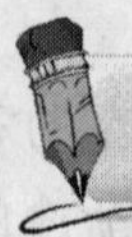

秋季服饰巧搭配

"秋冻"通俗地说就是秋不忙添衣，有意识地让机体冻一冻。以避免多穿衣服产生身热汗出、汗液蒸发、阴津伤耗、阴气外泄。秋季微寒的刺激，可提高大脑的兴奋，增加皮肤的血流量，使皮肤代谢加快，机体耐寒能力增强，以适应冬季的来临。秋冻要因人、因天变化而异。老年人、小孩生理功能差，抵抗力弱，进入深秋就要保暖；若气温骤然下降，出现雨雪，就不要再秋冻了，应根据天气变化及时加减衣服，以稍做活动而不出汗为宜。秋季气候变化大，衣服的增减要及时、适时。

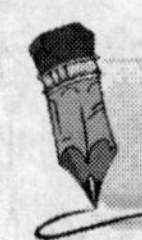

秋季宜登山锻炼

金秋时节，天高气爽，是运动锻炼的好时期。但锻炼不宜过猛，重在收敛内养。登山是一项集运动与休闲为一体的健身养生运动。登高可增强体质，提高肌肉的耐受力和神经系统的灵敏性。在秋游登山过程中，人体的心跳和血液循环加快，肺通气量、肺活量明显增加，内脏器官和身体其他部位的功能，会得到很好的锻炼。登高还有助于防病治病。患有神经衰弱、慢性胃炎、高血压、冠心病、气管炎、盆腔炎等慢性疾病，登高锻炼可提高疗效。山林地带空气清新，负氧离子含量高，山河壮丽，陶冶情操，有利健康。

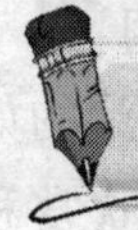

秋季的冷水浴

秋高气爽，气温、水温、体温比较接近。冷水对人体的刺激较小，所以此时最适宜开始冷水浴。冷水浴健身，不易患感冒、支气管炎、肺炎；冷水浴可预防血管硬化、冠心病及高血压病等；冷水浴还能使消化道血管血流量增多，增强消化功能。

锻炼前应先热身，用毛巾擦干汗后才可入浴，然后双手快速摩擦全身。感觉发热时，可将冷水先抹脸、手臂和大腿，或将毛巾放入冷水中拧干后擦身，让身体逐步适应。当身体适应时，再用冷水进行冲洗，边冲边摩擦。一般 10 分钟，以身体能够适应为宜。浴后迅速用干毛巾擦干，穿宽松衣服，并用双手摩擦身体关节部位，以预防关节炎发生。

临餐前、饥饿时、刚吃完饭都不宜洗冷水浴。冷水浴不是人人都可以洗的。高血压患者洗冷水浴，血管会急剧收缩，大量血液涌回内脏，使本来就高的血压更高，严重者会使脑血管破裂、出血、中风、昏迷，甚至死亡。坐骨神经痛及其他神经痛的人也不要洗冷水浴。因为神经受寒受凉后，疼痛会更加剧烈。患有寒冷性荨麻疹、冬季瘙痒症的人，在疾病发作期间不要洗冷水浴。不发作时如想锻炼皮肤，可采取逐步降温法，即最初洗热水浴，渐改为温水浴，再渐渐降低水温，直到水温已相当低能够耐受为止。

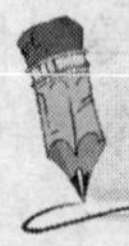

适宜秋季的运动

①划船。划船能同时锻炼背部、胸部、腹部的肌肉，是一项很好的有氧运动。②慢跑。秋季清爽宜人，正是慢跑的好时节。③快步走。在公园快走，既能锻炼心肺，又能欣赏秋景，快走消耗能量多，不会对关节造成太大压力。④扔飞盘。游戏过程中需要跑动，能锻炼耐力、敏捷度和平衡力。⑤打篮球。喜欢团队运动的人肯定拒绝不了篮球的诱惑。上、下肢得到锻炼的同时，手眼协调能力也会提高。⑥自行车。如果你想欣赏秋季的美景，山地车可以帮你实现这一愿望。与徒步走和长跑不同的是，这项运动对关节的压力更小，而且能量消耗和耐力锻炼丝毫不逊色于其他运动。臀大肌、股四头肌在上、下山的过程中都能得到锻炼。合理适当的运动，会让你在秋天感觉更加的神清气爽。

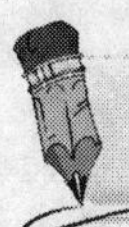

秋季运动能耐寒

提高耐寒力：秋高气爽，气温适宜，秋季可谓锻炼的好时节。秋天经常参加健身活动，不但可以调心养肺，提高内脏器官的功能，而且还有利于增强各组织器官的免疫功能。秋季昼夜温差变化比较大，运动能给身体以良性的刺激，使人的体温调节机制不断地处于紧张状态，有助于提高人对环境变化的适应能力，提高心血管系统的功能，从而更容易适应进入冬季后的气候变化。

医生提醒：秋日清晨气温低，应根据户外的气温变化增减衣服。锻炼前一定要做好充分的准备活动，以减少血管收缩，肌肉伸展度降低，神经系统对运动器官调控能力下降，防止肌肉、肌腱、韧带及关节的运动损伤。

秋天人体精气收敛内养，运动量不宜过大，切勿大汗淋漓，以防造成阳气耗损。秋天气温下降，时常阴雨连绵。机体会引起血管收缩，关节活动能力减弱，极易造成肌肉、关节、韧带的损伤。运动前一定要做好充分的准备活动，时间长短和内容可以因人而异，做到身体微微有些发热比较好。运动的幅度、强度适当，不勉强做较高难度的动作。秋季心肌梗死的发病率明显提高，有高血压的病人，秋季血压往往较夏季增高 20 毫米汞柱，很容易造成冠状动脉循环障碍。晨练前最好喝杯白开水，以冲淡血液。运动时更要选择舒缓的项目，如散步、慢跑、登山、太极拳、乒乓球、羽毛球等，以免发生意外。

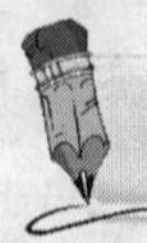

秋燥需及时补水

从潮湿闷热的夏季进入秋天，气候一下子干燥起来，人体内容易存积一些燥热，引起咽喉干燥、口舌少津、鼻子出血、大便干燥等症状，再加上运动时的水分丧失，会加重人体缺乏水分的反应。所以，运动时一定要注意补水。日常饮食中，应多吃梨、苹果、蜂蜜、木耳、芝麻、新鲜蔬菜等食物，养血润燥，提高抗秋燥能力。此外，还需顺应“春困秋乏”的生理反应，保证充足的睡眠，健康度过秋天。

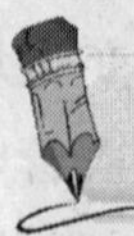

秋季药物养生

秋季气候干燥，肺气旺盛，肝气虚弱，脾胃易受影响。秋季药补的基本原则是：滋润为主，忌耗散，辅以补养气血。常用药物有：西洋参、沙参、欠实、玉竹、天冬、麦冬、百合、女贞子、胡麻仁、干地黄等。此外，秋季药补还可选用黄精糖浆、复方蜂乳、雪蛤参精、复方胎盘片、人参健脾丸、生脉饮、玉灵膏等中成药。中成药有消除燥热对人体危害的功效，即使没有口干、舌燥等症，亦可少量服用，以达到养生目的。

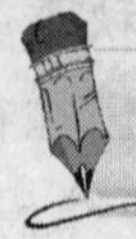

秋季防哮喘病

哮喘属于过敏性疾病，每年夏末秋初多发，中秋季节发展到高峰，寒冬腊月减缓。这种病各种年龄、不同性别都可患病，易反复发作，平均患病率2%。发作前常有反复咳嗽、胸闷、连续喷嚏等先兆症状，如不及时治疗，可出现急喘。因痰黏稠，不易咳出，患者往往被迫坐起。严重者可出现嘴唇及指甲青紫、四肢厥冷、出汗、心跳快。发作持续几分钟到数天不等。预防：要尽量避开过敏源，如花粉，构树、蓖麻、蒿草，真菌孢子、螨，以及棉尘、蚕蛾、粉尘、山药粉等，应尽量避而远之。三伏天全年气温最高、阳气最旺，此时治疗，可使患者阳气充实，增强抗病能力。

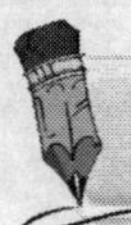

秋季防慢性咽炎

秋天要特别重视咽喉炎的防治，因为秋天气候多晴少雨、气候干燥。咽炎若在急性期得不到彻底治疗，就会成慢性咽炎。慢性咽炎为咽部黏膜、黏膜下及淋巴组织的弥漫性炎症，常为上呼吸道慢性炎症的一部分，为耳鼻喉科常见病。慢性咽炎的主症状为咽部干燥疼痛、咽部暗红，多由阴虚、虚火上灼所致。防治上宜滋阴清热，清咽喉，可用药物防治，如用麦冬 3 克，甘草 1.5 克，金银花、乌梅、青果各 3 克，以沸水闷泡，经常服用。在饮食上应常吃绿豆饮或雪梨浆。

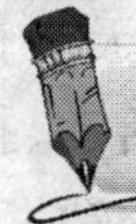

秋季防心血管病

秋季是心血管疾病的高发季节。由于气温、气流、气压变化剧烈，早、晚温差大，心血管疾病患者受到上述不良刺激，容易兴奋交感神经，收缩全身的小血管，致使血压升高，心脏的负荷加重，容易旧病复发或加重病情。

预防：环境安静、清洁；室温适度，通风凉爽，空气清新。

医生提醒,高脂高糖饮食、大量饮酒是引发心血管疾病的危险因素,尤其容易诱发冠心病、急性心肌梗死。特别是中老年男性和绝经后女性,应特别强调三餐切忌过饱,饮食清淡,防止过度疲劳,保持心情开朗,减少冠心病突发。秋季预防动脉硬化宜吃柿子。柿子纤维含量比苹果多 1 倍;所含苯酚(抗氧化剂)、钠、钾、镁、钙、铁、锰等矿物质成分是预防动脉硬化的要素。

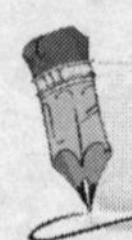

秋季防抑郁症

秋风落叶,凄风凄雨,往往使人触景生情,特别是老年人易产生垂暮之感,诱发消极情绪,严重者,终日郁郁寡欢,少语懒言,很容易患上抑郁症。特别是青少年要注意预防。

①跑步。科学研究证实,跑步是天然的止痛剂,给人以欣快感,减轻心理压力具有独特的作用。跑步在傍晚为宜,速度 120 步/分,每周≥3 次,每次持续 15 分钟。②跳绳。能增加身体的协调性,提高自信心。速度 30～60 次/分钟,隔天 1 次,每次 10 分钟。③健身舞。每周 3 次,每次持续 20 分钟。④散步。能改善心肺功能,提高摄氧效果,每天步行 1 500 米,力争 15 分钟走完。⑤集体运动。如传球活动、排球运动或体育游戏等。每周至少参加 1 次,每次 30 分钟。

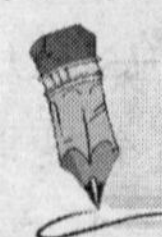

深秋时节防中风

进入深秋时节,低气温可致体表血管弹性降低,周围阻力增加,使交感神经兴奋,肾上腺皮质激素分泌增加,从而引起小动脉收缩、血压升高，而致脑血管破裂。寒冷还能使血液纤维蛋白浓度增加，引起血液黏稠，导致血栓形成。因此，要重视高血压、糖尿病、冠心病等原发疾病的治疗，并注意先兆症状，如发现突然眩晕、剧烈头痛、视物不清、肢体麻木等，应及时送医院治疗，以防发生意外。

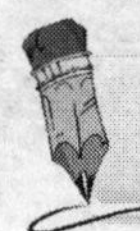

秋季的精神调养

秋季精神调养应顺应季节特点，以“收”为要，心境宁静，清心寡欲，才会减轻肃杀之气对人体的影响。私心太重，嗜欲不止，争名在朝，争利于市，会破坏神气的清静。要多做好事，多做奉献。秋天硕果累累，令人愉悦。秋风、秋雨常令人秋愁，难免也有“凄风苦雨”。老年人常有萧条、凄凉、垂暮之感，遇不称心事，极易导致心情抑郁。甲状腺素和肾上腺素相对减少，会使人体懒散疵瘓，情绪低沉，多愁善感。秋季应做到“使志安宁，以缓秋刑，收敛神气，使秋气平，无外其志，使肺气清”。即以一颗平常心看待自然界的变化，或外出秋游，登高赏景，心旷神怡；或静练气功，收敛心神，内心宁静。

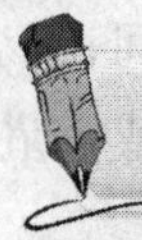

秋季保健“三拒绝”

拒绝秋乏：秋天有困倦疲乏之感，调整之后，自然消除。预防：①散步、爬山，强度不宜太大。②充足睡眠。③调整饮食，宜清淡，免油腻；多吃胡萝卜、藕、梨、蜂蜜、芝麻、木耳等。

拒绝秋燥：秋燥常使人感到口鼻咽喉干燥，燥咳；导致口唇干燥、皮肤干裂及毛发脱落。预防：①每天喝3～4杯温开水。②多吃梨、苹果、葡萄、香蕉、萝卜及绿叶蔬菜，少吃辛辣燥烈之物。③不宜用碱性肥皂洗澡，应用刺激性较小的浴液。④笑口常开，保养肺气，驱除抑郁，消除疲劳，解除胸闷，恢复体力。

拒绝贴秋膘：秋天饮食旺盛，摄入增加；加上睡眠充足，汗液减少；人体贮存脂肪增多，肥胖应时而生。肥胖者秋季更应注意减肥。

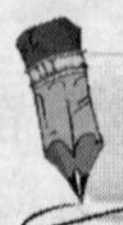

秋季保健四法则

(1)合理膳食：多食些广柑、山楂、萝卜、莲藕、香蕉、梨、蜂蜜等润肺生津、养阴清燥食物；少食葱、姜、蒜、辣椒、烈性酒，油炸、肥腻之物。老年人以粥为主，如百合莲子粥、银耳冰片粥、黑芝麻粥等，多吃些大枣、莲子、百合、枸杞子等清补之品，以健身祛病，延年益寿，不猛吃大肉多油，不过食瓜果，免伤胃肠。注意饮食卫生，保护脾胃，多进温食，节制冷食、冷饮，以免引发肠炎、痢疾。

(2)体育锻炼：可选择登高、慢跑、快走、冷水浴等锻炼项目。

(3)乐观情绪：保持内心宁静，适当延长睡眠时间；经常与他人、家人谈心，或到公园散步，看看电影、电视，或养花、垂钓，陶冶情操。

(4)着装适宜：秋季气温逐渐下降，早、晚温差较大，老年人既要注意防寒保暖，又不能过早、过多添加衣服；只要不过于寒冷，就要尽量让机体保持凉爽状态，使身体得以锻炼，增加抵御风寒能力。金秋季节，气候变化无常，老年人要顺应气候变化，适当注意保暖，以防止感冒和引发呼吸道等各种疾病，要根据天气情况，及时增减衣服，防病保健。

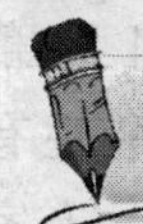

秋季养肺宜与忌

①秋燥伤肺少吃辛。秋季天高气爽，空气干燥，人易咽干，干咳，这是燥邪伤肺所致。应少吃辛辣食物如葱、姜、辣椒、胡椒，防止辛温助热，加重肺燥症状。②肺燥伤肝少吃酸。如醋、乌梅等，其酸味刺激胃，易发生胃溃疡、胃炎等病，对身体不利。③秋瓜坏肚少吃寒。秋季天凉，气温下降，脾胃阳气不足，多吃寒性水果、蔬菜雪上加霜，导致腹泻、腹痛。秋季不吃太寒凉食物，以保护胃肠，保护肺脏。④适度饮水最重要。饮水以少量频饮为佳，才能对口、鼻、咽、喉、食管、气管产生滋润作用。⑤养阴益气是关键。养阴可以防肺燥，益气可以温肺气，秋天应多吃山药、百合、银耳、猪蹄、莲子、藕、梨、枸杞等食物，以安度秋天。

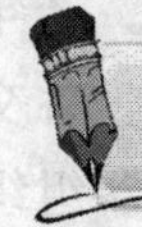

秋季进补有九忌

①忌无病进补，增加开支，又害自身。②忌慕名进补。人参价格高，又是圣药，很多人滥服人参导致过度兴奋、烦躁激动、血压升高及鼻孔流血。③忌不分虚实进补。中医进补讲虚实，不是虚证病人不宜用补药，虚证又有阴虚、阳虚、气虚、血虚之分，对症服药才能补益身体，否则适得其反。④忌多多益善。任何补药服用过量都会有害，因此进补要适量。⑤忌凡补必肉，过多的脂类、糖类食物是心脑血管病、癌症、多发病的病因。饮食要清淡，蔬菜不可缺。⑥忌以药代食，药补不如

食补。多吃荠菜可治疗高血压;多吃萝卜可健胃消食,顺气宽胸,化痰止咳;多吃山药能补脾胃。核桃、花生、大枣、扁豆、藕都是进补佳品。⑦忌重进轻出,天天荤腥,餐餐油腻,酸性有毒物质增多,需及时排出。生活节奏加快,不少人便秘。专家提出"负营养"保健新观念,即重视废物排出,减少"肠毒"滞留。⑧忌恒补不变,"偏食、嗜食",不利健康。食物过多会影响营养平衡,故不能恒补。⑨忌分贵贱,那些喜食燕窝、鱼翅者,并无奇特作用;红薯和洋葱却有食疗价值。

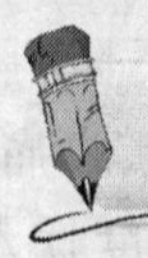

秋冻秋练秋养重要

坚持秋冻:遵循"耐寒锻炼",气温下降不急于添加过多衣服,使身体有抗御风寒能力。秋冻不能过头,有支气管炎、胃炎的人,要注意保暖,防止旧病复发。

坚持秋练:"秋三月,早卧早起,与鸡俱兴。"早卧,以养"收"气。早起,使肺气舒展。"动则不衰,用则不退"。老年人应经常扫地、浇花、爬楼、做操、打太极拳、散步、慢跑、跳交谊舞、短程旅游,以通血脉、利关节、丰肌肉、延缓各脏器组织衰老。

坚持秋养:"五谷为养,五果为助,五菜为充"。秋季气候干燥,应多饮些开水、淡茶、豆浆、牛奶,多吃些红薯、玉米、芝麻、青菜、柿子、香蕉、蜂蜜、大枣等柔润之品。注意劳逸结合,每天至少睡眠8小时。

四、冬季养生

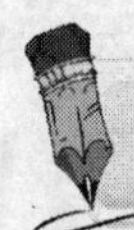

冬季养生特点

冬季，是指我国农历 10～12 月，包括立冬、小雪、大雪、冬至、小寒、大寒 6 个节气。冬季，天寒地冷，万物凋零，一派萧条景象，防寒保暖万分重要。冬季气候寒冷，寒气凝滞收引，导致人体气机、血运不畅，使许多旧病复发或加重。特别是那些严重威胁生命的疾病，如中风、脑出血、心肌梗死等，不仅发病率明显增高，而且死亡率急剧上升。所以，冬季养生要注意防寒。冬季人体阳气收藏，气血趋向于里，皮肤致密，水湿不易从体表外泄，而经肾、膀胱的气化，少部分变为津液散布周身，大部分化为水，下注膀胱成为尿液，无形中就加重了肾脏的负担，易导致肾炎、遗尿、尿失禁、水肿等疾病。因此，冬季养生要注意肾的养护。

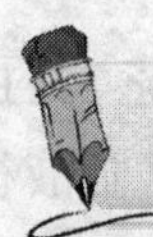

冬季食疗三原则

①养肾为先。肾是生命的原动力。冬季阳气内敛，肾功能加大，需要足够热能。注意热能补充，多吃些动物性食品如狗肉、羊肉、鸡肉、鸭肉，以及含维生素和矿物质多的食物，如大豆、核桃、栗子、木耳、芝麻、红薯、萝卜等。②温食忌硬。黏硬生冷食物多属阴，冬季易损伤脾胃。食物过热易损伤食

管，引起体内积热而致病；食物过寒，容易刺激脾胃血管，使血流不畅，冬季饮食宜温热松软。③增苦少咸。冬天肾功能偏旺，要少咸味食品，以防肾水过旺；多吃些苦味食物，以补益心脏，增强肾功能，常用食物如槟榔、橘子、猪肝、羊肝、大头菜、莴苣、醋、茶等。

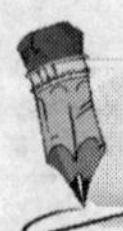

冬季三暖养生法

①头暖。头部暴露受寒冷刺激，血管会收缩，头部肌肉会紧张，易引起头痛、感冒，甚至会造成胃肠不适，因此外出要戴帽。②背暖。寒冷的刺激可通过背部的穴位，影响局部肌肉或传入内脏，危害健康。除了引起腰酸背痛外，背部受凉还可通过颈椎、腰椎影响上下肢肌肉及关节、内脏，促发各种不适。③脚暖。一旦脚部受寒，可反射性地引起上呼吸道黏膜内的毛细血管收缩，纤毛摆动减慢，抵抗力下降。后果是病毒、细菌乘虚而入，大量繁殖，使人感冒。

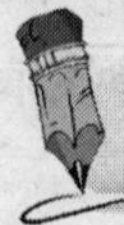

冬养用水三法则

热水泡脚：睡前55℃～70℃的热水泡脚，既解乏，又助睡眠。人体足部穴位很多，热水浸泡，舒筋活络，加速血液循环，对于冻疮、足部静脉曲张的患者更为重要。

冷水洗脸：冬天面部皮肤受低温刺激，毛细血管呈收缩状态。热水洗脸，会使毛细血管一涨一缩，易使面部产生皱纹。晨起用冷水洗脸，顿感头清眼明。冷水刺激既能改善面部血液循环，又可增强皮肤弹性。冷水温度以略高于10℃为宜。

温水刷牙：牙齿需在35℃～36.5℃的口腔温度下进行正常的新陈代谢。若常给牙齿骤冷骤热刺激，长久会引起牙髓出血和痉挛，导致牙周炎、牙龈炎。35℃的温水含漱，有利于牙齿健康与清除齿缝内的食物残渣和细菌，达到护齿、少病的目的。

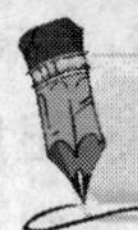

严冬时节防烫伤

盥洗烫伤：寒冷时裸露在外的面部、手部表面血管收缩，温度较低。此时突然用热水盥洗，很容易被烫伤，最终会因受烫伤皮肤血液循环变差而诱发冻疮。

被窝烫伤：偏瘫、截瘫、老年性痴呆症患者和老年人易发生烫伤，他们的肢体皮肤感觉迟钝，不知闪避，因此在睡觉时用热水袋、电热毯要控制好温度，家人要多留心观察取暖情况。

取暖烫伤：电炉、油汀等取暖器，表面金属部位在使用时温度很高，老年人和幼童行动迟缓，手脚接触时容易烫伤，家人还须多加照看，注意安全。

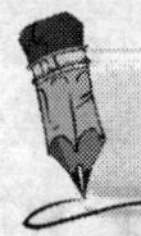

冬季的环境调摄

冬季气温与体温相差很大，对老年人和体质较弱的人，不仅影响健康，也给出行带来了潜在危险。冬天室温保持16℃～20℃较适宜，18℃为最理想。室温过高会令人感到闷热或干热而头昏脑涨，委靡不振。时久会引起口干舌燥、眼睛干涩，打破人体生理平衡，造成疾病。北方室温过高容易引起外感风寒，室温过低又大大消耗人体热能，令人感到寒

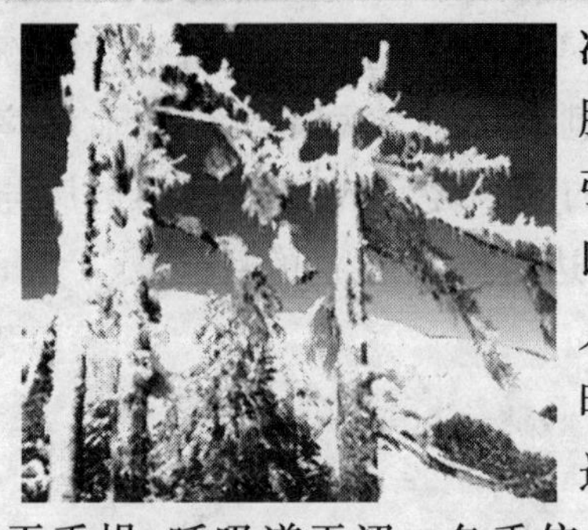

冷；身体虚弱者会引起寒战；胃肠虚弱者会引起腹胀、胃肠痛，引发关节炎病。冬季室内湿度以30%～70%为宜。湿度过高人体散热困难，令人憋闷难耐，时久引起寒湿症、关节炎；湿度过低空气干燥，会令人感到口干舌燥，呼吸道干涩。冬季依然要勤开窗，以保持空气流通，避免有害菌停留。

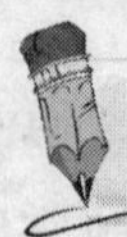

耐寒锻炼益处多

谚语：冬天动一动，少闹一场病；冬天懒一懒，多喝药一碗。夏练三伏，冬练三九。

耐寒：冬季锻炼对人体心血管、呼吸、消化、运动、内分泌都有帮助，从而减少冠心病、脑血管意外、感冒、咳嗽、关节炎、肥胖病发生。耐寒能使人长寿。人的耐寒能力虽有限度，体质不同的人对寒冷刺激也有差异，但通过锻炼可提高耐寒能力是可以肯定的。耐寒能力是逐渐提高的。随着气温降低加上活动量逐步升级的体育锻炼，如跑步、打球、登山等，人们就不觉冷了。

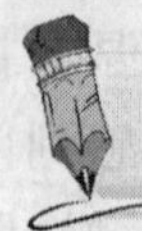

冬泳需因人而异

冬泳是一项集防病、治病、健身、抗衰老为一体的运动项目，能显著增强体质、提高机体抵抗力和免疫力。冬泳时，冷水的刺激可使人体血管不断收张，从而锻炼了血管的弹性，起到了防止和延缓动脉硬化发生与发展的作用，对预防并缓解中老年人高黏滞血症效果明显。当然，参加冬泳的人，必须具有冷水锻炼的基础，身体对冷刺激有一定的适应能力，才可开始冬泳。冬泳前必须做充分的准备活动，待身体发热后方可下水。初练时下水时间不宜过长，每次游 10 米即可，在此基础上逐步增加。冬泳时间的长短，要依天气和个人情况而定，不可强求一致。注意：饱食后、饥饿时、疲乏时，不宜冬泳；冬泳后不要饮酒取暖。

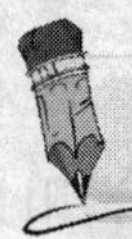

冬季运动注意事项

冬季体育锻炼颇有益处。但感冒或发热时，千万不要从事剧烈运动。否则，会加重病情，甚至诱发心肌梗死或心肌炎。运动前一定要做好准备活动。因为在寒冷条件下，人体的肌肉僵硬，关节的灵活性差，易发生肌肉拉伤或关节挫伤。运动强度要安排得当，特别是跑步的速度要由慢到快地逐渐增加，运动量的大小要因人而异，循序渐进，尤其是年老体弱多病者和少年儿童，运动强度一定不要过大。运动时最好不要用口呼吸，而用鼻子。因为经过鼻子过滤后的冷空气，既清洁、湿润，又不过冷，这样对呼吸系统能起到良好的保护作用。

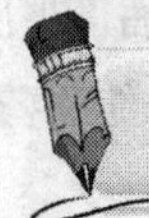

冬季的药物养生

冬季进补需分男女老少。人的一生需经历不同的发育和生理变化阶段，而各个阶段内脏气血阴阳都有不同的变化，应该根据这些变化补益身体。小儿内脏娇嫩、易虚易实，饮食又往往不知节制，以致损伤脾胃。冬令的补益，当以健脾胃为主，可食茯苓、山楂、大枣、薏苡仁等。而青年学生日夜读书，往往休息睡眠不足，心脾虚或心肾虚，冬令补益可选用莲子、何首乌等。中年人身负重任，不注意休息，而导致气血耗伤，冬令补益以养气血为主，可食龙眼肉、黄芪、当归等。老年人身体虚弱，患多种疾病，冬令必须进补，可选用杜仲、何首乌等。有病者必须辨证进补。

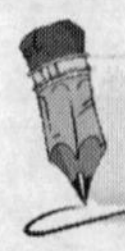

雪盲症的防治

症状：雪盲是指“雪光性眼炎”或“雪照性眼炎”。当阳光照射到白雪上，尤其反射光波照射到人肉眼后，眼睛受损诱发奇痒、刺痛、充血、水肿，以致短暂视物模糊不清，称为“雪盲症”。

治疗：①止痛，局部用麻醉药，涂眼药膏。针刺四白、合谷、内关穴位，缓和症状。②即刻戴上护目镜，防止持续或再度损伤。③摘除隐形眼镜，减少角膜刺激和感染。④消毒纱布敷盖眼睛上。治疗必须持续24～48小时，直至眼部刺激症状完全消失。

预防：在雪地行走要佩戴太阳镜或有色防护眼镜，以减少雪光及阳光中紫外线对眼睛的强烈刺激。大雪天后，外出前后可服用维生素A胶丸或鱼肝油、维生素E、复合维生素B等药。

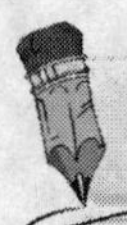

冬季心血管病高发

每年 11 月和元旦前后，是心脑血管病的两个高发期。原因：气温寒冷造成血管收缩、血黏度增高。心脑血管病与炎症关系密切，气候突变造成感冒的人群增多，是心脑血管病高发的重要原因。预防：防寒保暖；保持生活节律稳定，有锻炼习惯的人，以上午 10 时后或下午锻炼为宜。过早起床锻炼，冷空气刺激血管收缩，有增加发病的危险性。心肌梗死 3 小时内通过手术或药物可将梗死去除，缺血区的心肌基本不发生坏死，预后良好。超过 3～4 小时就会造成心肌坏死，难以逆转。一旦出现胸痛、胸闷症状要及时含服硝酸甘油，5～10 分钟还不缓解，应及时到医院就诊。心脑血管病患者应保持情绪稳定，避免过于兴奋。

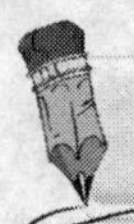

冬季精神调养法

严寒的冬季，朔风凛冽，草木凋零，阳气潜藏，阴气旺盛，人体的阴阳消长代谢也处于相对缓慢状态，所以冬季精神调养要着眼于“藏”，即要保持精神安静。此外，要防止季节性情感失调症，即一些人在冬季发生情绪抑郁、懒散嗜睡、昏昏沉沉等现象，这种症状主要是寒冷的气候所致。但一味保暖不能达到预防效果，正确的方法是多晒太阳，加强体育锻炼，尽量避免因自主神经功能失调而引起的紧张、易怒、抑郁等状态。

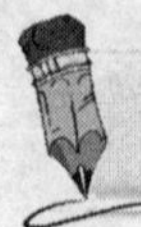

抗寒防病五方法

①常喝白开水。冬天气候干燥，人体极易缺水，常喝白开水，一能保证机体需要，二可起到利尿排毒、消除废物功效。②常喝枣姜汤。大枣10枚，生姜5片，煎茶，每晚服用1次，能起到增强人体抗寒能力，减少感冒及其他疾病的作用。③坚持冷水洗脸。可增强人体耐寒、抗病能力，达到预防伤风、感冒之目的。④床头常放柑橘或薄荷油。柑橘性温，散发出来的强烈气味可祛除病毒；预防上呼吸道疾病；睡前吃几瓣橘子，能化痰止咳。用薄荷油一小瓶，置于枕头边，用漏气的瓶塞盖好，让薄荷气体慢慢散发，有治头痛、鼻塞功效。⑤夜卧桑菊枕。冬桑叶和秋菊可清目醒脑治感冒。用其作枕芯，可使人头脑清新，入睡适意，能防治感冒。

生活养生篇

一、家庭厨房的科学

（一）吃饭要讲科学

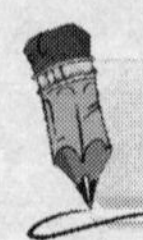

口感不佳的原因

“反季节蔬菜为啥好看没味道，是否催熟的？”专家回答：“这是温度和光照条件差造成的。”如大棚番茄的含糖量较低。温度也影响其特殊味道，冬天的大棚不能完全满足番茄对温度的需求。果实尚未成熟就提前采收，也会导致口感差异。希望其中不会有农药风险。

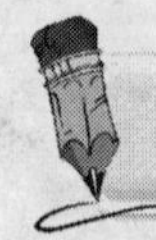

蔬菜类型与选购

类型：反季节蔬菜三大类型：①从遥远的海南跋山涉水运来的蔬菜。②从冷库里搬出来的应急储备蔬菜。③大棚蔬菜。专家说，以大棚菜为主，如果是无公害食品，其品质和正常季节蔬菜无区别。如果不是，就要小心了。

选购：①看颜色。深绿叶菜营养丰富。菜叶墨绿色，毛豆碧绿异常，多喷洒过有机磷农药。②看形状。形状“异常”多用过激素（如韭菜叶特别宽大肥厚）。③看质量。菜的品质是否新鲜，青菜、大白菜、卷心菜、花菜常被害虫青睐。硝酸盐含量根、茎、叶高于花、果、种。

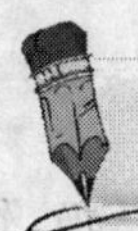

为啥多吃肉不好

化学添加剂致癌:动物肉存放不久,就会腐变成病态的青灰色。肉商为了不使其“难看”,就在肉里加入硝酸盐、亚硝酸盐或其他防腐剂,这些东西使肉类呈现出鲜红色。近年来报告指出:这些东西多是致癌物质。

肉食者癌症居前茅:英、美科学家曾以肉食与素食者肠内微生物比较研究,发现肉食者肠内所含的微生物与消化液发生作用时会导致癌症。肠癌在以肉食为主的地区(北美、西欧)非常普遍;以蔬粮为主的印度则很少发生。苏格兰人比英国人多吃20%的肉,肠癌比例在全世界名列前茅。

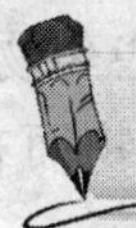

多吃蔬菜水果好

蔬菜:含水分多,能量低,富含植物化学物质,是提供微量营养素、膳食纤维和天然抗氧化物的重要来源,是胡萝卜素、维生素B_2、维生素C、叶酸、钙、磷、钾、铁的良好来源。

水果:多数新鲜水果含水分85%~90%,是食物中维生素(维生素C、胡萝卜素及B族维生素)、矿物质(钾、镁、钙)和膳食纤维(纤维素、半纤维素和果胶)的重要来源。

蔬菜、水果和薯类富含的膳食纤维对保持身体健康,保持肠道正常功能,提高免疫力,降低患肥胖、糖尿病、高血压等慢性疾病风险具有重要作用。

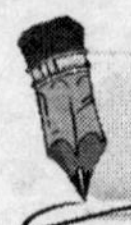

激素咋进入人体的

食入途径：在养殖业中为了使牛、羊多长肉、多产奶，饲养者给这些牲畜体内注射了大量雌激素；为让池塘里的鱼虾迅速生长，养殖户添加了“催生”的激素饲料；为促使蔬菜、瓜果个大，提前进入市场，菜农和果农们不惜喷洒或注射一定浓度的“催长剂”。为了得到最大产量的肉以牟取高利润，动物被强迫喂食、注射激素、开胃药、抗生素、镇静剂及化学合成剂以刺激生长。

危害：一造成男人精子减少，雄性退化，不育症高发。二导致怀孕胎儿致畸。三干扰和降低人体免疫功能，导致神经系统功能障碍、智力低下，引发癌症。1971 年这些化学药大多被认定为致癌物。许多动物屠宰前，就已死于这些药物。人类恶性肿瘤及畸形胎儿的产生势必因食用这类食物而在所难免。

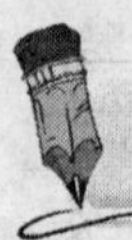

肉食者须面对现实

美国对 9 万名护士的饮食调查表明，吃牛肉多了容易得乳腺癌。动物经常感染一些疾病。当动物身体的某部分长了癌症，有病部分切掉后，剩余部分卖掉。更糟的是，长瘤部分混在肉里做成“热狗”、火腿肠或肉馅料。据 2010 年 12 月报道，美国有一个地区已检出 25 000 头患有肿瘤的牛肉在市场出售。实验发现，用病肝喂鱼，鱼也会得癌症。

肉食者必须面对的现实：①动物被宰时体内急剧异常毒

化。②烧烤、煎炸会产生强致癌物。③肉中添加物、肠内微生物变异,是致癌主因。④杀虫剂残留量比蔬果高13倍。⑤肉中激素、抗生素、镇静剂等致病毒物。⑥动物患多种病。⑦尸体腐败产生尸毒。⑧富含乳酸、尿酸,是肾病、痛风、风湿痛主因。⑨缺乏纤维素造成便秘。

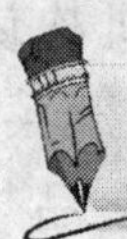

吃粗粮有何优势

大米和小麦称为细粮,其他就成了粗粮或杂粮。粗粮主要包括:谷物类玉米、小米、红米、黑米、紫米、高粱、大麦、燕麦、荞麦和豆类等。

好处:粗粮含有丰富的不可溶性纤维素,有利于保障消化系统正常运转。粗粮与可溶性纤维协同工作,可降低血液中低密度胆固醇和三酰甘油的浓度;增加食物在胃里的停留时间,延缓饭后葡萄糖吸收的速度,降低患高血压、糖尿病、肥胖症和心脑血管疾病的风险。

坏处:过食粗粮,过多纤维素可导致肠道阻塞、脱水。影响吸收,导致营养不良。怀孕期和哺乳期的妇女,生长发育期的青少年,不宜过食粗粮、纤维素。过多的纤维素还可以降低某些降血脂药和抗精神病药的药效。所以,提倡粗6细4。

(二)食品采购的学问

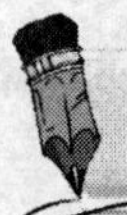

何谓有机食品

有机食品不如绿色食品那样形象直观,但国外普遍接受

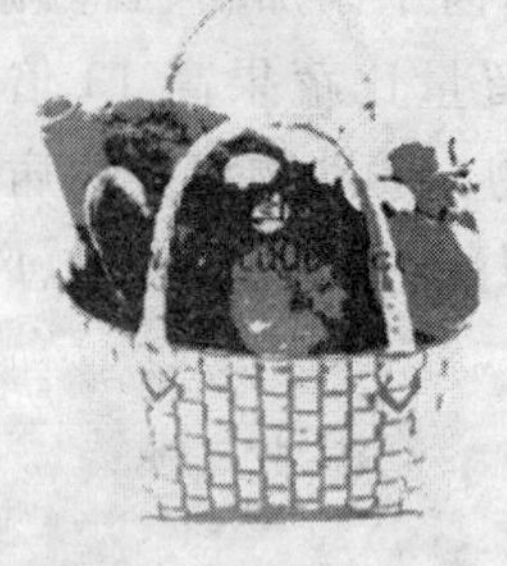

其叫法。有机食品也叫生态或生物食品。这里所说的"有机"不是化学上的概念。有机食品是指来自于有机农业生产体系,根据国际有机农业生产要求和相应的标准生产加工的、并通过独立的有机食品认证机构认证的一切农副产品,包括粮食、蔬菜、水果、乳制品、禽畜产品、蜂蜜、水产品、调料等。有机食品与国内其他优质食品的最显著差别是,前者在其生产和加工过程中绝对禁止使用农药、化肥、激素等人工合成物质,后者则允许有限制地使用这些物质。因此,有机食品的生产要比其他食品难得多,需要建立全新的生产体系,采用相应的替代技术。

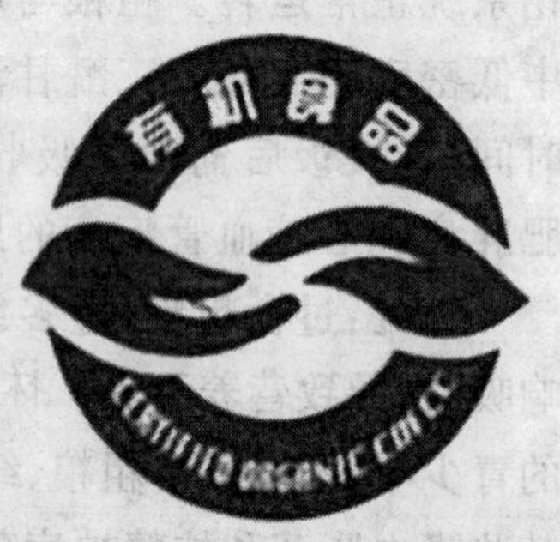

有机食品的4个条件:第一,原料必须来自于已建立的有机农业生产体系,或采用有机方式采集的野生天然产品;第二,产品在整个生产过程中严格遵循有机食品的加工、包装、贮藏、运输标准;第三,生产者在有机食品生产和流通过程中,有完善的质量控制和跟踪审查体系,有完整的生产和销售记录档案;第四,必须通过独立的有机食品认证机构认证。包装上标有中文"中国有机产品"字样和标志;精加工二次包装的企业必须持有"有机食品认证"证书。

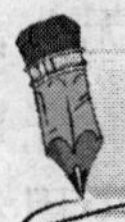

绿色食品有哪些

绿色食品:是指由中国绿色食品发展中心进行认证,允许使用绿色食品标志的产品。绿色食品认证是根据农业部绿色食品行业标准。在生产过程中允许使用农药和化肥,但对用量和残留量的规定比无公害标准严格。绿色食品是普通耕作方式生产的农产品向有机食品过渡的一种食品形式。

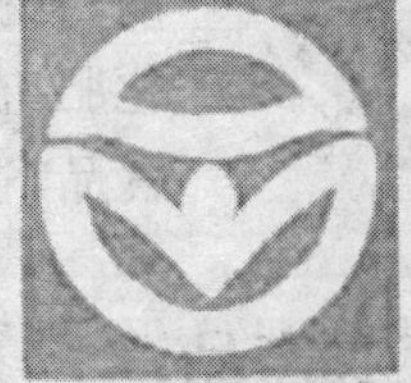
A 级绿色食品标志

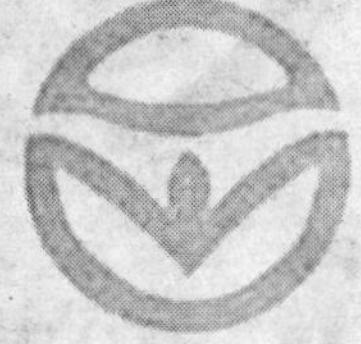
AA 级绿色食品标志

绿色食品有哪些:粮油类 12 种,如“德大”色拉油、“禾丰”大米、“新月”糯甜玉米,“锦穗”大米。蔬菜类 14 种,如长春西红柿、黄瓜、青椒、菜豆、白菜、大葱、萝卜;果品类 3 种,如长春葡萄。肉禽蛋奶类 17 种,如吉林鸡肉系列、“净月潭”消毒鲜奶、“天”活性乳、酸奶和消毒鲜奶。饮品类 3 种,如“银瀑”啤酒、“海外”纯净水。

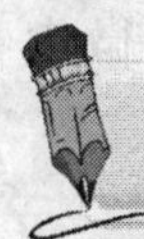

无公害食品标准

无公害食品:又称生态食品,自然食品。标准:①产品符合绿色食品的生态环境。②农产品种植、畜禽饲养、水产养殖、食品加工符合绿色食品的生产操作规程。③产品符合绿色食品的质量卫生标准。④产品标签符合中国农业部制定的《绿色食品标志设计标准手册》规定。

无公害食品质量标准:无公害食品是国家强制执行的标准;并且努力地在种植中少用化肥、少用农药的技术措施,来保证产品是绿色的;有机食品是绝对不使用农药、化肥,在完全自然的状态下生产的食品,这种食品数量有限。

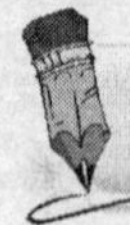

无公害农产品

无公害农产品是指产地环境、生产过程和产品质量符合国家有关标准和规范的要求,获得认证证书,允许使用无公害农产品标志的优质农产品及其加工制品。无公害农产品是保障大众健康、提高农产品安全质量的产品。它涵盖了有机食品(又叫生态食品)、绿色食品、无公害食品。

无公害蔬菜是指蔬菜中不含有有毒物质,保证食菜安全。应达到:①优质。品质好、外观美,维生素C含量高,符合商品营养要求。②卫生。无禁用剧毒农药,农药残留不超过标准允许量;硝酸盐含量不超标;工业三废和病原微生物对蔬菜造成的有害物质含量不超标。

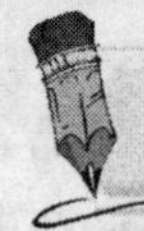

保健品与普通食品的区别

普通食品:《中华人民共和国食品安全法》对食品的定义——各种供人食用或饮用的成品和原料及按照传统既是食品又是药品的物品,但不包括以治疗为目的的物品。即供人类食用，含加工半加工或未加工的任何饮料、胶姆糖及食品制造、调制或处理过程中使用的任何物质，但不包括化妆品、烟草和药用物质。

保健品与普通食品的区别：保健食品是指具有特定保健功能或以补充维生素、矿物质为目的的食品，对人体无毒无害。既可是普通食品形态，也可用片剂胶囊，有一定的调节人体功能的功效。保健食品的标签可标示保健功能，普通食品的标签不能宣称保健功能。保健食品具有比普通食品更为严格的审批程序。

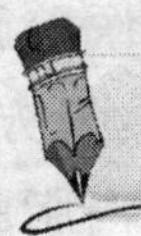

保健品与药品的区别

保健食品与药品最根本的区别就在于，保健食品不能直接用于治疗疾病，是人体功能调节剂、营养补充剂，不能为人体提供各种所需的营养素，更不能把它作为各种营养素来源的主要途径。药品则有明确的治疗目的，并有确定的适应证和功能主治，通常有不良反应和使用注意事项，有规定的有效期，处方药还需在医生指导下使用。

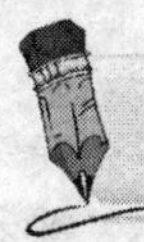

转基因食品不能吃

科学家在小白鼠身上做实验，小白鼠和小白鼠后代使用转基因食物，结果生育能力下降，新生小白鼠死亡率剧增，大脑和身体器官发育变异，残疾和变异的几率大大提高。变异就是身体变小，一生下来就有肿瘤的样子，只有 10%可以变大，到后来小白鼠完全丧失生育能力，就会灭绝。转基因食品其实牵涉到生物基因突变的问题，关系到我们的健康问题。

人类的基因组是固定不变的，但如果受到外界环境或其他内在因素的影响，可能会产生基因突变，引起器官病变。因此，世界上几乎所有的国家现在都明文规定不能食用转基因食品。

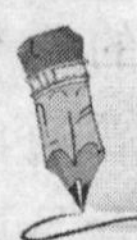

家人饮食习惯与谁有关

饮食习惯对身体的健康至关重要，而掌勺的家庭主妇就掌握着一家人的“生死命运”。广州医学院第三附属医院营养医师曾青山说，有个80多千克重的胖小子来开饮食处方，希望减减肥。检查后发现，这个孩子只有10多岁，体内脂肪含量却达到40%。屡次减肥都不成功。后来见到了小孩父母，曾医生才恍然大悟，原来孩子父母都超重，血脂也高，问题的关键就在掌勺人，胖孩的妈妈经常在家做烧鹅、烤肉，做菜时放油盐毫不吝啬，胖孩更是拿鱼、蛋当零食，没事就端一碗吃。长此以往，全家人一个比一个胖。更糟糕的是，这家的掌勺人并没意识到这个问题，觉得明明美味当前，却让小孩吃青菜，这简直就是虐待。

掌勺的家庭主妇，买菜做饭往往依照自己的口味采购，一个人偏食变成全家人偏食，一个人不怕辣造成一家人“辣不怕”。掌勺人不爱吃鱼，家里餐桌上就见不到鱼；掌勺人不吃叶菜，全家人就很难吃上叶菜；掌勺人爱吃荤，全家人顿顿荤。所以，有些疾病，不光是遗传原因，而是与家族化倾向有关，与家庭中饮食、生活习惯关系很大。所以，家庭主妇要重视养成健康的饮食习惯。我有一个朋友，全家人都很胖，他说：这是遗传的。仔细一问，方知虽然全家不吃大肥大肉，炒菜时却放太多的油，一家五口一月吃30斤油，能不肥胖吗？

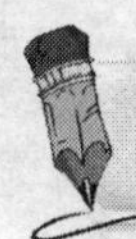

合理的膳食结构

合理膳食、均衡营养，是维持人体代谢平衡、生理功能，促进生长发育、增强免疫功能、保证身体健康的物质基础。合理的膳食结构应该主副食品多样化。人体需要多种营养成分，没有一种天然食品能满足人体所需的全部营养，因此食物的结构应丰富，种类应多样。我国的膳食特点是以植物性食品为主，动物性食品为辅的食物构成，粮谷类消费较多。这种膳食结构基本能满足人体对热能的需求，但蛋白质摄入量偏少，矿物质和维生素的摄入量不能满足身体需求。因此，应适当调高动物性食品、豆类食品的比例。一个国家或地区的膳食特征是长时期形成的，因而其食物结构具有一定的稳定性。随着生活水平的提高，食物构成也应发生相应的改变。

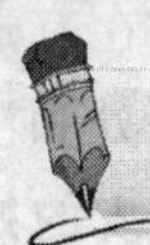

菜篮子里的健康

随着生活质量的日益提高，人们对菜篮子的需求不仅是品种丰富，还要追求营养平衡。诸如高血压、糖尿病、肥胖症等一类疾病大多是因为身体内部摄取的营养成分失衡导致了功能性的病变。因此，提起菜篮子买什么菜，关系着全家人的生命与健康。同济医科大学药理学专家、世界上发现烟草致癌第一人的吕富华教授说：样样都要吃（营养均衡），样样不多吃（节食长寿）是指导国人健康的法宝，也是家庭掌勺人的法则。只有菜篮子里的多样化,才能做到餐桌上的多样化,才能做到全家人营养均衡,保证不生病或少生病。

(三)家庭食品的保存

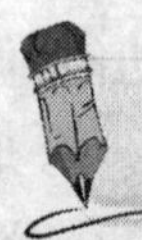

蔬菜保鲜法

①韭菜、蒜黄、芹菜、茼蒿、葱可用新鲜的大白菜叶子包好,放在阴凉处。用小绳捆起来,根朝下放在水盆里。长时间不干不烂。②生菜时久会逐渐变软变色,可将菜心摘除,然后将湿润的纸巾塞入菜心处让生菜吸收水分,等到纸巾较干时将其取出,再将生菜放入保鲜袋中冷藏。③葱、姜、辣椒、大蒜与洋葱,可将其放入网袋中,然后悬挂在室内阴凉通风处,或放在有透气孔的专用陶瓷罐中。老姜不适合冷藏,可放在通风处和沙土里,嫩姜用保鲜膜包起来放在冰箱内。④茄子表皮的蜡质,具有保护茄子作用,一旦蜡质冲刷掉或受机械损害,就容易受微生物侵害腐烂变质。茄子不能用水冲洗,要防雨淋,防磕碰,防受热,存阴凉通风处。⑤香菜可将棵大、鲜绿、带根的捆成小捆,外包1层纸,装入塑料袋中,松散地扎上袋口,让香菜根朝上,将袋置于阴凉处。可使香菜7～10天内菜叶鲜嫩如初。长期贮藏香菜,可将香菜根部切除,摘去老叶、黄叶,摊开晾晒1～2天,然后编成辫儿,挂在阴凉处风

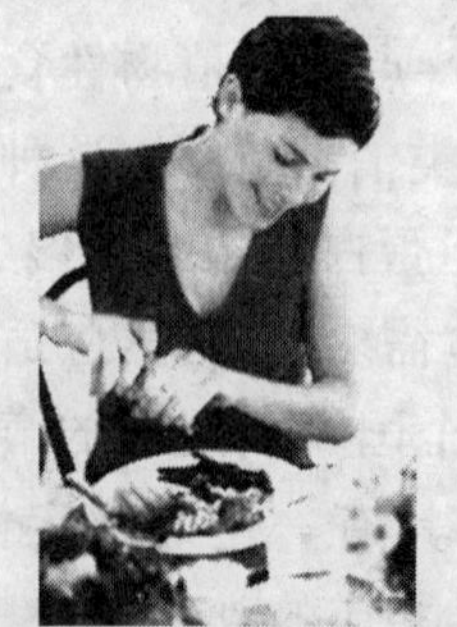

干。食用时用温开水浸泡即可，香菜色绿不黄，香味犹存。随吃随取。⑥番茄挑选果体完整、品质好、五六分熟的，将其放入塑料食品袋内，扎紧口，置于阴凉处，每天打开袋口 1 次，通风换气 5 分钟。如塑料袋内附有水蒸气，应用干净的毛巾擦干然后再扎紧口。袋中的番茄会逐渐成熟，一般可保存 30 天。

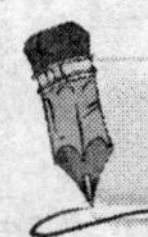

水果如何保鲜

①猕猴桃营养丰富，维生素 C 含量最高，但“七天软，十天烂，半月坏一半”，应在－0.5℃～0℃的冰箱内保存；猕猴桃不能与苹果和梨一起贮藏，因苹果和梨会释放乙烯，易加速猕猴桃成熟腐烂。②香蕉在<12℃的环境中贮存就会加速发黑，所以不宜把香蕉放进冰箱，建议买香蕉时挑稍生的。如果买的是较熟的香蕉，吊在阴凉处就能多放几天。③葡萄在常温下极易腐烂，适宜的贮藏温度为－1℃～0℃。④去皮水果不马上吃，与空气接触会起氧化作用，表面变成浅棕色，非常难看。削皮的水果浸泡在凉开水中，既可防止氧化保持原有色泽，还可使水果清脆香甜。

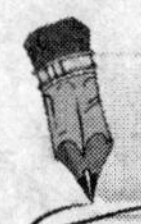

冰箱保鲜效果

①放在冰箱里的食品应尽量新鲜、干净，质量好，微生物基数少，以减少繁殖总数，且不污染其他食品。②直接入口食品应放在冷冻室上层，冻鱼、冻肉放在下层，以防交叉污染，蛋和饮料放在门框上，让各类食品在适宜的温度环境中“各就

各位”。③冰箱里食品应有包装(保鲜膜覆盖),防止食品冷冻干燥、串味、相互污染,减少化霜次数。④冷冻的鱼肉应按家庭一次食用量的大小分装,防止大块食品多次解冻影响营养价值及鲜味,也省电。⑤冰箱要定期融冰(自动除霜冰箱除外)和擦洗,最好用二氧化氯消毒剂擦洗。

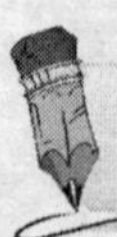

冰箱另类用途

①肥皂复硬。肥皂遇水软化,变得黏黏软软使用不便,放冰箱冷冻室 30 分钟,冰箱可吸取其中多余水分让其恢复硬度。②去除口香糖。可将黏物一起放在冰箱冷冻室里 1 小时后,口香糖就会变得脆硬,就能将口香糖剥离。③平整真丝衣。真丝衣服洗后皱巴,质地太软的衣物烫起来很麻烦,可把衣服装进塑料袋放入冰箱里几分钟,拿出来再熨就容易多了。④丝袜延寿。新买丝袜不要拆封,直接放入冰箱冷冻1～2 天,拿出放半天后再穿可增加丝袜韧度不易破损。⑤蜡烛不滴。使用前 4 小时将蜡烛冷冻。冰冷蜡烛点火后烧得较慢,不容易滴蜡。⑥电池延电。手机电池因记忆或老化待机时间变短,可把电池用报纸包起,放塑胶袋中冷冻 3 天,取出放常温 2 天再充电,可重复 3～4 次。⑦防兔毛掉毛。兔毛衣服爱掉毛,穿前放冰箱里几天,掉毛的烦恼就会无影无踪。⑧杀书籍蛀虫。家中收藏的书籍,日久生虫,把书用薄膜塑料袋包好,放入冰箱冷冻 12 小时,蛀虫会全被冻死。书籍万一被水浸湿,不论晒干还是晾干,都容易变皱变黄。可将湿书抚平,放入冰箱冷冻室内,两天后取出,即恢复原样,既干又平整。⑨淡化苦瓜味。苦瓜有清火作用,但有

苦味，把其放到冰箱里一段时间后再取出食用，苦味就会淡很多。⑩炒米饭更美味。做好的米饭放凉后放入冷冻室，冻2个小时后再拿出来炒，炒好的米饭就会粒粒分开，并且每粒都会很有嚼劲。

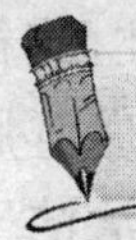

科学使用微波炉

①微波炉不宜置于卧室，应放在平稳干燥通风的地方，炉子背部顶部和两侧均应有10厘米的空间，保持良好的通风。②炉内不能使用金属或金属配件的容器，不能使用木制或竹制器具，不能将塑料容器放入微波炉加热（会使容器变形，塑料会放出有毒物质，污染食物，危害健康），而应使用耐热玻璃、耐热陶瓷等专用器皿。③袋装和瓶装食物要在开启后放入容器内再放进炉内；鸡蛋必须打碎搅拌均匀后再放进炉内，否则有可能引起爆炸。④不用微波炉加热牛奶，因为牛奶中的氨基酸经微波炉加热后，一部分会转变为对人体有害的物质。⑤食品必须盛放在容器中，不能直接将其放在炉内的玻璃转盘上。拿取食物时也应使用夹具，严禁用手直接拿取，以防烫伤。⑥不宜超时加热。食品放入微波炉解冻或加热，若超过2小时应丢掉不要，以免引起食物中毒。⑦肉类加热至半熟后不能再用微波炉，因为半熟的食品中细菌没全被杀死，放入冰箱中细菌仍会生长，用微波炉加热时间短，不能将细菌全杀死。冰冻肉类食品须先在微波炉中解冻，然后再做成熟食。⑧经微波炉解冻的肉类不要再冷冻。因为肉类在微波炉中解冻后，已将外面一层低温加热了，细菌可以繁殖，再冷冻繁殖仍未停止，不能杀死细菌。用微波炉解

冻的肉类，再放冰箱冷冻，必须加热至全熟。⑨不要放油炸食品。因高温油会出现飞溅导致明火。万一炉内起火，切忌开门，应先关闭电源，待火熄后再开门降温。⑩使用保鲜膜时在加热中不要让其直接接触食物，应将食物放入大碗，用保鲜膜平封碗口或不用保鲜膜直接用玻璃或瓷器盖住，这样可将水气封住，加热迅速均匀。在取出食物前，可将保鲜膜刺破，以避免粘到食物上。⑪要经常保持炉内外的清洁卫生，必要时用中性洗涤剂进行清洗。炉内如有异味，可用一碗食醋在炉内煮沸数分钟，异味即可消除。⑫要经常检查炉门开启是否正常，如有异常要立即停止使用，送维修部门检修。如果微波炉的电磁外逸，会对人体造成永远不能愈合的烧伤。⑬忌长时间在微波炉前工作。开启微波炉后，人应远离微波炉或距离微波炉至少1米。

（四）食用油的学问

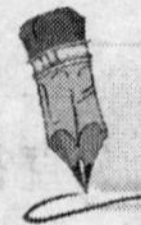

食用油有哪些分类

食用油，又称脂肪，一般分为植物油和动物油两大类。

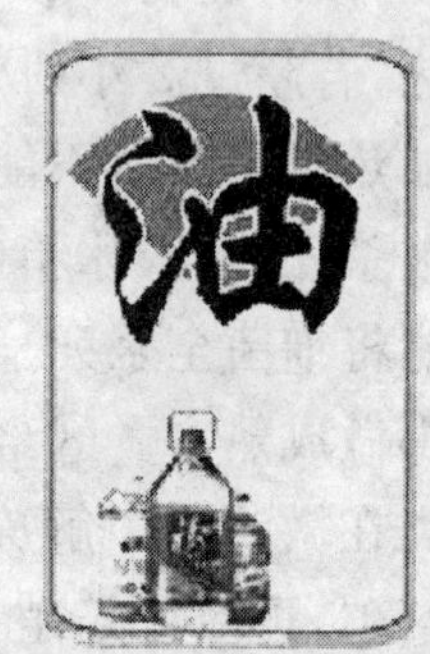

植物油：①草本植物油包括豆油、花生油、菜子油、葵花子油、芝麻油、棉籽油、玉米油、米糠油等。②木本植物油包括油茶子油、核桃油、苹果油、橄榄油等。

动物油：①陆地动物油包括猪油、牛油、羊油、鸡油、鸭油等。②海洋动物油包括鲸油、深海鱼油等。

油脂：可分为陆地动物油脂、海洋动物油脂、植物油脂、乳脂和微生物油脂。

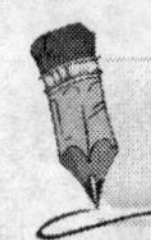

人为什么要吃油

人类必需的七大营养素：蛋白、糖、脂肪、维生素、纤维素、矿物质和水。脂肪不可缺无。因其提供给人类所需热能比糖高许多。脂肪又称油脂。油脂呈液态时称为油。油脂呈固态或半固态时称为脂。油脂的化学名称叫甘油三酸酯，归入“酯类”，是甘油（丙三醇）同3个脂肪酸结合的产物。是人体生长发育中不可缺少的物质，也是提供人体热能的最重要物质。人们食用油脂，主要是摄取其所含有的脂肪酸，脂肪酸可分为饱和脂肪酸和不饱和脂肪酸，不饱和脂肪酸是人体中的“必需脂肪酸”，人类只能从油脂中摄取，而不能通过其他物质在体内合成，缺少了就会影响人体发育和身体健康，乃至多病。

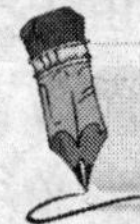

色拉油可以生吃

色拉油是一类油脂的总称，原料一般是大豆和菜子，颜色很浅，气味较淡，杂质极少。色拉油的不饱和脂肪酸含量需＞80％，饱和脂肪酸含量很低，维生素E含量比较丰富。色拉油可以生吃，也可以烹调菜肴。菜子色拉油富含油酸，热稳定性好于大豆色拉油，适合作为日常煎炒用油。大豆色拉油富含人体所需的亚油酸,含量>50%,但其不耐高温,不适合用于强火爆炒和煎炸食品。

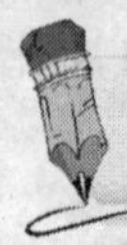

花生油挑选品牌

高级花生油是较高档的烹调油,含有独特的花生气味和风味。花生油的脂肪酸组成比较独特,在冬季或冰箱中一般呈半固体浑浊状态。浑浊点为5℃,比一般的植物油要高。花生容易污染黄曲霉菌,黄曲霉菌所产生的毒素具有强烈的致癌性,因此粗榨花生油很不安全。消费者在购买时一定要到正规商店或超市,挑选有品牌保证的高级花生油。花生油富含单不饱和脂肪酸和维生素E,热稳定性比色拉油还要好,是品质优良的高温烹调油。

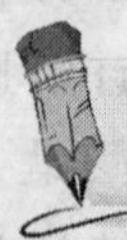

茶子油可防心血管病

我国有些地区盛产茶子油。茶子油的脂肪酸构成与橄榄油类似,其中不饱和脂肪酸高达90%以上,主要都是单不饱和脂肪酸——油酸,占73%,亚油酸含量为16%。由于茶子油的脂肪酸比例合理,对预防心血管疾病有益,因而为营养学界所重视。未精炼的茶子油有令人不舒服的气味,必须精炼之后才能食用。精炼茶子油的风味良好,耐贮存,耐高温,适合作为炒菜油和煎炸油使用。喜欢使用橄榄油的家庭可以用茶子油作为替换品。

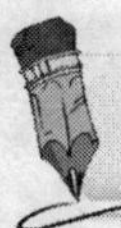

老人最好别吃黄油

黄油含脂肪>80%，油脂中饱和脂肪酸含量>60%，单不饱和脂肪酸占30%。黄油的热稳定性好，具有良好的可塑性，香气浓郁，是比较理想的高温烹调油脂。其中维生素E含量比较少，却含有相当多的维生素A和维生素D。然而，由于其饱和脂肪酸含量较高，还含有胆固醇，老年人和高血脂患者不应选做烹调油。

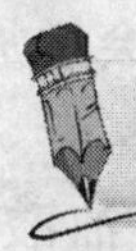

调和油与葵花子油

调和油：是一类油脂的总称，是用几种高级烹调油经过搭配调合而成的，其中以大豆油和菜子油为主，加入少量花生油以增加香气的调和油比较常见；也有以葵花子油和棉子油为主的调和油。调和油的营养价值依原料不同而有所差别，但都富含不饱和脂肪酸和维生素E。调和油具有良好的风味和稳定性，价格合理，最适合日常炒菜使用。

葵花子油（向日葵油）：其不饱和脂肪酸含量85%，不饱和脂肪酸中油酸和亚油酸的比例为1.0∶3.5，是高亚油酸的油脂，与玉米油的成分比较相似。葵花子油中含有大量的维生素E和抗氧化的绿原酸成分，营养价值较高。葵花子油呈淡琥珀色，有独特的香气。精炼葵花子油适合温度不太高的炖炒，不宜用于煎炸食品。

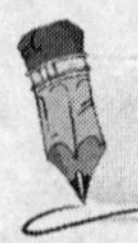

橄榄油与红花油

橄榄油:在各种烹调油中价格最为高昂,因为我国所销售的橄榄油主要靠进口供应。橄榄油的优势在于富含单不饱和脂肪酸——油酸。研究证实,油酸、亚油酸等多不饱和脂肪酸容易在体内引起氧化损伤,过多食用同样不利于身体健康;饱和脂肪酸容易引起血脂的上升。作为单不饱和脂肪酸的油酸则避免了两方面的不良后果,而且具有良好的耐热性。橄榄油具有独特的清香,可用来炒菜,用于凉拌会增加食物的特殊风味。

红花油:取自红花的种,含有 73%～79%的亚油酸,13%～21%的油酸,其余 10%左右的为棕榈酸和硬脂酸。红花油天然抗氧化剂含量很低,容易酸败,除非加入人工抗氧化剂。红花油热稳定性很差,最好用来制作凉拌菜和煮炖菜等。

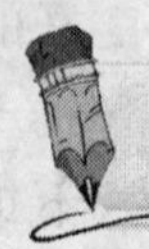

为啥猪油要少吃

危害:①过多食用,导致肥胖。②猪油中饱和脂肪酸含量较高,易于引起心血管疾病。③猪油中的胆固醇含量为 100 毫克/100 克,也是心血管疾病的诱因。④猪油具有独特的香味,用猪油烹调菜肴时可大大提高人的食欲,导致过食,引起肥胖病和心血管疾病。

冠心病病人不能吃猪油。美国心脏病学会提出:膳食中总脂肪量应小于总热能的 30%,饱和脂肪酸应<总热能的

10％，胆固醇应<300 毫克/日。因此，烹调菜肴时，应尽量不用猪油、黄油、骨髓油等动物油，最好用含不饱和脂肪酸较高的芝麻油、花生油、豆油、菜子油等植物油。

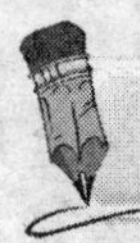

吃牛油好不好

牛油含有多种饱和脂肪酸，如棕榈酸和肉豆蔻酸等，只有少量不饱和脂肪酸，不宜于长期食用。牛油适宜于一般人群食用，不宜多食，有诱发旧病老疮之患。牛油的熔点高于人体的体温，不易被人体消化吸收，在烹调中使用很少。可供制作糕点和烹饪时作酥化剂之用。牛油食疗作用：牛油味甘、性温、有微毒，可治各种疮疥癣等所致的白斑秃病，可以加入面类制品中，但不宜多食，以免诱发旧病老疮。优质牛油凝固后为淡黄色或黄色，如呈淡绿色则质较次，在常温下呈硬块状态。

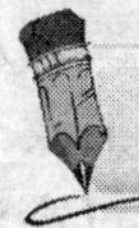

羊油与鸡油简介

羊油：味甘、性温、无毒；有补虚、润燥、祛风、化毒的作用，可用于治疗虚劳、消瘦、肌肤枯憔、久痢、丹毒、疮癣等症。内服可烊化冲服，外用熬炼入膏药涂敷。外感未清、痰火内盛者忌作药用。

鸡油：最好少吃！因为鸡油是饱和度较高的脂肪，长期食用会影响大脑发育，特别是对幼儿的大脑发育；还有猪油、牛油也是，在常温下都会凝固，凝固的油不要多吃。少量的鸡油，可以烙饼，尽量少吃。你可用它擦新皮鞋，擦过的皮鞋有防水作用，再踩水就不用担心变形了。

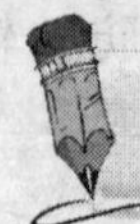

吃什么油最好

首屈一指的是价格昂贵的橄榄油，也是最健康的食用油，其有降血脂的作用；其次是葵花子油和花生油，接着是茶子油。花生油是一般食用油，选择必需脂肪酸含量较多的，特别是亚油酸等，是必需不饱和脂肪酸含量较多的食用油。花生油要选压榨的，不要浸出的；调和油味好，但转基因的大豆油利弊未最后定论，还是买压榨的油好。按照营养和价格比，以中国人的用油习惯，还是推荐花生油。

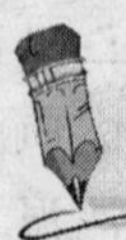

吃菜子油好不好

菜子油是经过千年传统传承下来的油，古代人们主要用菜子油，应该说还是挺健康的。注意选购菜子油一定要选压榨的，并且一定是冷榨工艺生产的，这种生产工艺做的菜子油，富含单不饱和脂肪酸和天然维生素 E。而那些经过高温提炼或者精炼提纯工艺生产的油，基本上没有什么营养了。不过，食用油还是综合使用比较好，不要只盯着一种油吃。下列油品可选择：橄榄油、亚麻子油、茶油、压榨花生油、压榨菜子油、核桃油等。

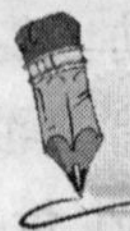

吃豆油是最佳选择

大豆油中含有大量的亚油酸。亚油酸是人体必需的脂肪酸，具有重要的生理功能。幼儿缺乏亚油酸，皮肤变得干燥，鳞屑增厚，发育生长迟缓；老年人缺乏亚油酸，会引起白内障及心脑血管病变。美国科学家研究指出，健康者多吃大豆油对人体有益。据农业研究局的化学家研究，当他让两位男人服用豆油中的亚油酸后，在几个小时内就转化为鱼油或其他海产类油中所含有的 ω-3 脂肪酸。现代医学研究认为，这种人体必需的不饱和脂肪酸，能降低血中胆固醇，减少动脉硬化的发生，并有利于防治心脏病。亚油酸又是合成磷脂和前列腺素的重要原料，与人体的神经功能及调节血压等相关。因此，多吃大豆油有益身体健康。吃豆油是最佳选择。

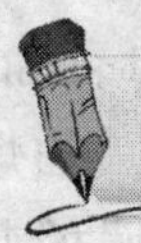

吃棉籽油有何好处

精炼棉籽油一般呈橙黄色或棕色，脂肪酸中含有棕榈酸 21.6%～24.8%，硬脂酸 1.9%～2.4%，花生酸 0%～0.1%，油酸 18.0%～30.7%，亚油酸 44.9%～55.0%。精炼后的棉清油，清除了棉酚等有毒物质，可供人食用。棉清油中含有大量人体必需的脂肪酸，最宜与动物脂肪混合食用，因为棉清油中亚油酸的含量特别多，能有效抑制血液中胆固醇上升，维护人体的健康。人体对棉籽油的吸收率约98%。不可食用粗制棉籽油，长期多量食用粗制棉籽油，还可使人患日晒病、发热病（由吃生棉籽油引起），症状为晒后发作，全身无力或少汗，皮肤灼热、潮红，心慌气短，头昏眼花，四肢麻木，食欲减退。

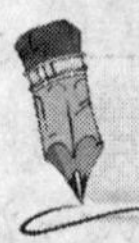

芝麻油的特殊功效

芝麻油又称香油，具有醇厚浓郁的香味，且比一般食用油耐贮藏。在所有的食用油中，芝麻油最健康。适于胖人和老年人。芝麻油具有浓郁香气，既能弥补"餐中无油"的缺憾，又可起到软化血管的特殊功效。特殊功效：①延缓衰老。含丰富的维生素E，具有延缓衰老的功能。②保护血管。含40%的不饱和脂肪酸，促进胆固醇代谢，消除动脉血管壁上的沉积物。③润肠通便。便秘者早、晚空腹喝一口香油，能润肠通便。④减轻咳嗽。睡前和早晨起床后各喝一口香油，咳嗽能明显减轻，坚持数天可治愈。⑤减轻烟酒毒害。抽烟嗜酒的人常喝点香油，可减轻烟对牙齿、牙龈、口腔黏膜的刺激和损伤及肺部烟斑的形成，对尼古丁的吸收有抑制作用。⑥保护嗓子。常喝香油，对声音嘶哑、慢性咽喉炎有良好的恢复作用。⑦芝麻油的浓郁香味，对消化功能减弱的人，可增进食欲，促进营养吸收，消化吸收率达98%。

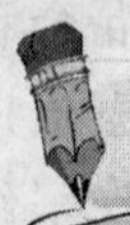

极受欢迎的玉米油

玉米油又叫粟米油、玉米胚芽油，是从玉米胚芽中提炼出的油。玉米胚芽脂肪含量为17%～45%，玉米脂肪总含量>80%，是极受欢迎的食用油。玉米油的特点是不饱和脂肪酸含量高达80%～85%。研究表明，97%的玉米油能消化吸收，玉米油本身不含有胆固醇，对于血液中胆固醇的积累具有溶解作用，故能减少对血管产生硬化影响。对老年性疾病如动脉硬化、糖尿病等具有积极的防治作用。由于天然复合维生素E的功能,对心脏疾病、血栓性静脉炎、生殖功能类障碍、肌萎缩症、营养性脑软化症均有明显的疗效和预防作用。有的老年人每天空腹食用一匙玉米油,以此作为一种补品。世界健康组织建议,补充必需脂肪酸来增加2%～4%的能量,对怀孕和哺乳期妇女要添加3%的热量。

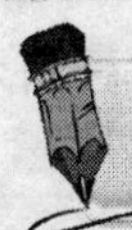

葵花子油好在哪里

特点:精炼后的葵花子油呈清亮好看的淡黄色或青黄色,其气味芬芳,滋味纯正。葵花子油中脂肪酸的构成因气候条件的影响,寒冷地区生产的葵花子油含油酸15%左右,亚油酸70%左右;温暖地区生产的葵花子油含油酸65%左右,亚油酸20%左右。

功效:葵花子油的人体消化率为96.5%,含有丰富的亚油酸,有显著降低胆固醇,防止血管硬化和预防冠心病的作用。另外,葵花子油中生理活性最强的a生育酚的含量比一般植物油高,而且亚油酸含量与维生素E含量的比例比较均衡,便于人体吸收利用。所以,葵花子油是营养价值很高,有益于人体健康的优良食用油。

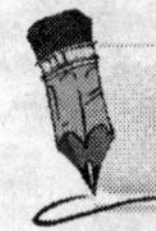

米糠油能预防"三高"

米糠油是以稻谷的米糠为原料加工生产的食用油。既能作热量来源,又可降低胆固醇。100克米糠油中维生素E含量为58.3毫克,已成为继葵花籽油、玉米胚芽油之后的又一新型保健食品。米糠油富含谷维素、谷甾醇、角鲨烯和维生素 E，有效降低胆固醇，可预防“三高”，维生素 E 可去除人体内的自由基，消除亚健康状态。米糠油是最适宜烹调和煎炸的油，特点是烟点高、耐高温，在炒、煎、煮、炸高温烹饪时大显身手。其他植物油油温＞100℃时，会产生少量苯等有害健康的物质；米糠油煎到 200℃时，也不会有此类变化，故米糠油最适于烹饪食物使用，炒出的菜肴色彩鲜艳，鲜美可口，散发着稻米特有的清香，煎、炒、炸、煮、蒸、焖、炖、煨均可。

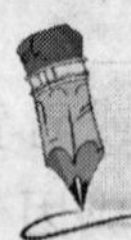

成人每天吃多少油

中国营养学会推荐每人每天的吃油量为不超过 25～30 克（半两），每月每人不超过 750 克为宜。这可不是一个菜或一顿饭的量。高脂血症、高血压、糖尿病患者，最好＜20 克。有人问这个数字是否包括肉里面的脂肪？不包括。这个数字是根据人体每天需要的脂肪量，去掉合理摄入的其他食物中的脂肪含量后得出的数字。以我国成年人每天需要从食物中得到的能量 1 800～2 600 千卡来计算，不超过 30％为上限，换算成脂肪量为 60～86 克。即每天吃的食物中脂肪量应为 60～86 克才合适。提倡吃植物油，尤其是吃茶子油、橄榄油、菜子油，而要少吃动物油脂。

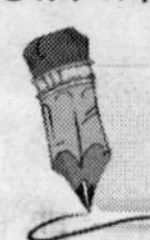

为啥油吃多了有害

“植物油含的胆固醇低，多吃无妨”。这种人误认为多食植物油无妨，以致现在人的亚油酸摄取量比 30 年前大大超过标准摄取量。亚油酸能维持血脂平衡、降低胆固醇，提高血管壁的弹性，预防动脉粥样硬化。亚油酸还能使血液中的血小板趋于抗凝状态，阻止血液的不正常凝固，软化血管、扩张动脉，对高血压、冠心病等心血管疾病有较好的疗效。但是，科学家研究发现，摄取过多也对身体有害。发生过心肌梗死的患者曾食用含有许多亚油酸的食用油，可见亚油酸对于降低胆固醇的功效，并不如人们所期望的那么好。相反地，摄取过量还可能促使癌细胞生长，容易出现胆结石，引起过敏等。

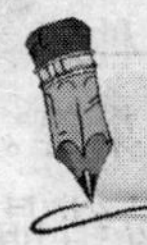

红花籽油保健功能

现代医学证明：红花籽油作为目前世界上最高端的稀缺食用油，因富含亚油酸＞80%，长期食用可预防或减少心脑血管病的发病率，特别是对高血脂、高血压、高血糖、脂肪肝、心绞痛、冠心病、动脉粥样硬化患者、老年性肥胖症等疾病效果显著，被誉为“血管清道夫”。经现代科学测定，红花子油中的维生素 E 含量为 1 000 毫克/100 克，是所有植物油中含量最高的，又被誉为“维生素 E 之冠”，可以年轻血管，防止动脉粥样硬化，促进血液循环；试验证明，红花子油中维生素 E 处理过的细胞，可分裂 120 次以上，将细胞寿命延长 2.4 倍，能清除皱纹、色斑、妊娠斑，提高女性生育功能，很多人称它为“女人的随身不老丹”。

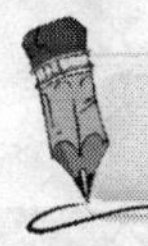

怎样识别地沟油

(1)分类：①狭义的地沟油，即将下水道中的油腻漂浮物或者将宾馆、酒楼的剩饭、剩菜(通称泔水)经过简单加工、提炼出的油。②劣质猪肉、猪内脏、猪皮加工及提炼后产出的油。③用于油炸食品的油使用次数超过一定次数后,再被重复使用或往其中添加一些新油后重新使用的油。

(2)危害:在炼制地沟油的过程中,动、植物油经污染后发生酸败、氧化和分解等一系列化学变化,产生对人体有重毒性的物质;砷就是其中的一种,人一旦食用砷含量巨大的地沟油后,会引起消化不良、头痛、头晕、失眠、乏力、肝区不适等症状。泔水油中含有黄曲霉毒素、苯并芘,这两种毒素都是致癌物质,可以导致胃癌、肠癌、肾癌、乳腺癌、卵巢等。

(3)识别方法:①价低。价低的油要慎购。②易结晶。地沟油<17℃就会固化结晶。③三看。一看透明度,纯净植物油透明状,混入了碱脂、蜡质、杂质者透明度下降;二看色泽,纯净油无色,色素溶于油中才会带色;三看沉淀物,有杂质者不合格。④闻味。每种油有各自独特气味。在手掌上滴一两滴油,双手合拢摩擦发热时仔细闻其气味。有臭味的很可能是地沟油,有矿物油气味更不能买。⑤品尝。用筷子取一滴油,仔细品尝其味道。口感带酸味者不合格,焦苦味者已酸败,辛辣味者是地沟油。⑥听。取底部油一两滴,涂在易燃的纸片上点燃。无响声是合格产品;“吱吱”声水分超标;“噼啪”爆炸声为水量严重超标,可能是掺假产品,绝对不能购买。

(五)食用盐的科学

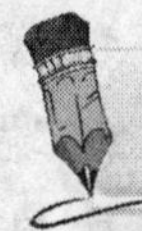

食盐的来龙去脉

盐发源于中国。盐字本意是“在器皿中煮卤”。据说:天生者称卤,煮成者叫盐。传说黄帝时有个叫夙沙的诸侯,以海水煮卤,煎成盐,盐有粗盐、食盐之分。粗盐有青、黄、白、黑、紫五种。

现在推断中国人大约在神农氏(炎帝)与黄帝时期开始用海水煮盐。20 世纪 50 年代福建有文物出土,其中有煎盐器具,证明了公元前 5 000—3 000 年已学会煎煮海盐,后改为晒盐。

食盐学名氯化钠,是离子型化合物。纯净的氯化钠晶体是无色透明的立方晶体,由于杂质的存在,氯化钠便成为白色立方晶体或细小的晶体粉末,熔点 801℃,沸点 1442℃,相对密度为 2.165 克/厘米^3,味咸,含杂质时易潮解;溶于水或甘油,难溶于乙醇,不溶于盐酸,水溶液中性,不导电,但熔融态的氯化钠导电。食盐的作用很广:杀菌消毒,护齿,美容,清洁皮肤,去污,医疗,重要的化工原料。

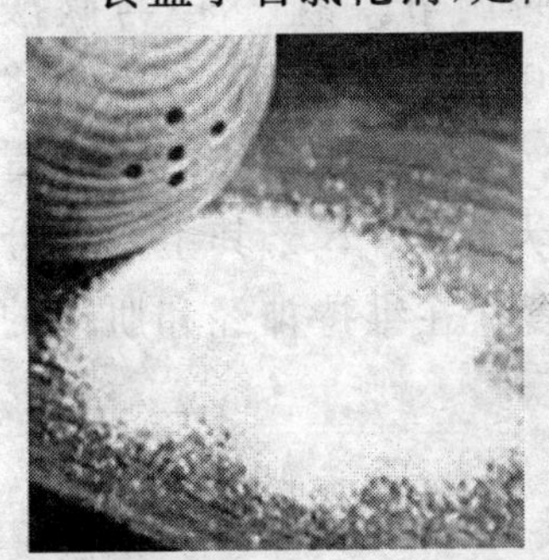

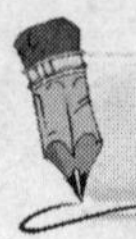

食盐是百味之将

春秋战国时，有盐国就富。盐的妙用：烹饪调味。《调鼎集》说："凡盐入菜，须化水澄去浑脚，既无盐块，亦无渣滓。"做菜时候，要注意一切作料先下，最后下盐方好。"若下盐太早，物不能烂。"盐不仅是人生理的需要，也是烹调中调味的需要。任何酸、苦、甘、辛都不可替代盐的作用，盐是"百味之将"。

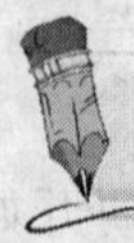

食盐的生理作用

成人体内含钠离子总量为60克。作用：①维持细胞外液的渗透压。在细胞外液的阳离子总量中，钠(Na)离子＞90%，氯(Cl)离子70%左右。食盐在维持渗透压方面起着重要作用。②参与体内酸碱平衡的调节。钠(Na)与碳酸(H_2CO_3)形成的碳酸氢钠，在血液中有缓冲作用。其在血浆和血红细胞之间有一种平衡作用。③氯离子在体内参与胃酸的生成。胃液呈强酸性，pH值为0.9～1.5，其主要成分有胃蛋白酶、盐酸和黏液。此外，食盐在维持神经和肌肉的正常兴奋性上也有作用。

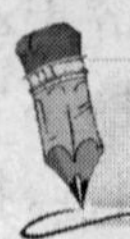

食盐的最新发现

最近发现，食菜过咸亦是引起流感的诱发因素，因为盐吃多了，一是减少唾液分泌，使病毒在口腔内有落脚之地；二是钠盐渗透性高，口腔和咽喉部上皮细胞的防御能力会被抑制，易使流感病毒进入人体。法国有句俗话“美女生在山上，不生在海边”。因为在海边的女性摄入的盐量较多，皮肤很容易长出皱纹。山区的女性较少吃盐，皮肤往往光滑细腻。

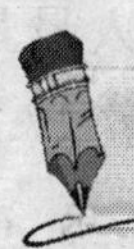

WHO 食盐规定

人体对食盐的需要量一般为每人每天 3～5 克。世界卫生组织(WHO)建议成人每日摄入盐量应不超过 6 克，我国人平均食盐摄入量已达 12 克/天。人的口味轻重是一种习惯，是慢慢养成的，绝不应该认为你本身就必须吃这么咸的食物。相反，吃清淡的菜肴，才能体会到各种菜肴独特的味道。总结：每天青少年吃盐不要超过 4 克，成人每天吃盐不要超过 6 克。

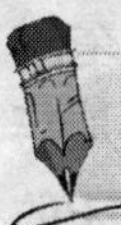

食盐有哪些功能

食盐除了调味之外，还具有清热解毒、凉血润燥、滋肾通便、杀虫消炎、催吐止泻的功能。《神农本草》记载：“食盐宜脚气，洁齿、坚齿，治一切皮肤诸症。”用食盐和紫苏根煎水洗脚，可以治脚气病。常用盐水擦洗皮肤，可使皮肤健康，增强抵抗力。热水烫伤了皮肤，擦点盐(或酱油)可以减少疼痛。天热喝点淡盐水，可防治大便不通、喉咙痛、牙痛和腹痛。每天早晨喝一杯淡盐开水，可避免嗓音发哑。误食有毒食物，喝点盐开水，可以解毒。夏秋在牛奶中少加点盐，能使牛奶保鲜期延长。蔬菜、瓜果食用前在淡盐水中浸泡 20 分钟，能去除残存的农药、寄生虫卵并有杀菌作用。煎鱼前将鱼放在盐水中洗净，鱼就没有泥土腥味。

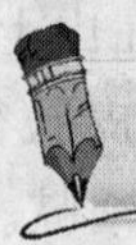

我国各地区的摄盐量

根据 1992 年卫生部调查，全国人均每日食盐摄入量最多的前 3 个省份是江西 19.4 克、吉林 17.9 克和安徽 17.4 克；接着是湖北、江苏、河南均为 16 克；陕西、青海、北京、河北 15 克；湖南、黑龙江 14 克；浙江、贵州、山东、云南、上海、广西、内蒙古、四川 12～13 克；宁夏、福建、广东、海南 10～11 克；最清淡的是新疆 9.9 克、天津 9.4 克、山西 8.5 克、甘肃 7.8 克。根据这次调查，我国居民平均每人每天消费食盐 12 克，其中城市居民 10.9 克，农村居民 12.4 克。

味最咸的是汾渭（河）谷地、太行山和大别山农村 14.7 克。陕西、山西农村是吃盐冠军。其次是湘鄂川黔及秦岭大巴山、黔桂川滇高原、黄土高原等农村 12.6 克。再次是华北平原、四川盆地、东南丘陵以及豫皖鄂赣长江中游地区的农村 12.1 克。再次是长江三角洲、环渤海、南部沿海农村 12 克。全国各地的中小城市 11.2 克。

口味最淡的是北京、上海、天津、重庆、哈尔滨、沈阳、大连、济南、青岛、宁波、南京、广州、深圳、郑州、成都、西安、武汉和厦门 10 克。

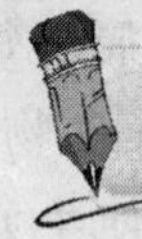

盐与血压的关系

引起高血压的原因：一是体内氯离子偏多。过多的氯离子使体内血管紧张素Ⅰ向血管紧张素Ⅱ转化，造成血管收缩，从而引起高血压；二是由于血脂偏高，使血管硬化，造成血管腔变窄而引起高血压。氯离子和血脂都是体内的酸性物质,高血压和酸性体质有着密切关系。改善酸性体质是远离高血压、预防心脑血管疾病的重要途径。

住在新几内亚、我国贵州等山区的居民,以及蜗居于岛屿、不太开化地区的“土著人”,摄盐量甚低,几乎无高血压,而“口味重”地区的人往往高血压发病率也高。我国北方地区平均每人每天摄盐 15 克,南方摄盐 7～8 克,均超过世界卫生组织建议的每日适宜摄盐量 3～5 克。

人每天仅需 0.5 克氯化钠(食盐)就可满足生理需要,但在实际生活中每天摄盐量多大于 10 克。资料显示,人均摄盐量高的地区,高血压病发病率高。人均摄盐量低的地区,高血压发病率低。我国高血压发病率北方高于南方,因为北方摄盐量高于南方。高血压病患者严格限盐后,1/3 患者血压下降。饮食中钾与钙的摄入不足也可引起血压升高,高钾、高钙饮食可能降低高血压病的发病率。

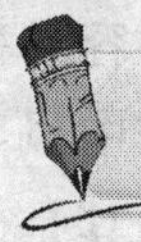

吃盐过多的危害

(1)水肿:吃盐过多,使钠在体内积累会引起水肿,增加肾脏负担。

(2)吃盐过多会引起感冒:高浓度的钠盐离子有强烈的渗透作用,会影响人体细胞的抗病能力。过量吃盐,一是使唾液分泌减少,以致口腔的溶菌酶减少,使病毒在口腔里有了着床机会。二是由于钠盐离子的渗透,上皮细胞防御功能被抑制,较大地丧失了抗病能力,感冒病毒很容易通过失去了屏障作用的细胞侵入人体,所以易使人患感冒、咽喉炎、扁桃腺炎。

(3)吃盐过多危害心脏:据《内经》记载:“多食盐,则脉凝注而色变。”“味过咸,大骨气伤,心气抑”。咸多伤心,食味过咸使小动脉收缩,有害于心脏。例如,湖南居民心脏病死亡率比全国高出4个百分点,这同倚重猪肉和食盐消费过多有密切的关系。

专家建议:①选购低盐或无盐食品。②烹调时少加些盐。尽可能少用含盐量很高的酱或酱油。③代盐食物如大蒜、葱头、姜、百里香、柠檬草等。煮海鲜时挤些柠檬汁,以增加美味。④不食用罐头食品,因其含大量的钠。⑤不食熏肉或腌渍物,如卤味、酱菜等。⑥“低钠”标示,并非不超过每日盐的标准摄取量。

(4)吃盐过多易患胃癌:日本的东北部的秋田、山形两县爱吃咸的地方患胃癌的也多。患胃癌人数占首位的秋田县曾发动一场减盐运动,结果死于胃癌的人减少二成以上。可见吃盐过量是患癌的一大原因。盐里并无致癌物质,但容易破坏胃的黏膜,对致癌物质起帮助作用。此外,肾脏病和中风与食盐过量也有密切关系。因此,平时吃菜不要太咸,尤其是老年人与婴幼儿的食物不能过咸。不能以成年人的味觉为标准给孩子食物,使孩子受到损害,诱发高血压和心肌衰弱。对老年人烹调中尽量用醋、芥末,胡椒等香辣调料来代替食盐,以减少食用盐的用量。

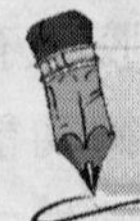

怎样做到限盐补钾

近年来,我国高血压发病率居高不下。这与我国居民的饮食结构特点有关，除了高盐外还有低钾，这对高血压可谓是“雪上加霜”。研究发现，低钾则成为高盐的“帮凶”。因此，防治高血压，在饮食上需限盐补钾。应尽量少吃含盐量高的食物如腌制品、动物内脏、蛤贝类；吃 250 克加碱馒头相当于增加 2 克盐。目前市场售的平衡盐（含钾、钙等物质）有望改善人群中高血压病发病状况。食品中牛奶、鱼类、豆类含钙量高；海带、紫菜、木耳、山药、香蕉、马铃薯、鱼类、番茄、蘑菇干、菠菜、苋菜、芹菜、毛豆、豌豆、蚕豆、杏、梅等含钾丰富，平时应多摄入。

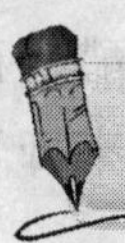

少盐多醋好不好

少盐：防治高血压限盐为重要手段。WHO 建议，每人每天盐的摄入量应为 3～5 克。吃盐多的人减盐要循序渐进，否则菜肴平淡无味，影响食欲。完全没有盐或长期缺盐，身体会产生无力、易疲乏、恶心、呕吐、丧失食欲等症状。

多醋：醋是调味品，可解除鱼肉腥膻气味；使蔬菜清香脆嫩、味道鲜美，增进食欲。醋含维生素 B_1、维生素 B_2、维生素 C，酸性环境较稳定，不易被高温分解、破坏；在煮鸡汤、鱼汤、骨头汤时，加入少许醋，可增加钙的溶出，有利于人体吸收。醋还具有软化血管、降血压、降血脂、减肥和美容养颜的作用，适量食醋有益。注意：食醋不宜过量，否则对牙齿和肾脏有损害。烹制加醋时不宜用铜制、锡制炊具，醋可以溶解这些金属，引起中毒。

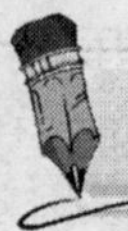

用食盐的细节

①忌多买。少量购买，吃完再买，目的是防止碘的挥发。因碘酸钾在热、光、风、湿条件下都会分解挥发。②忌高温。在炒菜做汤时忌高温时放碘盐。炒菜爆锅时放碘盐，碘的食用率仅为10%，中间放碘盐食用率60%；出锅时放碘盐食用率90%；凉拌菜放碘盐食用率100%。③忌在容器内敞口长期存放。碘盐长时间与阳光、空气接触，碘容易挥发。最好放在有色玻璃瓶内，用完后盖严，密封保存。④忌加醋。碘跟酸性物质结合后会被破坏。炒菜时加醋，碘的食用率即下降40%～60%。碘盐遇酸性菜食用率也会下降。

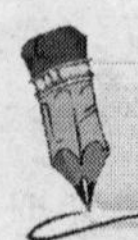

食盐能美容祛痘

食盐洗脸清洁去污能力好，有去黑头、清透毛孔的作用。除敏感肤质外，经常使用食盐洗脸有提亮肤色、美容的作用。方法：洗脸后，把细盐少许放在手掌心加水3～5滴，再用手指仔细将盐和水搅拌均匀，然后蘸着盐水从额部自上而下的搽抹，边搽边做环状按摩。几分钟后，待脸上的盐水干透呈白粉状时，用温水将脸洗净，涂上保湿乳液或继续正常的护肤步骤。持续进行，每天早晚洗脸后各1次。

食盐有很好的杀菌消肿的作用，尤其是对身体背部的痘痘非常有效。方法：入浴后让身体充分温热，待毛孔张开后多抹些盐在后背，各个角落都要抹到。用浴刷按摩1分钟，不要太用力，只要让皮肤及刷子间的盐分移动即可，然后用海绵蘸上淡盐水，贴在背上 10 分钟，用清水洗干净。

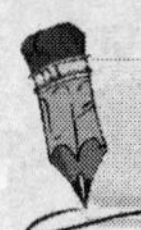

食盐的特殊功能

去角质和除黑斑：用水把盐浸湿敷在脸上，按摩 1 分钟，力度与洗脸时相同，以鼻头为中心在两颊由下往上画大圆。然后用指腹在黑斑部分打圈搓揉。

除腋下异味、脚臭：除异味：盐具有杀菌消炎的作用，洗澡时可直接在腋下抹点盐。平日可用棉块浸上比海水稍淡的盐水随身携带，随时用来除去汗水。除脚臭：用大量的粗盐抹在脚尖、脚趾之间及脚底部分，并用手搓揉 5～6 次，休息 5 分钟后用水冲净即可。

盐有深层清洁、杀菌排毒、舒经活血、收敛皮脂腺的作用，用盐洗发是油性头发的首选。你可以用厨房里的食用盐，也可以用市场上出售的现成的洗发盐。用法：如果你只是头皮油腻，头发还不算太油的话，可以用洗发液正常清洗头发后，将洗发盐均匀涂抹于头皮之上，再配合指腹轻轻地按摩 3～5 分钟后，清水洗净即可。每周 2～3 次。

（六）酱和酱油的应用

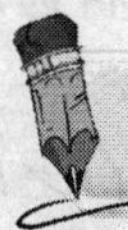

酱的种类有哪些

沙拉酱，辣椒酱，番茄酱，山楂酱，鱼子酱，面酱，黄酱，豆瓣酱，海鲜酱，西瓜酱，芝麻酱，甜面酱，黄豆酱，比萨酱，枣酱，香其酱,红曲酱,珍珠酱,柱候酱,排骨酱,荆沙酱,牛肉酱,叉烧酱,蒜蓉辣酱等。酱有辣咸甜各种风味,但要计算盐量。

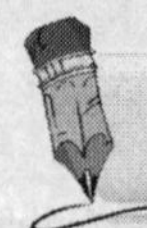

合理食用芝麻酱

芝麻酱的色泽为黄褐色,质地细腻,味美,具有芝麻固有的浓郁香气,不发霉,不生虫。一般用作拌面条、馒头、面包或凉拌菜等的调味品,也是做甜饼、甜包子等的馅心配料。芝麻油主要用于凉拌和配味碟。

(1)芝麻酱的营养:①芝麻酱富含蛋白质、氨基酸及多种维生素和矿物质,有很高的保健价值。②芝麻酱中含钙量比蔬菜和豆类都高得多,仅次于虾皮,经常食用对骨骼、牙齿的发育都大有益处,不要与菠菜等蔬菜共食,否则与蔬菜中的草酸或可溶性草酸盐发生复分解反应生成草酸钙沉淀,影响钙的吸收。③芝麻酱含铁比猪肝、鸡蛋黄都高出数倍,经常食用不仅对调整偏食厌食有积极的作用,还能纠正和预防缺铁性贫血。④芝麻酱含有丰富的卵磷脂,可防止头发过早变白或脱落。⑤芝麻酱含有大量油脂,有很好的润肠通便作用。⑥常吃芝麻酱能增加皮肤弹性,令肌肤柔嫩健康。⑦芝麻酱也是涮肉火锅之中的蘸料之一,好的芝麻酱能起到提味的作用,这就是火锅芝麻酱的好处。火锅芝麻酱的原料选用精制白芝麻,做工精细、色泽金黄、口感细滑、口味醇香。

芝麻酱是大众非常喜爱的一种香味调味品。有白芝麻酱和黑芝麻酱两种类型。食用以白芝麻酱为佳,补益以黑芝麻酱为佳。

(2)选购:避免挑选瓶内有太多浮油的芝麻酱,因为浮油越少表示越新鲜。

(3)保管:用清洁容器盛装,存于阴凉、干燥、清洁处。酱上层可存持一层浮油隔绝空气,以抑制微生物繁殖,以免吸潮引起油脂败坏。

(4)食用量:芝麻酱热能、脂肪含量较高,不宜多吃,一天食用10克左右即可。

(5)适用人群:一般人群均可食用,尤其适合骨质疏松症、缺铁性贫血、便秘患者;常用芝麻酱拌生菜、拌粉丝、拌豆腐、拌面条,洋菜芝麻酱鸡丝。

(6)主要功效:芝麻味甘,性平;有补中益气、润五脏、补肺气、止心惊、填髓之功效;可用于治疗肝肾虚损、眩晕、肠燥便秘、贫血等症。混合麻酱(含芝麻、花生)富含蛋白质、氨基酸及多种维生素和矿物质,有很高的保健价值;含有丰富的卵磷脂,可防止头发过早变白或脱落。常吃混合麻酱能增加皮肤弹性,令肌肤柔嫩健康。它含的高蛋白和脂肪酸,营养价值高,常食用有防癌作用。

(7)禁忌:重度肥胖者不宜食用。

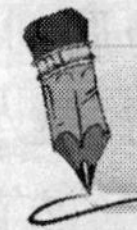

别具风味的甜面酱

甜面酱是以面粉为主要原料,经制曲和保温发酵制成的一种酱状调味品。甜中带咸,有酱香和酯香,适用于烹饪酱爆和酱烧菜,可蘸食大葱、黄瓜、烤鸭等菜品。优质甜面酱呈黄褐色或红褐色,有光泽,散发酱香及酯香气。无酸、苦、焦异味,黏稠适度,无杂质。保管:防止高温,忌沾生水,可用熟菜油搅匀,以防止生霉。保质期一般为3个月。甜面酱是一种别具风味调味品，尤其在北方极为普遍。

甜面酱经历了特殊的发酵加工过程，它的甜味来自发酵过程中产生的麦芽糖、葡萄糖等物质。鲜味来自蛋白质分解产生的氨基酸，食盐的加入则产生了咸味。甜面酱含有多种风味物质和营养物，不仅滋味鲜美，而且可以丰富菜肴营养，增加菜肴可食性，具有开胃助食的功效。甜面酱，老少皆宜，每次 30 克左右，由于甜面酱含有一定量的糖和盐，糖尿病、高血压患者慎食。甜面酱是吃北京烤鸭时不可缺少的角色，用筷子挑一点甜面酱，抹在荷叶饼上，放几片烤鸭盖在上面，再放上几根葱丝、黄瓜条或萝卜条，将荷叶饼卷起入口，美味无比。

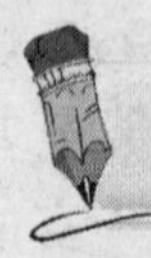

传统调味品黄豆酱

黄豆酱又称大豆酱、豆酱，用黄豆炒熟磨碎后发酵而制成，是我国传统的调味酱。黄豆酱有浓郁的酱香和酯香，咸甜适口，可用于烹制各种菜肴，也是制作炸酱面的配料之一。优质黄豆酱大都呈红褐色或棕褐色，鲜艳有光泽，黏度适中，味鲜醇厚，咸甜适口，无异味，无杂质，纯天然酿制无防腐剂。

营养功效：①黄豆酱的主要成分有蛋白质、脂肪、维生素、钙、磷、铁等，这些都是人体不可缺少的营养成分。②黄豆酱富含优质蛋白质，烹饪时不仅能增加菜品的营养价值，而且蛋白质在微生物的作用下生成氨基酸，可使菜品呈现出更加鲜美的滋味，有开胃助食的功效。③黄豆酱中还富含亚油酸，亚麻酸，对人体补充必需脂肪酸和降低胆固醇均有益处，从而降低患心血管疾病的几率。④黄豆酱中的脂肪富含不饱和脂肪酸和大豆磷脂，有保持血管弹性、健脑和防止脂肪肝形成的作用。适合人群：一般人群均可食用；严重肝病、肾病、痛风、消化性溃疡、低碘者应不食或少食。

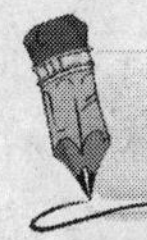

风味辣椒酱

(1)制作：辣椒酱是餐桌上比较常见的风味调味品。将

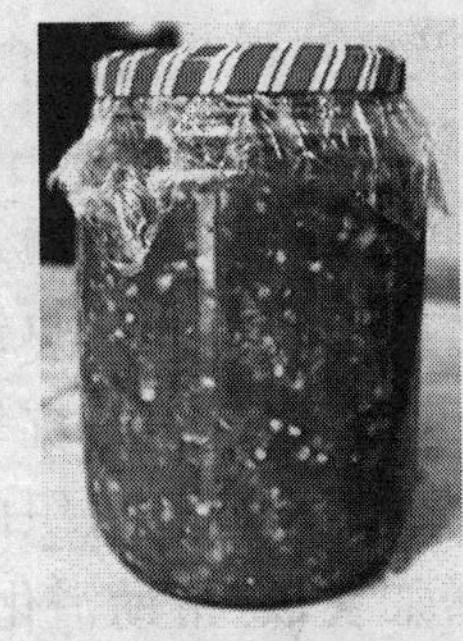

成熟的红辣椒用清水洗净晾干后，放在洗净无油污的案板上剁成碎末，越细越好。辣椒剁细后把辣椒末放入大盆里，按500克的辣椒，200克大蒜仁，50克食盐，50～100克三花酒的比例配料。将大蒜剁碎，辣椒末、食盐、三花酒放在一起，搅拌均匀，放在阳光下晒1～2天，使它自然酱汁化，然后装入干净的大口玻璃瓶内。在酱面上再放入少量三花酒、盖严瓶口。在阳光好的天气，可打开瓶盖晒太阳，切忌搅拌，以免造成酸性变味。平时将加工好的酱汁放在通风阳光充足的地方，这样就可以制出清香质优的辣椒酱。

(2)特色：色香味俱全。①色。辣椒酱取之于优等朝天椒，经过淘洗、精拣、破碎熬制而成。因此，色泽鲜红，红色来自辣椒的本色（绝不添加任何色素），在烹调过程中具有上色、感官良好的特点，使人有一种强烈的食欲感。②香。本产品在熬制过程中，添加了20余种香料，所以具有独特的纯正香味。在吃火锅、拌凉菜、烹饪过程中，加入本产品效果更佳，尤其在调制豆制品时更有与众不同的效果；还可蘸馒头、夹烧饼、炒菜等。③味。俗话说：五味调料百味香。更何况本产品是由20余种香料制成。此味道使人吃过之后，回味悠长，念念不忘，并且上瘾(绝不许含鸦片成分)。

(3)辣椒酱适用人群：辣椒酱有油制和水制两种。油制是用芝麻油和辣椒制成，颜色鲜红，上面浮着一层芝麻油，容易保管；水制是用水和辣椒制成，颜色鲜红，不易保管。一般人群均可食用。适于消化不良、寒性胃痛、风湿痛、腰肌痛等病症人群；目疾、食管炎、胃肠炎、胃溃疡及痔疮等患者忌食；患火热病症或阴虚火旺、高血压病、肺结核病的人慎食。

(4)辣椒酱主要功效：①解热镇痛。辣椒辛温，能够通过发汗而降低体温，并缓解肌肉疼痛，因此具有较强的解热镇痛作用。②预防癌变。辣椒的有效成分辣椒素是一种抗氧化物质，可阻止有关细胞的新陈代谢，从而终止细胞组织的癌变过程，降低癌症细胞的发生率。③增加食欲、帮助消化。辣椒强烈的香辣味能刺激唾液和胃液的分泌，增加食欲，促进肠道蠕动，帮助消化。④降脂减肥。辣椒所含的辣椒素，能够促进脂肪的新陈代谢，防止体内脂肪积存，有利于降脂减肥防病。对消化不良，寒性胃痛，风湿痛，腰肌痛等病症有辅助治疗作用。

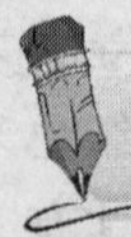

豆瓣酱的食用价值

豆瓣酱是调味品中比较常用的调料，原料是蚕豆、食盐、辣椒等原料酿制而成的酱。产于四川、云南、贵州、湖北、湖南、安徽。味鲜稍辣，主要原料是蚕豆。蚕豆又名胡豆、佛豆、罗汉豆、倭豆等，为一年生或越年生草本植物，属豆科植物。是豆类蔬菜中重要的食用豆之一，既可以炒菜、凉拌，又

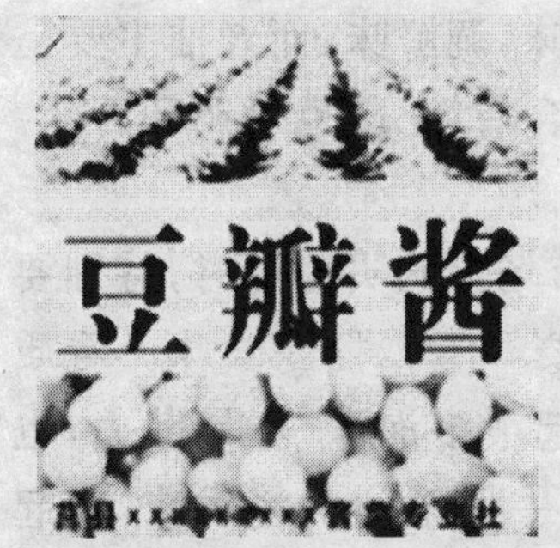

可以制成各种小食品，是一种大众食物。蚕豆中含有大量蛋白质，在日常食用的豆类中仅次于大豆，蚕豆中含有大量钙、钾、镁、维生素C等，并且氨基酸种类较为齐全，特别是赖氨酸含量丰富。

药理作用：有补中益气、消食去腻、健脾利湿、止血降压、涩精止带的功效；适用于中气不足，倦怠少食，高血压，咯血，衄血，妇女带下等病症。饮食文化：①增进食欲。豆瓣酱可延缓动脉硬化，降低胆固醇，促进肠蠕动，增进食欲。②豆瓣酱有益气健脾、利湿消肿之功效，同时还含有大脑和神经组织的重要组成部分卵磷脂，并含有丰富的胆碱，有健脑作用，可增强记忆力。③豆瓣酱是降低前列腺增生症及肠癌发病率的食疗佳品。一般人群均可食用，高血压患者、肾病患者应少食。

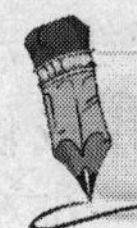

合理选择酱油

(1)酱油种类：①酿造酱油。酿造酱油是用大豆和(或)脱脂大豆，或用小麦和(或)麸皮为原料，采用微生物发酵酿制而成的酱油。②配制酱油。配制酱油是以酿造酱油为主体，与酸水解植物蛋白调味液、食品添加剂等配制而成的液体调味品。只要在生产中使用了酸水解植物蛋白调味液，即是配制酱油。因着色力不同，酱油亦有着色力弱的生抽、着色力强的老抽之别。至于生抽王，是厂商故意表示好的意思，没什么特别。用途：酱油分为生抽和老抽。生抽即我们通常说的凉拌菜酱油，主要用于调味，调鲜味；而老抽主要是用于红烧菜肴，调色调味。酱油里含有糖分，也可调和百味。使菜肴更加合口。

(2)辨别酱油质量：消费者在市场上购买酱油时，特别要注意生产日期和保质期。买酱油要一看二摇三尝味。看质量指标，看颜色；好酱油摇起来会起很多泡沫，不易散去，也可贴着瓶口闻味道，好酱油往往有一股浓烈的酱香味，尝起来味道鲜美，而劣质酱油摇动只有少量泡沫，并且容易散去，尝起来则有些苦涩。

从酱油的原料表中可以看出其原料是大豆还是脱脂大豆，是小麦还是麸皮。看清标签上标注的是酿造还是配制酱油。如果是酿造酱油应看清标注的是采用传统工艺酿造的高盐稀态酱油，还是采用低盐固态发酵的速酿酱油。酿造酱油通过看其氨基酸态氮的含量可区别其等级；克/100毫升含量越高，品质越好（氨基酸态氮含量≥0.8克/100毫升为特级，≥0.4克/100毫升为三级，两者之间为一级或二级）。

(3)按用途选酱油：一看用途。标注上是供佐餐用或供烹调用，两者的卫生指标不同，所含菌落指数也不同。供佐餐用的可直接入口，卫生指标较好；供烹调用的千万别用于拌凉菜。传统工艺生产的酱油有一种独有的酯香气，香气丰富纯正。如果闻到的味道呈酸臭味、煳味、异味都是不正常的。二看颜色。正常的酱油色应为红褐色，品质好的颜色会稍深一些。如果酱油颜色太深，表明其中添加了焦糖色，香气、滋味相比会差一些，这类酱油仅仅适合红烧用。要慎买袋装酱油。市场中存在大量不合格的袋装酱油，这种产品带有刺激性气味，并含有重金属等对人体有害的物质。

(4)酱油的营养与功效：酱油的营养价值很高，含有多达17种氨基酸，还有各种B族维生素和一定量的钙、磷、铁等。在烹调时加入一定量的酱油，可增加食物的香味，并使其色泽更加好看，从而增进食欲。酱油具有解热除烦、调味开胃的功效。另外，酱油含有异黄醇，这种特殊物质可降低人体胆固醇，降低心血管疾病的发病率。新加坡食物研究所发现，酱油能产生一种天然的抗氧化成分，有助于抑制自由基对人体的损害，其功效比常见的维生素C和维生素E等抗氧化剂大十几倍。用少量酱油所达到的抑制自由基的效果，与一杯红葡萄酒相当。

(5)铁强化酱油的作用：我国推荐膳食铁的适宜摄取量，成人为每天15～20毫克，孕中期妇女为25毫克，孕后期高达35毫克。根据大量的调查数据显示，国内家庭每人每天平均摄入酱油量15毫升。若改为铁强化酱油，同样是每人每天15毫升，则可增加4～5毫克铁。

(七)醋在家庭的妙用

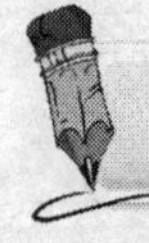

吃醋到底好不好

吃醋好，醋含大量维生素，能促进代谢，美白杀菌，淡化黑色素，消除老化角质，补充肌肤养分，活血化瘀，缩小粗糙毛孔，抗氧化等功效。醋中维生素C能有效抑制酪氨酸的氧化过

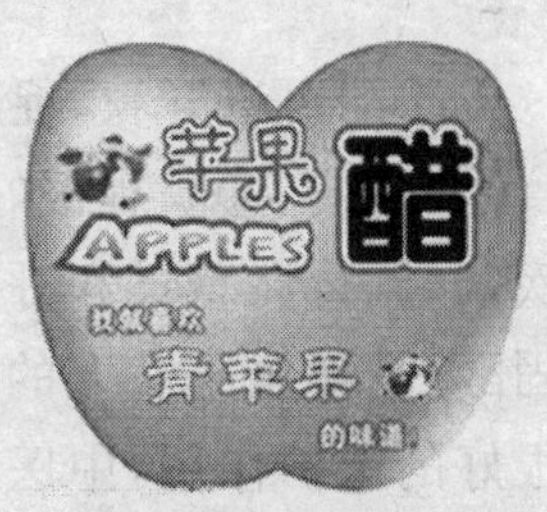

程，减少人体黑色素沉积；钙、钾、钠能有效地改善血液酸碱度，减少皮肤色素斑的形成；对黄褐斑、雀斑、色斑有消解作用。醋不仅是一种调味品，而且是一种保健养生食品。醋除了含有大量的醋酸外，还含有钙、铁、葡萄酸、乳酸、甘油、脂肪酸和盐类，在食用方面，醋可以溶解食物中的钙和铁，使人体容易吸收，还能保护食物中的营养物质不被破坏。

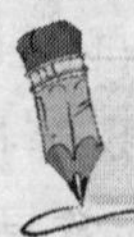

食用醋的功效

①消化脂肪和糖。适当地喝醋，不仅可以减肥，还可以促使营养素在体内的燃烧和提高热能利用率，促进身体健康。②利尿通便。醋能促进新陈代谢，增加胃肠蠕动。少量喝醋，可改善便秘。③减少盐分的摄取。爱吃咸的人，不妨在菜中加点醋，少点盐，会感到菜更加可口，体态会由此轻盈起来。④降低血压和血清胆固醇。食醋可有效防止动脉硬化。动脉硬化、脑出血病人几乎都有高血压的毛病，如果平时巧妙地吃一点醋，再加上有规律的生活，就能降低血压，进而可预防动脉硬化和脑出血等疾病。

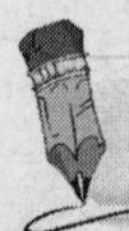

醋的作用何其多

①醋可以开胃，促进唾液和胃液分泌，帮助消化吸收，使食欲旺盛。②醋有很好的抑菌和杀菌作用，能有效预防肠道疾病、流行性感冒和呼吸道疾病。③醋可软化血管、降低胆固醇，是高血压病人的一剂良药。④醋对皮肤、头发能起到很好的保护作用，中医学就有用醋入药的记载，认为它有生

发、美容、降压、减肥的功效。⑤醋可以消除疲劳，促进睡眠，并能减轻晕车、晕船的不适症状。⑥醋有醒酒作用，能减少胃肠道和血液中的酒精浓度。⑦醋可使鸡骨、鱼翅软化，促进钙吸收。此外，醋还可以散瘀，止血，解毒，杀虫；治产后血晕，痃癖癥瘕，黄疸，黄汗，吐血，衄血，大便下血，阴部瘙痒，痈疽疮肿，解鱼肉菜毒。

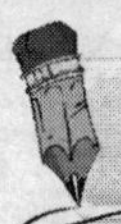

家庭厨师咋用醋

①吃饺子蘸醋，食醋较多的人应及时漱口，以保护牙齿。②做菜时加醋的最佳时间是在两头，即原料入锅后马上加醋及菜肴临出锅前加醋，第一次应多些，第二次应少些。③醋可以用于需要去腥解腻的原料，如烹制水产品或肚、肠、心等，可消除腥臭和异味，对一些腥臭较重的原料还可以提前用醋浸渍。④醋用于烹制带骨的原料，如排骨、鱼类等，可使骨刺软化，促进骨中的矿物质（如钙、磷）溶出，增加营养成分。

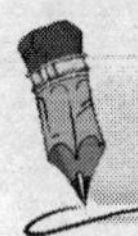

哪些菜是醋伴侣

①脆爽蔬菜，如炒马铃薯丝、豆芽、藕片放点醋，脆嫩爽口。炒绿叶蔬菜不要放醋。②紫红色的蔬菜，如凉拌胡萝卜、炒紫甘蓝放点醋颜色更加红亮鲜艳。③含钙多的排骨类荤菜，加醋能促使骨头中的钙溶解，利于吸收。④胶原蛋白多的蹄或皮，加醋能促使胶原蛋白分解。⑤吃海鲜河蟹，蘸醋能起到杀菌消毒作用。

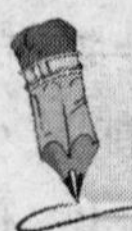

食醋有哪些禁忌

①服药者不宜吃醋，因醋能改变人体内酸碱度，使药物失效。例如，服用磺胺药、碳酸氢钠、氧化镁、复方氢氧化铝等碱性药时，因醋酸可中和碱性，使药失效。②使用庆大霉素、卡那霉素、链霉素、红霉素等抗生素药物时，不宜吃醋，因这些抗生素在酸性环境中作用会降低药效。③服“解表发汗”的中药时不宜吃醋，以免干扰中药的发汗解表作用。④胃溃疡和胃酸过多患者不宜食醋，以免胃酸增多、溃疡加重。⑤老年人骨折治疗期间避免吃醋，因为醋能软化骨骼和脱钙，破坏钙元素在人体内的动态平衡，会促发和加重骨质疏松症，使受伤肢体酸软、疼痛加剧，骨折迟迟不能愈合。⑥空腹不喝醋，每天最多1～2杯稀释醋；大量喝醋，对胃肠不利，长期下去，肥胖机会大增。

(八)家庭烹调技巧

烹调的技巧与学问

①烹调时放酱油若错倒了食醋，可撒放少许小苏打，醋味即可消除。②汤太腻，将少量紫菜在火上烤一下，然后撒入汤中。③当锅内温度达到最高时加入料酒，易使酒蒸发而去除食物中的腥味。④放有辣椒的菜太辣时或炒辣椒时加点醋，辣味大减；煮海带时加几滴醋易烂，放几棵菠菜也行。⑤将绿豆在铁锅中炒10分钟再煮能很快煮烂，但注意不要炒

焦。⑥煮蛋时水里加点醋可防蛋壳裂开，事先加点盐也可。⑦用开水煮新笋容易熟，且松脆可口；要使笋煮后不缩小，可加几片薄荷叶或盐。⑧在春卷的拌馅中适量加些面粉，能避免炸制过程中馅内菜汁流出煳锅底的现象。⑨煎荷包蛋时，在蛋黄即将凝固之际浇一点冷开水，会使蛋又黄又嫩。⑩泡菜坛中放十几粒花椒或少许麦芽糖，可防止产生白花。

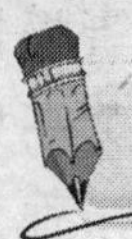

煮水饺与炖肉小技巧

①煮水饺时，在水里放一颗大葱或在水沸后加点盐，再放饺子，饺子味道鲜美不粘连；在和面时，每500克面粉加拌一个鸡蛋，饺子皮挺括不粘连；锅沸时水也不外溢。②炖肉时，在锅里加上几块橘皮，可除异味和油腻并增加汤的鲜味。

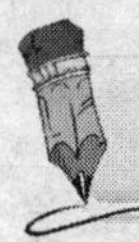

做面条与蒸馒头技巧

①煮面条时加一小汤匙食油不会粘连，并可防止面汤起泡沫溢出锅外；煮面条时在锅中加少许食盐，煮出的面条不易烂糊。②做馒头时在发面里揉进一小块猪油，蒸出来的馒头洁白松软味香；放入少许橘皮丝，可使馒头增加清香；碱放多了起黄，可在原蒸锅水里加醋2～3汤匙，再蒸10～15分钟可变白。

炖鸡的技巧

将净鸡洗净，切块，倒入热油锅内翻炒，待水分炒干时，倒入适量香醋，再迅速翻炒，至鸡块发出劈劈啪啪的爆响声时，立即加热水（没过鸡块），再用旺火烧10分钟，即可放入调料，移小火上再炖20分钟，淋上香油即可出锅；应在汤炖好后，温度降至80℃～90℃时或食用前加盐。

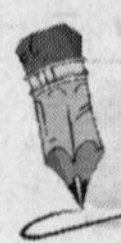

煎炒鸡蛋的窍门

①煎蛋。在平底锅放足油，油微热时蛋下锅，鸡蛋慢慢变熟，外观美不粘锅；在热油中撒点面粉，蛋会煎得黄亮好看，油也不易溅出锅外。②炒鸡蛋。用羊油炒鸡蛋，味香无异味；炒鸡蛋时加入少量的白糖，会使蛋白质变性的凝固温度上升，可使蛋制品变得蓬松；炒鸡蛋时加入几滴醋，炒出的蛋松软味香。

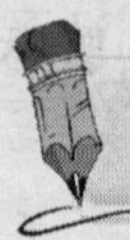

做汤炒肉炸猪排窍门

①煮肉汤或排骨汤时，放入几块新鲜橘皮，既味道鲜美又减少油腻感。②煮骨头汤时加一小匙醋，可使骨头中的磷、钙溶解于汤中，保存汤中的维生素。③做滑炒肉片或辣子肉丁，按50克肉5克淀粉的比例上浆，成菜鲜嫩味美。④炸猪排时，在有筋的地方割2～3个切口，炸出来的猪排就不会收缩。

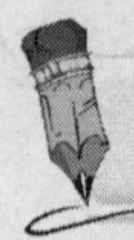

羊肉怎样去膻味

将萝卜块和羊肉一起下锅，30分钟后取出萝卜块；放几块橘子皮更佳；每千克羊肉放绿豆5克，煮沸10分钟，将水和绿豆倒出；放半包山楂片；将带壳的核桃2～3个洗净，打孔放入;1千克羊肉加咖喱粉10克或加剖开的甘蔗200克;2 000毫升水烧沸,加羊肉1千克,醋50毫升,煮沸后捞出,再重新加水加调料。

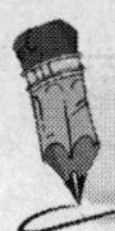

炖老鸡老鸭的窍门

①在锅内加二三十粒黄豆同炖,熟得快味道鲜;或杀老鸡前,先灌给鸡一汤匙食醋,然后再杀,用文火煮炖,就会煮得烂熟;或放3～4枚山楂,鸡肉易烂。②老鸡、鸭用猛火煮,肉硬不好吃,如果先用凉水和少许食醋泡上2小时,再用微火炖,肉就会变得香嫩可口。

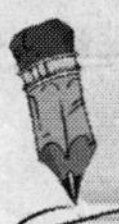

炒菜常遇问题巧处理

菜太酸,将一只松花蛋捣烂放入;菜太辣,放一只鸡蛋同炒或放些醋可减低辣味;菜太苦,滴入少许白醋;汤太咸,不对水时可放几块豆腐,或马铃薯或几片番茄,或将一把米或面粉用布包起来放入汤中;炒菜时应先把锅烧热再倒入食油,然后再放菜;炒菠菜不宜加盖;炒豆芽先加点黄油再放盐能去豆腥味。

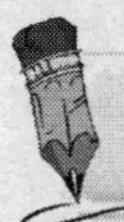

炒肉丝肉片的小窍门

①炒肉丝。肉丝切好,用食盐、糖、酒、生粉(或鸡蛋)拌一下,加生油泡腌30分钟再炒,鲜嫩可口。肉丝切好后放在小苏打溶液里浸一下再炒,特别疏松可口;不论做啥糖醋菜肴,

只要按 2 份糖 1 份醋的比例调配，甜酸适度。炒肉菜放盐过早熟得慢，在将熟时加盐，出锅前加几滴醋，鲜嫩可口。

②炒肉片。肉切成薄片加酱油、黄油、淀粉，打入一个鸡蛋，拌匀，炒散；等肉片变色后，再加作料稍炒几下，肉片味美、鲜嫩。

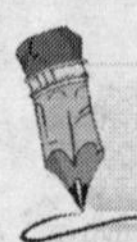

豆腐茄子土豆烹饪技巧

①烧豆腐时，加少许豆腐乳或汁，味道芳香。②炒茄子时，在锅里放点醋，炒出的茄子颜色不会变黑。③炸土豆前，先把切好的土豆片放在水里煮一会儿，使土豆的表面形成一层薄薄的胶质层，然后再用油炸；炒土豆时加醋，可避免烧焦，又可分解土豆中的毒素，并使色、味相宜。

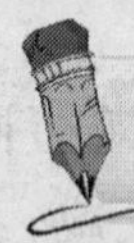

老鸭火腿咸肉烹饪技巧

①煮火腿之前，将火腿皮上涂些白糖，容易煮烂，味道更鲜美。②炖老鸭：在锅里放几个田螺容易烂熟。③烧鸭子时，把鸭子尾端两侧的臊豆去掉，味道更美。④煮咸肉时用十几个钻有许多小孔的核桃同煮，可消除臭味。⑤煮牛肉和其他韧、硬肉类及野味禽类时，加点醋可使其软化。

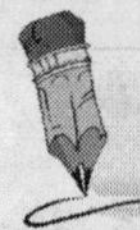

红烧肉煮牛肉技巧

①做红烧肉前，先用少许硼砂把肉腌一下，烧出来的肉肥而不腻，甘香可口；红烧牛肉时，加少许雪里蕻，肉味鲜美。

②煮牛肉时，为了使牛肉熟得快，炖得烂，加一小撮茶叶(约为泡一壶茶的量，用纱布包好)同煮，肉很快就烂且味道鲜美。

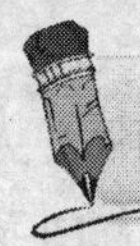

做猪肚鸡肉和丸子技巧

①猪肚煮熟后切成长块，放在碗内加一些鲜汤，再蒸一会儿，猪肚便会加厚一倍；煮猪肚时千万不能先放盐，等煮熟后吃时再放盐，否则猪肚会缩得像牛筋一样硬。②将鸡肉先腌一会儿，封上保鲜膜放入冰箱，待炸时再取出，炸出的鸡肉酥脆可口。③做丸子按50克肉，10克淀粉的比例调制，成菜软嫩。

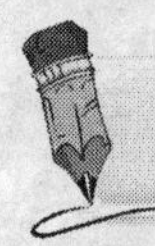

熬猪油熬粥做肉饼技巧

①熬猪油。在电饭煲内放一点水或植物油，然后放入猪板油或肥肉，接通电源后，能自动将油炼好，不溅油，不煳油渣，油质清纯。②熬粥或煮豆时不要放碱，否则会破坏米、豆中的营养物质。③做肉饼和肉丸子时，1千克肉馅放2小匙盐。油炸食物时，锅里放少许食盐，油不会外溅。

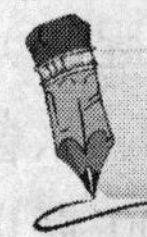

巧做油炸花生米

把锅洗净，置炉灶上，用中火。待锅热放入油适量，转小火；不等油热就放入花生，静观油热冒泡，待花生慢慢地发出响声就立刻关火；待油不冒泡，花生不发出响声就可以起锅了。根据个人习惯可以加少许食盐，待花生冷后就可以吃了，味美、香脆、可口。

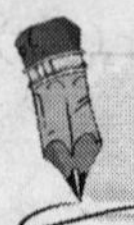

大葱炒白菜技巧

大葱炒大白菜非常美味。一说大葱北方人就乐，南方人就摇头，如今大白菜便宜，我们就多吃大白菜，大葱炒大白菜可香啦，过年时家来了客人，我就炒了一大碗大葱炒大白菜，没想到大家都爱吃，还赞不绝口，做法很简单，一学就会。备料：将500克（1斤）大白菜洗净，一根大葱切成小块，大白菜茎干斜刀切成薄片，叶子切成大片待用。做法：先烧热锅，放入适量油、大葱，翻炒，等大葱有香味了，放入食盐、酱油，然后再放入大白菜，翻炒至大白菜上了色即好。

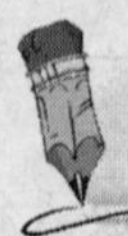

怎么烧鱼才好吃

我是南方人，在海边长大，吃的是海鱼。后来到了武汉，才知道还有这么多种类的淡水鱼，时间长了慢慢也就学会了吃和做。做法：不论什么淡水鱼都可以，首先去鳞、内脏和鳃，然后洗净，肚子里的黑膜一定要洗干净，否则会腥的。打开炉子点火，待锅热了放入适量油，加少许花椒（去腥味）、姜，待鱼焦黄时再翻身，两面都焦黄时，加入适量料酒、醋、酱油、糖、四川的老干妈辣酱，中火烧2～3分钟（鱼500克以内），如果鱼较大，可适量加水多烧一会儿，烧透味好吃。

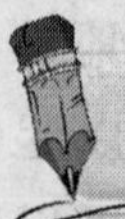

绿叶菜应该这样吃

①现买现吃。蔬菜越新鲜维生素C含量越高，久存氧化

酶能使维生素C遭破坏。②先洗后切。否则蔬菜切面溢出的维生素C会溶于水而流失。切好的菜要迅速烹调，放置稍久易导致维生素C氧化。③急火快炒。加热过久严重破坏维生素C。急火温度高时间短，可使蔬菜中的氧化酶迅速失活，维生素损失较少。④淀粉勾芡。能增加鲜嫩，淀粉有保护维生素C的作用。⑤不加醋。非绿色蔬菜可加少量醋，有保持维生素C相对稳定作用。绿叶蔬菜酸性环境会破坏叶绿素，使菜叶变黄褐色，降低食用价值。⑥焯水。制作烩菜或凉拌菜，先将菜进行焯水，除去异味。焯菜时应火大水多，在沸水中迅速翻动即应捞出冷却，既保持菜色脆嫩，又减少维生素C的破坏。

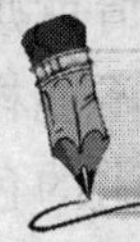

剩饭剩菜巧贮藏

剩饭剩菜贮藏期间易被细菌和毒素污染。再次加热造成营养素的损失，特别是维生素的损失。贮藏中因微生物的作用，产生亚硝酸盐等其他有害物质。分装冷藏：好处是永远不吃热两次的食物，营养价值得以保持，保存时间比较长。因为刚出锅的鱼肉都经过煮沸杀菌，装进干净盒子后赶紧密闭，饭菜的余热还能在短时间内抑制细菌的繁殖。盖上盖子密闭后在低温环境中可以保存数日。每次吃到的都是没有翻动过的食物，心情愉快，数量便于控制。做一次荤菜多分几包，每餐再配两个新鲜菜，如炒蔬菜和凉拌菜，可轻松达到营养平衡的要求，一日之内鱼肉不过量，既可减轻家务劳动的负担，也有利于食物多样化。

二、房屋装修学问多

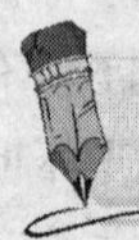

素装修污染少

老陈刚买了房，住了半辈子的“四白落地”，他决定好好装修一下自己的新家。中式、欧式、美式田园、地中海风格，每种都借鉴一点，墙刷得五颜六色，又配上大红大绿的家具。一开始觉得新鲜，半年后就受不了了，觉得一回家心情就烦躁，血压也不稳定。心理学家指出，家是休息的港湾，不能样式过杂、颜色过艳。强对比的色调会让人兴奋，弱对比的色调则具有沉静感。

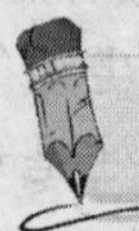

卫浴空间安全健康

装修时儿童卫浴间里，应尽量避免使用有锐利方角的坐便器、浴缸和洗脸台盆等，以防小孩磕磕碰碰时受到伤害。浴缸的旁边要放置防滑垫，以免儿童进入浴缸洗澡时滑倒。儿童所用的浴缸要低一些，方便使用。浴室应装上防触电的电源。洗澡的冷热阀调节对孩子来说很危险，为了更安全也更节约，最好选用恒温的热水器。有条件的家庭还可以选用小孩的专用马桶，这种马桶比成人用的马桶要低，毛巾架和台盆的高度设置，也要在小孩方便使用的尺寸内。对老年人，一要注意地面防滑，二要多设几个把手，以防摔跤。

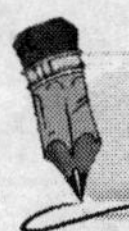

选购家具注意安全

尽量挑选圆角的家具。儿童因为好奇、好动，家具也可能成为他们玩耍的对象，所以如果购买了组合式的家具，那螺栓、螺钉一定要结合牢靠，以防止儿童自己动手拆装引发安全隐患。折叠桌椅可能在搬动、碰撞时夹伤儿童，所以儿童房尽量要减少此类家具。在室内尽量不使用大面积的玻璃，镜子也不要对着门口，以防小孩看到镜子中的影子而受到惊吓。电源插座要选用有盖子的插座。玩具架也不能放得太高，以免儿童在攀爬取玩具时摔伤。家具应该放稳，棱角要做上棉套等辅助的装饰，比较高的家具要用螺栓固定在墙面或者地面上，不能简单放置。

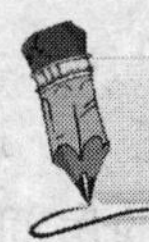

色彩营造健康空间

色彩要精心搭配。孩子的视觉和大脑都属于发育阶段，所以应该用柔和的色彩来进行房间的配置，不用鲜艳刺眼的色彩，太过俗艳的色彩会让儿童心烦和焦躁。所以，在设计儿童房的时候，要充分依照儿童的视角来把握，而不能用成人的眼光来揣测儿童的心理需求。色彩是从小培养孩子的性别意识的，男孩的房间适合蓝色、绿色、黄色或植物的类似色彩，以满足男孩子渴望接近大自然的心理；女孩的房间则可以采用柔和的粉色、紫色等以花朵颜色为主色调的颜色，注重细节上的处理，使房间具有层次感，这样能够满足女孩子浪漫而充满幻想的心理。

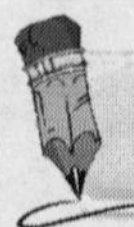

装修完咋除去异味

装修完后至少保证1个月的通风，有条件的最好2个月后再入住。注意：①尽可能每天通风，时间越长越好。这是有害物质散发的根本保证。需要注意大风天气不要开窗，以免影响新刷乳胶漆面。有暖气的不用考虑温度，没有暖气要保证室内温度（＞4℃），否则影响乳胶漆及贴砖质量。②室内每一个房间放一盆水，既能增加湿度，保证工程质量，又能有效吸收部分可溶性有害物质。③所有的衣柜、书柜、橱柜等都要把柜门打开，里面放上活性炭，能有效过滤大部分有害物质。④房间放一些绿色吸毒植物也有一定效果。

要去除漆味，只需在室内放两盆冷盐水，1～2天漆味便除；将洋葱浸泡盆中同样有效。除异味可用植物帮忙：吊兰不但美观，且吸附有毒气体效果特别好。一盆吊兰在8～10米^{2}的房间就相当于一个空气净化器，即使未经装修的房间，养一盆吊兰对人的健康也很有利。芦荟有一定的吸收异味作用，还有居室美化的效果，作用时间长。仙人掌、虎皮兰、景天、芦荟和吊兰等都能吸收二氧化碳释放氧气的。平安树能释放出一种清新的气体，让人精神愉悦。若想尽快去除新居的刺鼻味道，可以用灯光照射植物。植物一经光的照射，生命力就特别旺盛，光合作用也就加强，释放出来的氧气比无光照射条件下多几倍。

怎样去除新房甲醛

环保专家为您支招：300克红茶泡入两脸盆热水中，放在居室内，开窗透气，48 小时后室内甲醛含量下降≥90%，刺激性气味基本消除。购买 800 克颗粒状活性炭除甲醛。将活性炭分成 8 份，放入盘碟中，每屋放 2～3 碟，72 小时可基本除尽异味。400 克煤灰，用脸盆分装后放入需除甲醛的室内，一周内可使甲醛含量下降到安全范围内。以上方法同样适用于装修完没有异味的家庭，因为有些有害物是无色无味的，多一分清洁，就多一分安全。

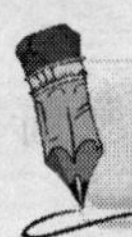

哪些植物会吸收毒

①具有吸收甲醛作用的植物，如吊兰、芦荟、龙舌兰、虎尾兰（又名虎皮兰）等。②具有吸收苯作用的植物，如长青藤、铁树等。③具有吸收三氯乙烯作用的植物，如万年青、雏菊、龙舌兰等。④具有吸收二氧化硫作用的植物，如月季、玫瑰等。⑤具有吸尘作用的植物，如桂花。⑥具有杀菌作用的植物，如薄荷。新车新房有异味，热带水果也可帮忙。

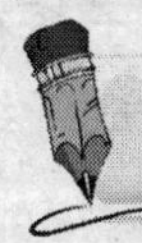

居室放哪些花草好

①仙人掌（球）。防辐射、减少电磁辐射；誉称夜间“氧吧”、吸尘高手。②“家种吊兰，污鬼胆寒”。吊兰是净化空气好植物。③芦荟。刀伤、烧伤、烫伤、扭伤或蚊虫叮咬，涂抹有治疗作用。④美人蕉。对二氧化硫有很强的吸收能力。⑤万年青。可有效除去三氨乙烯污染。⑥龟背竹。可吸收二氧化碳。

三、穿衣戴帽有学问

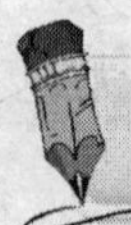

新生儿的服装

新生儿的衣服以结带斜襟衣为最理想。这种衣服前襟要做得长些，后背可稍短些，以避免或减少大便的污染。由于新生儿的活动是无意识、无规则和不协调的，四肢大多是屈曲状，为了不束缚婴儿的发育，衣服宜做得宽大。这样，一来便于他们活动，二来便于穿脱。为避免划伤娇嫩的皮肤，衣服上不要钉纽扣，更不能使用别针，可以用带子系在身侧。衣料以采用柔软、吸水的棉织品为最理想。合成纤维或尼龙织品因不吸水，且有不少弊端，不宜采用。

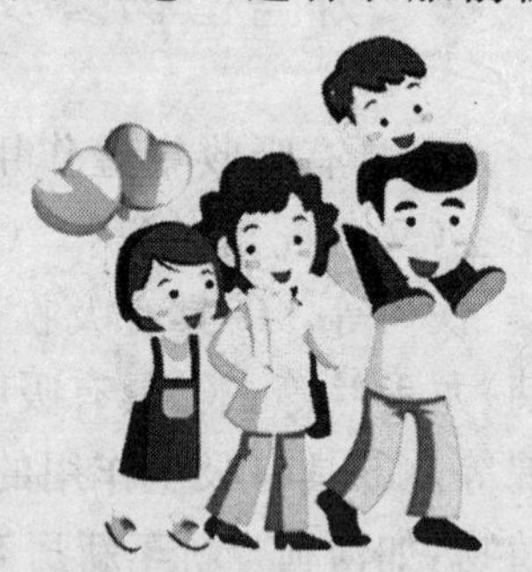

夏季新生儿最适宜的衣服为连衫裙式的长单衣，背后系带，便于换尿布。专家提醒，新生儿使用的衣服，不要放置樟脑球。因为有些新生儿，接触了樟脑球后，会发生溶血性的疾病，而且新生儿使用的衣服要经常晾晒，以利用日光中的紫外线消毒灭菌，保持干燥。

秋季或冬季有使用襁褓的习惯，这确是一种简便实用的好方法。襁褓分夹的和棉的两种：春秋用夹的，冬季用棉的。为新生儿更换襁褓时，要注意在室温适宜的情况下进行。冬季要先把襁褓烘烤一下，以驱散寒气，避免孩子着凉。襁褓最好准备两条，以便替换。冬天的衣服也可采用上述式样做成双层，中间絮上薄棉花。这种斜襟衣至少应准备二三件，以便轮换使用。

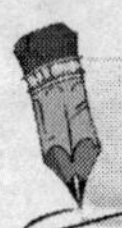

孕妇穿衣误区

误区一，妊娠末期凑合穿。专家指点：炎热的夏季，穿衣服一定要尽量减少对自己身体的束缚。孕妇本身就比其他人代谢旺盛，出汗较多，若排汗不畅，就很容易引起皮疹、皮肤感染。化纤材质的衣服，透气性不好，容易摩擦产生静电，对孕妇皮肤和健康都很不利。怀孕期间，衣着最主要是穿起来舒适，吸汗而透气的棉质衣服是最佳选择。

误区二，拿腰带使劲勒紧腹部。专家告诫：准妈妈的裤子宜选择腰部有松紧带或系带，可以进行自由调节。不能系得过紧，以免使增大的子宫不能上升而前凸，造成悬垂腹，导致胎位不正、难产。紧紧地束缚腰部及腿部，容易影响下肢血液循环，有碍子宫胎盘的血液循环，影响胎儿的正常发育。

误区三，穿紧身牛仔裤。怀孕 5 个月前，孕妇的肚子不很明显，其实已经有点突出来了。此时如果穿牛仔裤，会增加孕妇外阴部和腹部与裤子的摩擦。牛仔裤都是紧身的，不透气，可使女性内分泌物不易排出，引起外阴炎和阴道炎等妇科疾病。

误区四，衣着灰暗令人委靡。女士皮肤比较黑的，不适合穿灰暗色系衣服。灰暗色衣服令人觉得精神委靡，会影响孕妇的心情，影响丈夫及身边人的情绪。皮肤稍微黑的人，宜穿暖色调鲜艳一点的衣服，如红、绿和紫罗兰色。穿上黄棕色或黄灰色的衣服，脸色会显得明亮；绿灰色衣服，脸色会显得红润一点。选用宽松得体的孕妇服装，颜色鲜艳，能让孕妇身心愉悦。

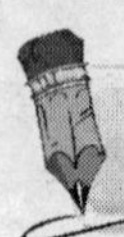

四季服装协调法

(1)服饰环境协调法：服装颜色必须与周围环境气氛相吻合、协调，才能显示其魅力。①参加野外活动或体育比赛时，服装的颜色应鲜艳一点，给人以热烈、振奋的美感。②参加正规会议或业务谈判时，服装的颜色则以庄重、素雅的色调为佳，可显得精明能干。③居家休闲时，服装的颜色可以轻松活泼一些，式样则宽大随便些，可增加家庭的温馨感。

(2)服饰季节协调法：①春天要穿明快的色彩，黄色中含有粉红色、豆绿色或浅绿色等。②夏天以素色为基调，给人以凉爽感，如蓝色、浅灰色、白色、玉色、淡粉红等。③秋天穿中性色彩，如金黄色、翠绿色、米色等。④冬天穿深沉的色彩，如黑色、藏青色、古铜色、深灰色等。

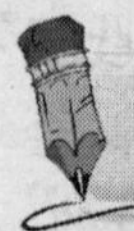

衣服的色泽搭配

浅淡妆容十分完美，窍门是搭配亮色围巾或金色耳环。橘黄色与蓝色是犯忌的搭配，应该避免。深黄色较咖啡色与浅黄色是更为明亮醒目的颜色。紫色花衫与纯棉蕾丝润色的紫色摆裙组合，适合气质高

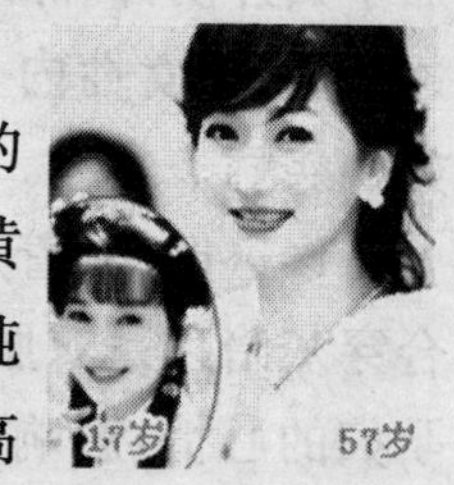

雅的女士。粉红色让人看上去柔和很多;桃红色最好是内衬吊带;紫红色一定要用其他浅色提亮。柠檬黄绿、嫩草绿或白色,会给人清爽、生动的感觉。绿色与黄色或橙色相配,会有芳华、活泼之感。浅黄色上装可与咖啡色裙子、裤子搭配,使衣服的轮廓更为明显。

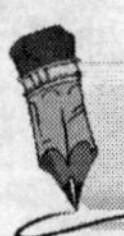

胖女孩服装搭配

尽量穿同一色系深浅不一的蓝、灰、粉上装与裙或裤搭配,会让人有惊艳的效果。注意:颜色对比一定要小,最好上下衣分穿,看起来不臃肿。竖纹的A字裙,对胖女孩来说也是不错的选择。竖纹可将发胖的身体拉长,给人的感觉不是很胖。对胖女孩来说,将浅色穿在内面,深色套在外面,显得格外活泼,身材也会苗条起来。胖女孩应采用碎花连衣裙,小花会显得瘦。颜色较深的衣服可给人一种轮廓恍惚的朦胧感觉。切忌将浅色穿在外面,深色穿在内面,这样就会显得很土气。正确的配色要领,应该是以1～2个系列的颜色为主色调,占据服饰的大平面,其他少量的颜色为辅。黑色服装是胖女孩的首选颜色,但原封不动的黑色太土,如果在黑色的服装上加些乳白色蕾丝边,效果大不一样。

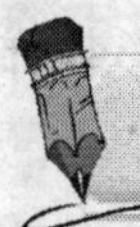

X体形服饰搭配

俗称“沙漏型”,是匀称体型。这是经典的、理想的、标准的体型。匀称是指身体各部分的长短、粗细合乎一定的比例,易给人以协调和谐美感的体型。特征是以细腰平稳上下身,胸与臀几近等宽。由于匀称性的体型是标准的体型，故这样的人体曲线优美，无论穿哪种款式、色泽的服饰都恰到好处。即使穿上最时新、最大胆的时装色彩也能显得不出格，世界上那些高级时装设计师，就是以他们为假想对象来进行创作的，这样的腰型往往具有浪漫、活泼、高雅的风度。X体形的人，若穿着“X”款的服饰，会显得高贵典雅、仪态万千。这种造型生动活泼，寓庄重于浪漫之中，备受人们的喜爱。

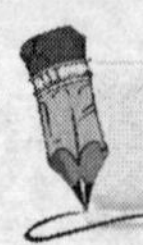

V体形服饰搭配

对于男子来说，这是最标准最健美的体型。这种倒三角形的着装，可轻易地显示男士的潇洒、健美风度。然而，V形体型对于女性来说，并不是一个优美的体型。虽然这是一种女性感特别强的体型，但这种肩部宽、胸部大、过于丰满，会使之显得矮些，使臀部与大腿相形见瘦，上身有一种沉重感。所以，大多数这种类型的女性都不太满意自己的这种形象，总希望通过着装来改变现状，使自己显得高一些，轻盈一些。为此选择服饰时，上衣最好用暗灰色调或冷色调，使上身在视觉上显得小些，也可以利用饰物色彩强调来表现腰、臀和腿，避免别人的注意力集中到上部。上衣不宜选择艳色、暖色或亮色，也不宜选择前胸部有绣花、贴袋之类的色彩装饰。

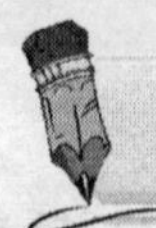

A体形服饰搭配

俗称”梨子形”。一般是小胸或胸部较平或乳部较上，窄肩，腰部较细，腹部突出，臀部丰满，大腿粗壮。这种体型发胖，其重量将大部分集中于臀部和大腿。服饰色彩选用原则与V体形的人大致相反。可采用较强烈的细节色彩，将人们的视线引向腰以上的部位，显得苗条。上身和腰肢是这类体型较为仔细之处，值得强调和突出。下身可选用线条柔和、质地厚薄均匀、色彩纯实偏深的长裙，上下身服饰色彩反差不宜过小，并扎上一条窄的皮带，这就能避免视线下引，造成视觉体型上匀称之效果；或下裙用较暗、单一色调（或深蓝裙子），配以色彩明亮、鲜艳有膨胀感的上衣（如浅粉色上衣），就能达到收缩臀部而扩大胸部的视觉效果。

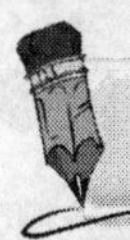

H体形服饰搭配

这种体型的特征是上下一般粗，腰身线条起伏不明显，整体上缺少“三围”的曲线美。着装可以通过颈围、臀部和下摆线上的色彩细节来转移对腰线注意的视线。也可采用色彩对比较强的直向条纹的连衣裙，再加一根深色宽皮带，由对比强烈的直向线条造成的视觉差与深色的宽皮带造成的凝聚感，能消除没有腰身的感觉，从而给人以洒脱轻盈之感。在该体型的人中，肥胖型的人胸围、腰围、臀围等横向宽度都较大，因而服饰长度也必须相应地增加。全身细长的服饰色彩能改变肥胖笨拙的视觉体态，给人以丰满、成熟、洒脱的印象。腰线处不宜使用跳跃、强烈的色彩，以减少对腰部注意的视线。

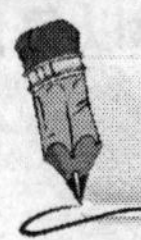

太胖太瘦者的衣着

(1)太胖：不宜穿色彩太艳丽或大花纹、横纹服饰，适宜穿用深色、冷色小花纹，直线纹服饰以显清瘦一些。色彩上忌上身深下身色浅，这样会增加人体不稳定感。冬天不宜穿浅色外衣；夏天不宜穿暖色、艳色或太浅的裤子，因其会使人显得更胖。款式上切忌繁复，力求简洁明了。过厚面料会使人显得更胖，过薄布料易暴露肥胖的体型。

(2)太瘦：这种体型宜穿浅色横纹或大方格、圆圈等服饰，以视觉来增加体型的横宽感。同时可选用红、橙、黄等暖色的服饰加以搭配，使之看上去或健壮一些、或丰满一些、或更匀称一些。不宜选择单一性冷色、暗色的服饰色彩。

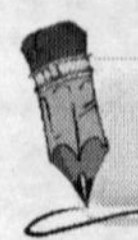

太矮太大者的衣着

(1)太矮：尽量少穿或不穿色彩过重或纯黑色服饰，不穿鲜艳大花图案和宽格条服饰，以免视觉上造成缩小感觉。应该挑选素静色和长条纹服饰。在色彩搭配上要掌握两个基本要领：一是服饰色调以温和者为佳，极深色与极度浅色不好；二是上装的色要相近搭配属同一色系，反差太大，对比强烈都不好。个子较矮的人若配上亮度大的鞋、帽，显得更矮。这是因为两头扩大、中间收缩的缘故。如果身着灰色服饰，配上一顶亮度大的帽子，可显得高一些。

(2)体型太大：系指高度与宽度都超过标准体型的人。这种体型不宜穿着颜色浅且鲜艳的服饰，而且最好免去大花格布，而代以小花隐纹面料，主要是避免造成扩张感，以免使形体在视觉上显得更大。

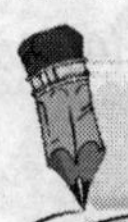

特殊体形者的衣着

(1)胸部过小:除应选用质地轻薄、飘垂和宽松上衣外,色调宜淡不宜深、宜暖不宜冷,也不宜穿紧身衣。上装若用鲜艳色调、轻松色调的图案来装饰,可使胸部显得丰满些。

(2)胸部过大或丰满:宜穿宽松式上装和深冷色单一色彩服装,可使胸部显小些,上装款式不宜繁复,以避免视觉停留。

(3)肩部太宽:肩部太宽有时也是造成着装形象不理想的原因之一,为此可采用深色、冷色单一色彩,以使肩部显窄些。不宜使用加垫肩的服饰,不宜使用横条面料。

(4)腰围过粗:女性在视觉体型上最敏感之处就是腰围了。如果腰围过粗,可选择能掩饰腰围过粗的服饰,使用深色、冷色而质地较硬的布料,使腰身纤细一些、优美一些。

(5)臀部过小腿过细:不宜穿暴露体型的紧身裙或裤,不宜穿深色面料的服饰;宜选用色彩素浅、式样宽松的长裤或褶裙,可使之丰满些。

(6)臀部过大腿太粗:不宜选白色或强烈、鲜艳、暖色的服饰,不宜穿上深下浅的服饰,不宜穿色彩过浅过亮的裙子裤子,用色太纯太暖太亮易使面积扩大。最好采用深色、冷色和简单款式,能使臀部显小,腿部显得纤细,使人减少对腿部的注意。

(7)双腿过短:不宜穿色彩相差很大的上下装,以免将上身与下身截然分开,显得更短。全身服饰色彩应力求统一、协调。

(8)双脚过大:女性脚过大,尽量选择与服饰色彩相近的鞋袜，可使脚显小，色泽需协调。不宜穿白色鞋袜，肉色和米色最引人注意。

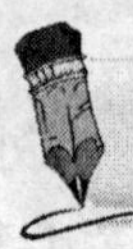

白皮肤者的衣着

这样的女孩选择服装时范围较广，如穿淡黄、淡蓝、粉红、粉绿等淡色系列的服装，都会显得格外青春，柔和甜美；穿大红、深蓝、深灰等深色系列，会使皮肤显得更为白净、鲜明、楚楚动人。肤色较白不宜穿冷色调，否则会越加突出脸色的苍白。这种肤色的人最好穿蓝色、黄色、浅橙黄色、淡玫瑰色、浅绿色一类的浅色调衣服。以较重的黄色加上黑色或紫罗兰色的装饰色或是紫罗兰色配上黄棕色的装饰色对女子也很合适。黄色部分最好靠近脸部，否则皮肤就会显得过于暗淡。

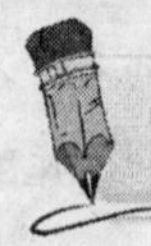

黝黑皮肤者的衣着

宜穿暖色调的弱饱和色衣着，亦可穿纯黑色衣着，以绿、红和紫罗兰色作为补充色。这种类型的女子可选择白、灰、黑三色。主色可以选择浅棕色。紫罗兰配上黄色、深绿色或是红棕色，深蓝色配上黄棕色或深灰色都可以。略带浅蓝、深灰二色，配上鲜红、白、灰色，也是相宜的。穿上黄棕色或黄灰色的衣着，脸色就会显得明亮一些；穿上绿灰色衣着，脸色就会显得红润一些。此外，绿、黄橙、蓝灰等色亦可。

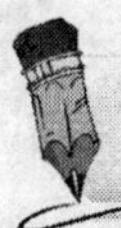

黄皮肤者的衣着

东方人的皮肤大都呈黄色，有一种被阳光照射的美感。但总给人一种不够健康的印象，这是因为衣服色彩选择不适合，或多或少地影响了女性的仪表美。打扮技巧：皮肤偏黄的女士应尽量少穿绿色或灰色调的衣服，这样会使皮肤显得更黄，甚至会显出“病容”，而适合穿粉色、橘色等暖色调服装。面色偏黄的女性，适合穿蓝色或浅蓝色的上装，能衬托出皮肤的洁白娇嫩，但品蓝、紫色上衣就会适得其反。

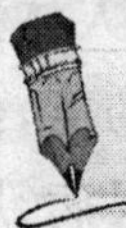

冬季为啥要戴帽

人的头部是“诸阳之汇”。皮肤尽管薄，却布满血管及毛发，体内热能常从此大量散发。气温 15℃时，人体 1/3 的热能从头部散发；气温 4℃时，人体 1/2 热能从头部散发；气温 −10℃时，人体 3/4 热能从头部“跑掉”。这么多的热能在头部散发，保护好头也就减少了身体热能的散发，因此外出戴帽很重要。寒冷时不仅能保暖，患心脑血管病，呼吸道、消化道疾病的老年人，还可避免感冒、咳嗽、头痛、面神经麻痹等病发生。帽子的材料应以柔软、轻捷、保暖性能好为宜。高血压病人戴的帽子不要太重；不要箍得太紧，太紧了头皮长时间被挤压，血液循环不好就会头痛。气候变暖后，可根据自己身体情景，慢慢摘掉帽子。

四、出行的生活常识

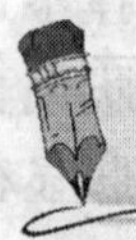

步行大有益处

步行的益处：①步行能增强心脏功能，使心脏跳动慢而有力。②步行能增强血管弹性，减少血管破裂。③步行能增强肌肉力量，强健腿、足、筋骨，并能使关节灵活，促进人体血液循环和新陈代谢。④步行可以增强消化腺的分泌功能，促进胃肠有规律的蠕动，增加食欲，对防治高血压、糖尿病、肥胖症、习惯性便秘有良好的作用。⑤户外新鲜空气，步行能使大脑思维清晰、灵活，消除脑力疲劳，提高学习工作效率。⑥步行是一种静中有动、动中有静的健身方式，可以缓解神经肌肉紧张。当烦躁、焦虑情绪涌向心头时，散步 15 分钟，即可缓解紧张，稳定情绪。⑦坚持步行会消除心脏缺血性症状或降低血压，消除疲劳，精神愉快，缓解心慌心悸。⑧步行可减少三酰甘油和胆固醇在动脉壁上的积聚，减少血糖转化成三酰甘油的机会。⑨步行能减少人体腹部脂肪的积聚，保持人体的形体美。⑩步行能减少血凝块的形成，减少心肌梗死的可能性。⑪步行能减少激素的产生，过多的肾上腺素会引起动脉血管疾病。⑫步行可以保护环境，消除废气污染，对强健身体，提高身体免疫力，减少疾病，延年益寿有积极推动作用。

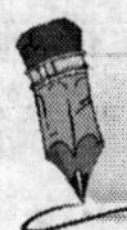

晕车晕船的对策

①乘车、船、飞机前不要吃得太饱，不要吃油腻食物，应吃一些易消化的食物。②乘车、船、飞机，应选择前排通风良好的座位，双目远眺，面向前方，或者闭目不要看窗外一闪而过的东西。③保持愉快情绪，心平气和，心理暗示不会晕车，回忆美好的时光和高兴的事儿，听听音乐或与人聊天。④出行前保证有充足的睡眠，防止疲劳，在车、船、飞机上不要看书。⑤出行前半小时服用晕车药。

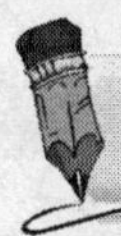

爬楼梯比坐电梯好

我们都是被生活的舒适给惯坏了。以前没电梯的时候大伙爬楼梯都很好。现在只要有电梯的地方，人们多半不愿意走楼梯，宁愿扎堆排队坐电梯。但电梯空间有限，空气污染重。人多时里面充斥着一股汗味、脚臭，足够你恶心半天的。而走楼梯就不同了，一则锻炼身体，二则楼梯间人比较少，空气相对新鲜，三则走楼梯也是一种享受，如果不赶时间，你大可边走边考虑问题；就算赶时间，在冲刺的时候你也可以体会那种突破身体极限的快乐，出点汗但获得身心的放松，何乐而不为。

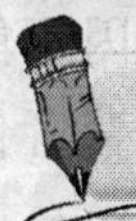

为啥酒后不准开车

机动车是一种速度快、冲力大的交通工具，驾驶员行车时，对道路上瞬息万变的情况，要迅速做出判断，采取措施，才能保证安全。酒精对中枢神经起麻醉抑制作用，饮酒者每100毫升血液中含酒精50毫克时，反应能力下降，100毫克时下降35%，150毫克时下降50%，动作失调，手脚失控。不饮酒者发现危情，从视觉感到踩制动踏板的动作时间为0.75秒。饮酒后驾驶员出现远视，视物立体感上发生误差；反应时间要增大2～3倍。所以，我国《道路交通安全法》规定禁止酒后开车。有人误认为禁酒只限于白酒，其实啤酒含3%～5%酒精，葡萄酒含10%～15%，白酒含50%～60%。驾驶员酒后开车发生交通事故的几率比没有饮酒者高16倍。所以，酒后开车按严重违章论处。

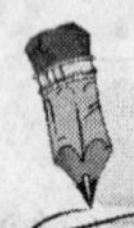

外出旅游注意七点

①认真签订旅游合同。选择可靠的旅行社，出游前认真签订旅游合同，合同中一定要用详细的文字将旅游过程中的吃、住、行、游、购等加以说明。任何另外约定都必须写下书面依据，以免引起纠纷。②旅行社和游客双方都应严格按合同规定的行程进行，不得擅自变更或修改行程，如遇不可抗拒因素、游客特别要求变更行程时，应事先取得双方同意并签订临时协议。对于旅行社导游临时增加的购物行程或者自费项目等，消费者有权拒绝。③旅客一定要认真阅读旅行社提供的合同中的违约条款，如果旅游者因为自身原因不能按照合同约定出游，要负违约责任。旅游合同就是消费者依法维权的依据，千万要保存好，不能掉以轻心。④选择自助游的市民出游前，一定要详细了解当地的风土人情等相关信

息，尽量预先了解并安排好交通、住宿、饮食等，以免旅游旺季到处奔波，影响游玩效果。⑤自驾车人士一定要做好车辆的安全检查，出发前检查好随车证件和个人证件，查询清楚路线及路况，准备好交通图，带好必要的食品、饮用水、药品、应急电话号码等，注意安全驾驶。⑥很多年轻人选择拼车出行，“拼友”最好是熟悉的朋友，与陌生人拼车时，要注意预防骗子和劫车者。车主和乘车人，有必要相互了解对方的真实身份及联系方式，互相出示身份证必不可少。⑦车主和同车人，应将了解的对方信息发给至少一名亲友，并把车牌号告诉亲友，以备出现问题后联系使用。

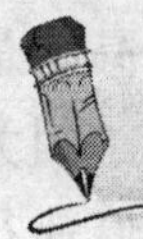

老年人应当拄拐杖

中国老龄科学研究中心研究员陶立群提醒，有以下 3 种情况之一者，最好赶紧拄上拐杖。①感觉自己身体平衡性不好，需要借助支撑物才能保持身体平衡。②视力不佳的老年人，应该使用拐杖。③严重骨质疏松症的老年人，比较容易摔跤，拄拐杖可以防摔倒受伤。专家指出：老年人不必惧怕对拐杖产生依赖性。就像在患病期间使用拐杖辅助行动的人，痊愈后自然就不必继续用了。使用拐杖时关键是要选择质量好且轻便的。老年人在确保拐杖使用安全的前提下，视自身具体需求选择不同类型的拐杖。例如，“拐杖凳”可以在走累时，打开当椅子坐着休息；带有照明功能的拐杖，可以为老年人在光线不足时提供光源

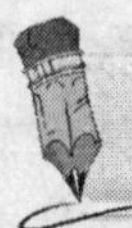

老年人散步注意啥

①体质虚弱者应将两手臂甩开，步伐大些，速度由慢到快，尽量将全身活动开，使全身各器官都能参与运动，有效地促进新陈代谢。每天散步1～2次，每次1小时。②肥胖者可将散步时间、距离拉长，运动量加大。应坚持每天散步2次，每次1.5小时；可以适当走快些，使体内多余脂肪充分燃烧，达到减肥目的。③有高血压病者，散步时尽量使脚掌着地、胸脯挺起，不要过分弯腰驼背，以免压迫胸部，影响心脏正常功能。步伐应以中慢速为宜，太快容易使血压升高。最好不在早上散步，应选择上午9～11时，下午3～5时。因为早晨人体血压高，傍晚相对稳定。④有冠心病者最好慢速行走，以免心律失常，诱发心绞痛。散步最好在餐后0.5～1.0小时，每天2～3次，每次半小时。

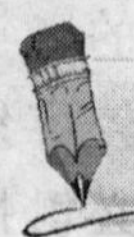

老年人怎样过马路

①很多大路口都设有安全岛，可以好好利用一下。②在一些小的路口，也有行人可以自己控制的机动红绿灯，想过马路了，按一下按钮，等变成绿灯后通行。③路口如有天桥或者隧道，就不要冒险从路面横穿马路。④有红绿灯的人行横道，往往比没有红绿灯的人行道安全。在没有人行横道的地方横穿道路，最好直行通过。⑤过马路时要特别留神观察车辆，先看左，后看右，千万不能在车辆临近时突然横穿马路。即使在单行路上行走，也不要只顾着看一头，有些违规

车辆会冷不丁地从身后蹿出。

五、健美的学问

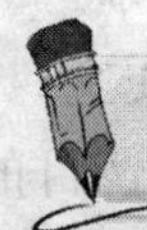

老年人打扮得年轻些

老年人吃了一辈子苦，现在有钱了穿件好衣服理所当然。可是有的人却评头品足地说："人老了，还穿什么花衣服啊，像个老妖精。"在他们眼中，好像老年人理应像"叫花子"。这是对老年人的一种偏见。祖国强盛了，人民富裕了，老年人打扮得漂亮些好得很。李素清已有 111 岁高龄，但老人还是格外爱美，每次出门做客或是过年过节，她总是穿上心爱的大红唐装。"我有三件红唐装，梅花的、团花的、紫红的。"李素清眯着眼拉开衣橱展示起自己的"宝贝"，眼睛更是清亮有神，心里乐开了花。

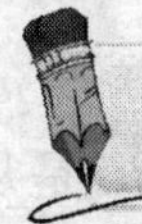

自然美与化妆美

陈好的美已成为"万人迷"，给人的印象太深刻了。她笑靥如花，眉梢轻俏，眼神灵动，嘴角漾着笑意，天生丽质加上爽直热情和自信，不倾倒众生都难！她最聪明、最时尚、最有女人味，S 型玲珑身材，非常像台湾的第一美女萧蔷。这个"粉红女郎"最性感、最智慧，已成了所有"无形"女人最忌妒又最艳羡的火辣美女。化妆美则不同了，有的女性在电视里感到很美，但是卸妆后并不美。由此可见，自然美、心灵美是最美的人，咱们老百姓千万不要一味追求化妆美。

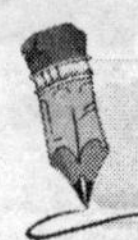

心灵美与外表美

人人都喜欢美，美景、美人、美文、美诗、美画、美歌。统计表明：漂亮女性在日常生活中能占50%～80%的便宜；男人阳刚之美，女人清秀气质之美，确实能给人以赏心悦目的感觉。爱美之心人皆有之。美经常被看做是人类世界的一种价值。中国历史上有四大丑女的成才记载，所以“看人要看心灵不单看面孔”也是有道理的。当然“既重心灵，也重外表”是最美的。韩国城市里50%以上的成年女性都整过容。这是现代人的一种追求。最近几年，我国不少的中小城市满街都可以看到减肥美容中心。人们通过修整脸型、体型、控制饮食、做健美操、进行器械锻炼等形式，力求获得理想的效果。不少人还用化妆品美化面孔，把整个人用美加以包装。

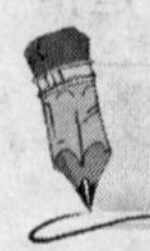

化妆品的健康作用

清洁霜或清洁蜜是一种不含皂类的面部清洁用品，是从油脂中提取的脂肪酸和矿物油组成的乳剂，是滋润皮肤的天然油脂。营养霜或营养蜜，除含有纯净的高级脂肪醇外，还含有一定数量的蛋白质、激素、维生素等，具有延缓皮肤衰老的作用，对人体无害。粉底霜的主要原料是从天然油脂中提取的，含有保湿性强的甘油、羊毛脂衍生物，对皮肤亦无害。粉饼所用的原料多属于无机性矿粉，含有少量脂肪酸皂和色素。各种粉料均有一定的遮盖力，能帮助皮肤抵抗紫外线，对皮肤无害。眉笔和眼线的基质原料由蜂蜡、矿脂、可可脂加入炭粉压制而成，对人体较安全。唇膏是用动植物油脂、蜡、羊毛脂和颜料制成的，对唇有润滑及防裂效果。

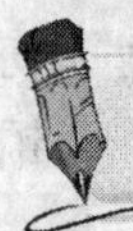

化妆品过敏怎么办

尽管化妆品一般来说都是安全可靠的，但是有些人的皮肤对某些化妆品过敏。为了确保安全，在换用新化妆品时，应先在自己皮肤上做一下过敏试验，证实皮肤对化妆品无过敏反应时方可使用。具体做法是：在手腕内侧涂上约1.5平方厘米的化妆品，覆盖纱布或塑料膜，过24或48小时除去覆盖物，再经1～2小时，如涂抹化妆品处出现疹子或红肿，即为过敏反应，说明不宜使用这种化妆品。根据皮肤组织学、生理学的特点，选择合适的化妆品极为重要。选用合理，可以起到保护皮肤，使皮肤健美，毛发光润；选用不当，往往会损害皮肤，导致病变，如皮肤皲裂、毛发脱落，甚至受到感染引起皮炎等。

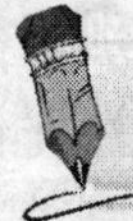

当心化妆品危害

①护肤化妆品可保护皮肤不致干裂，防止细菌侵入体内。如果使用碱性过强的洗涤剂洗涤皮肤，就会降低皮肤表面的酸度，破坏油脂薄膜，使皮肤防御能力减弱，细菌可乘机侵入人体。②人体的足底、手掌角质较厚易发生皲裂。搽一些脂性强的护肤化妆品，就好多了。但是，如果选用水溶性

基质的化妆品，则会导致皮肤水分继续蒸发而加重皲裂。③选用化妆品时应注意商标、出厂时间。不可随便购买粗制滥造和变质的商品，否则将会对皮肤造成损害。④劣质化妆品所含杂质的凡士林及檀香油、柠檬油、佛手柑香油等光感物质，涂敷这类化妆品的人，在日光暴晒下会发生细胞损伤，引起外源性光感性皮炎。长期使用重金属含量过高(铅、铂、镉等)的化妆品，可引起中毒。

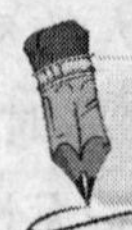

头发染黑有学问

①染发次数越少越好，一年不要超过两次。②不用永久性染发剂，颜色越黑的染发剂毒性越大。③不用不同的染发剂同时染发。当心发生化学反应，生成有毒物质。④染发最好能与头皮相隔1厘米。⑤有疮疖、皮肤溃疡和过敏体质的人不宜染发。如果坚持要染，一定要先做过敏试验，无异常反应方可染发。高血压、心脏病者，怀孕、分娩期者不宜染发。⑥染发前在头皮上擦上一些凡士林，万一沾上药水，容易洗掉。⑦染发师调取药液时，不可使用金属类器皿。⑧染完头发后，要多次清洗，不让染发剂残留在头发上；洗头时别用手指抓破头皮，以免引起中毒。⑨最好选购经国家安全性评价的毒性小的合格产品。⑩定期检查身体，避免染发的危害。

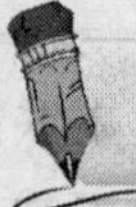

眼部化妆的技巧

①涂眼影和睫毛膏前先修饰眉型，眼妆应删繁就简。②修好眉型，用眉刷沾棕色、咖啡色眉粉沿眉毛生长方向刷，

线条不清晰可用棕色、咖啡色眉笔轻轻补上。③夏日可用金棕色系、米色修饰眼部轮廓。④带点珠光效果的浅米色、浅黄色或珍珠白等眼影，在“点睛”方面会有神，用浅米色、浅橘色眼影在整个上眼皮打底，会使眼部看上去干净利落。⑤眼部彩妆品是睫毛膏，即使不涂眼影，只要夹翘睫毛再刷上纤长卷翘、根根分明效果的睫毛膏，就会令眼焕发光彩。⑥炎夏汗多，选择防水效果好的睫毛膏。如果觉得黑色太醒目，也可用棕色睫毛膏。刷睫毛时将化妆镜置于下巴高度，眼睛自然向下看，这样不易沾到上眼皮，保证透明眼妆干净清爽。

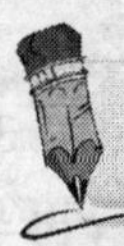

怎样清除青春痘

痤疮是一种毛囊与皮脂腺的慢性炎症性皮肤病。俗称“粉刺”“青春痘”。原因：由于皮脂腺过于发达，皮脂分泌过旺，毛孔被堵或其他原因导致排油不畅，皮脂腺继续分泌，皮脂就在毛孔中累积起来成为粉刺。体内激素分泌失衡，使皮肤长痘。这在青春期比较常见。应该常用温水、含硫香皂洗脸，每日数次，以减少皮肤油腻和灰尘，防止皮脂腺口堵塞和细菌继发感染。不可用手挤，不用油脂化妆品，如肤氢松、肤乐乳膏、恩肤霜，以免引起类固醇激素性痤疮；不用溴、碘类药物，以免引起疣状丘疹，增殖性痤疮。少吃脂肪和糖类食品，少吃油炸食品及葱、蒜、辣椒，多吃水果和蔬菜，防止便秘和消化不良。

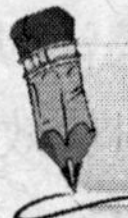

青春痘者饮食调理

雪梨芹菜汁：芹菜 100 克，番茄 1 个，雪梨 150 克，柠檬半个。洗净后同放入果汁机中绞汁，饮用，每日1次。功效：清热，润肤。适用于痤疮的辅助治疗。

胡萝卜芹菜汁：胡萝卜（中等大小）1个，芹菜150克，洋葱1个，洗净后放入绞汁机中绞汁，饮用，每日1次。清热解毒，祛火。可辅助防治痤疮。

枇杷叶膏：将鲜枇杷叶（洗净去毛）1 000克，加水8 000毫升，煎煮3小时后过滤去渣，再浓缩成膏，加入蜂蜜适量混匀，贮存备用。每次吃10～15克，每日2次。功效：清解肺热，化痰止咳。适用于痤疮、酒糟鼻等。服药期间忌食辛辣刺激性食物及酒类。

海藻薏苡仁粥：海藻、昆布、甜杏仁各9克，薏苡仁30克。将海藻、昆布、甜杏仁加水适量煎煮，弃渣取汁液，再与薏苡仁煮粥食用，每日1次，3周为1个疗程。功效：活血化瘀，消炎软坚，适用于痤疮。

山楂桃仁粥：山楂、桃仁各9克，荷叶半张，粳米60克。先将前3味煮汤，去渣后入粳米煮成粥。每日1剂，连用30日。适用于痰瘀凝结者所致的痤疮。

海带绿豆汤：海带、绿豆各15克，甜杏仁9克，玫瑰花6克，红糖适量。将玫瑰花用布包好，与各药同煮后，去玫瑰花，加红糖食用。每日1剂，连用30日。适用于防治痤疮。

果菜绿豆饮：小白菜、芹菜、苦瓜、柿椒、柠檬、苹果、绿豆各适量。将绿豆煮30分钟，滤其汁；将小白菜、芹菜、苦瓜、柿椒、苹果洗净切段或块，绞汁，调入绿豆汁，滴入柠檬汁，加蜂蜜调味饮用。每日1～2次。有清热解毒、防治粉刺功效。

果菜防痤汁：苦瓜、黄瓜、芹菜、梨、橙、菠萝各适量。苦瓜去子，菠萝去皮，切块；将黄瓜、芹菜、梨、橙及苦瓜、菠萝同绞汁，调入蜂蜜饮服。每日1～2次。有清热解毒、杀菌功效。用于防治痤疮。

绿豆薏苡仁防痤汤：将绿豆、薏苡仁各25克，山楂10克，洗净，加水500毫升，泡30分钟后煮沸，沸几分钟后即停火，不要揭盖，焖15分钟即可，当茶饮。每日3～5次。适用于油性皮肤预防长粉刺。

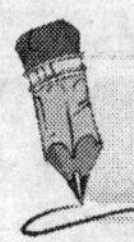

皮肤美多喝水

水是保护皮肤清洁、细嫩的特效美容剂。多喝水可以使皮肤滋润、水灵，体态丰满。水分在皮肤内的滋润作用绝不亚于油脂对皮肤的保护，体内保持充足的水分，才能使皮肤柔软、丰腴、润滑，富有光泽和弹性。建议每天饮6～8杯水。不同的水有不同的美容功能，含钙、镁、钠成分的水，能健脾胃、增食欲，常饮能使皮肤细腻滑润；饮用橘汁、番茄汁、猕猴桃汁的水，有助于减退色素斑，保持皮肤张力，增强皮肤抵抗力；红茶、绿茶水有益健康、美容、护肤功能。大自然所赋予的人体必需的钾、钙、钠、铁等矿物质及微量元素的水，具有丰富的活性氧，可以减少面部色素沉着。使用水处理机所制成的净水可配制果汁、泡茶，有利于美容和护肤。

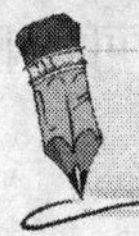

中性和干性皮肤保养

(1)中性皮肤：是比较理想的皮肤，肌肤状况稳定，油分和水分比例均衡。毛孔细小，纹理细腻，皮肤光滑滋润有弹性，表面不粗不粘。补水重点：洁面、清洁、干净。这类皮肤补水很重要，否则皮肤会老化。化妆水可选择润肤型的各类果蔬面膜。

(2)干性皮肤:毛孔小,纹理细腻,皮肤干燥无光泽,缺乏娇嫩感。清洁后皮肤有紧绷感,易老化,容易长黑斑及细小皱纹,但不易长粉刺。补水重点:面霜。干性皮肤缺水最为明显,肌肤容易在干燥的秋季形成细小皱纹。使用偏油质的保湿产品会有很好的锁水保湿效果(保湿霜、保湿乳液)。除了注意保湿外,也要多涂一些滋润成分较高的润肤品精华素。每隔2～3天使用含保湿性较高的面膜敷脸一次。

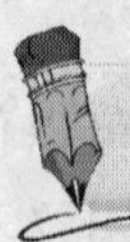

敏感和油性皮肤保养

(1)敏感皮肤:皮肤表层的角质层相对要薄,真皮血管网浅,皮肤受到刺激容易发生红肿、皮温较高、脱水等症状。补水重点:夜间补水。敏感皮肤可以选择侧重晚间保养,使用适合敏感皮肤用的蔬菜面膜护肤品。

(2)油性皮肤:毛孔粗大明显,皮肤纹理粗糙,油光满面,易长粉刺,不易起皱。补水重点:控油。缺水表象:用油光满面来形容再合适不过了,尤其是鼻翼两侧,毛孔较粗大。对策:选择保湿产品最好挑选质地清爽不含油脂,同时兼具高度保湿效果的产品。以亲水性强的玻尿酸乳,保湿凝露,喷洒矿泉水或化妆水,保湿凝露抹匀,含茶树油的产品可去除肌肤表面多余油脂,达到消炎。

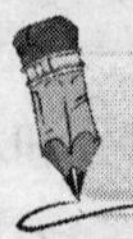

补水注意事项

①不可将补水与保湿混为一谈。补水是直接补给皮肤角

质层细胞所需要的水分，滋润皮肤的同时改善微循环，增强皮肤滋润度。保湿则仅仅是防止皮肤水分的蒸发，根本无法解决皮肤的缺水问题。②皮肤缺水不等于身体缺水，多喝水解决不了根本的问题，因为喝下去的水只有极微量被补充到皮肤细胞中。要真正解决皮肤缺水，补水面霜是最好的选择。③补水误区。到了渴时才喝水。很多人因为忙，所以常常忘了随时喝水。其实感觉渴了才喝，反倒不会补到足够的水，还会适得其反，让人感觉越来越干，时有脱水的现象。

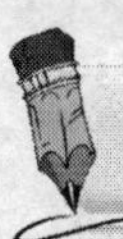

心理年轻很重要

人的心态年轻了，就会给自己或周围的人带来快乐的好心情。只要人们的心态年轻了，就会忘掉很多生活上的烦恼，就不会日夜都沉湎于亲人离世、朋友远离等痛苦和伤感的愁绪中而不能自拔。悲观厌世也是一种不良心态，这种不快乐的情绪，就会看着什么都不顺眼。经历过的日月风霜就会堆积沉淀，从而影响身体健康。心态好了，人就会感到非常开心。人拥有开心和愉快的心情，睡眠和胃口就一定好。高兴是人体各个器官的润滑剂，高兴就是免疫力。

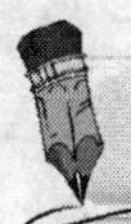

晨起要做 8 件事

①叩齿 100 下，可健齿、强身。②揉腹 80～100 次，增强胃肠功能治疗便秘。③揉鼻能降低血压。④适当饮水增加血流量，促进血循环，润肠通便。⑤深呼吸 10～15 分钟，增强肺活量，清醒头脑，振奋精神。⑥排净大便减少胃肠道疾病。⑦远

眺四方，增强视力，防治近视。⑧吃好早饭有益健康。

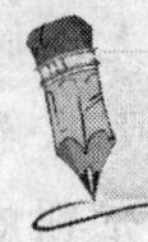

40岁后怎样呵护肌肤

①轻柔洗脸让皮肤像露珠一样潮润。②坚持搓澡使皮肤更年轻。③锁住水分，沐浴后保持微微湿润最佳。④充足睡眠，使人容光焕发。⑤重视防晒，以免色斑形成。⑥勤于运动，刺激血液循环，使皮肤胶原组织营养充足，结实平滑。⑦慎做美容手术。

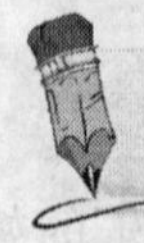

让秀发亮泽的食物

①芦笋加速发丝生长。②鳄梨使发毛囊滋润，闪闪发光。③扁豆促进头发生长丰满。④香菜防止掉头发。⑤蓝莓让头发保持年轻和活力。⑥番茄可保持头发含胶原蛋白高。⑦原蜜让头发闪亮滋润。⑧啤酒花让头发结实和强壮。⑨鹰嘴豆防止头发色素改变。⑩麻蛋白粉防止头发干燥脆弱。

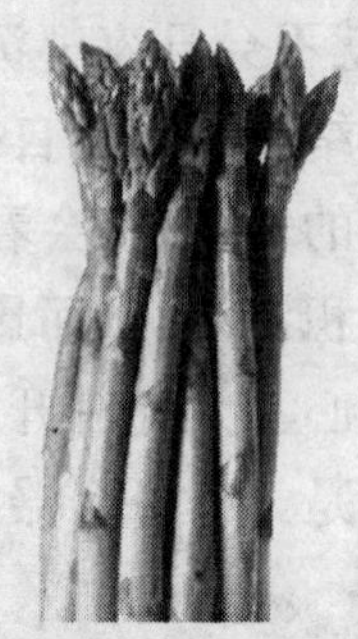

疾病防治篇

一、四季防病

（一）春季要防哪些病

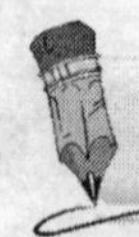

冠心病患者不宜晨练

春季气温容易出现忽冷忽热，冠心病患者易旧病复发。

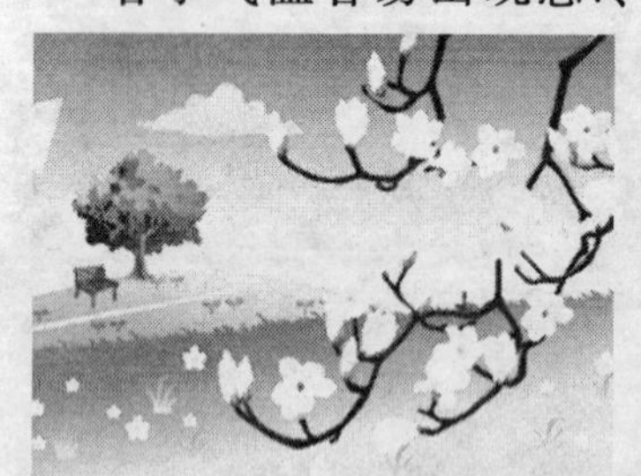

冠心病一年四季都可能复发，而2～4月份是冠心病复发的高峰期。特别是老年人，血管弹性差，多数伴有血管硬化和血管狭窄，气候的突然变化常常会刺激血管痉挛而引起心肌供血减少，严重者会诱发心绞痛、心肌梗死。77％的心肌梗死患者、54％的冠心病患者对天气变化的感受很敏感。加上晨练活动量过大，容易诱发心绞痛或心肌梗死。冠心病患者生活要有规律，保持心情舒畅，避免情绪过于激动和精神紧张。清晨是冠心病发病高峰，因早上气温较低，加上人体肾上腺素分泌增多，如果用力活动，很可能促发心绞痛，甚至猝死。

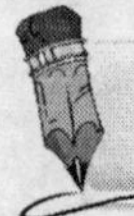

高血压者春游要当心

①高血压患者旅游时应选择安全平稳的交通工具，一般

以火车、飞机为宜。有人乘车会发生晕车症状如恶心、呕吐等，会导致血压升高，故乘车前不宜吃得太饱，出发前半小时应服用预防晕车的药物。②外出旅游前应做一次必要的体格检查。下列患者不适宜参加旅游：重度高血压或已有并发症患者、中重度心功能不全者、常频繁发作心绞痛者、血压波动大者，有严重心律失常者等。③旅游活动应根据体力适可而止，以平地徒步为宜，距离不宜太远，应尽量避免登高、爬坡，感到疲劳或出现症状应立即休息，切忌逞能拼命登高，游兴大发流连忘返而过于疲劳。④旅游季节最佳选择：春末夏初，因为这时气候宜人，不大会因寒冷而诱发脑中风，也不会因为太热而招致不适。⑤外出旅游最好有人陪同，特别是老年高血压患者，同时带上降压药，保持血压在较稳定的水平。如在旅途中有何不适，应及时处理或到当地医院治疗。⑥在旅途期间应注意保暖，切忌感冒受凉，饮食不宜过分油腻，不宜过饱，晚上应当早睡、睡好，以消除疲劳，恢复体力。

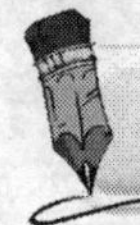

春季易发急性心梗

症状：突发剧烈胸骨后疼痛，大汗淋漓，有时出现压榨感或沉闷感，放射到左颈根部、背部或左上腰，舌下含硝酸甘油不能缓解，或心律失常，突然晕厥或抽搐，提示病情危急，应立即拨打120前来急救。老年人发生急性心肌梗死时，常胸痛不明显，因为老年人对疼痛反应迟钝或病情来势凶猛，但患者可表现面色苍白、神志淡漠、血压下降。

措施：在冷热不定的春季，冠心病患者要注意天气的变化，随时增减衣服，防止受凉。特别要注意脚的保暖，以免脚受凉而危及心脏。患有冠心病、高血压者，如突然出现胸闷、咳嗽、吐白色痰、不能平躺等情况，应想到发生急性心肌梗死的可能。

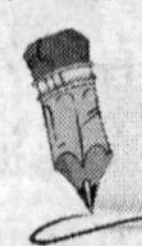

春季易发幼儿肺炎

症状：患儿先有发热、咳嗽，随着肺部炎症的扩展，因缺氧可出现气急、鼻翼翕动和鼻唇区青紫，出现“三凹”症状（胸骨上窝、肋间隙和心窝部吸气时下凹）。如突然出现呼吸困难、面色青紫、心跳加快、颜面水肿，烦躁不安，可能病变累及心脏，发生了心力衰竭，需立即抢救。

措施：要少带孩子去公共场所。孩子感冒后，如出现发热持续不退，咳嗽加剧，或婴幼儿发热、咳嗽不明显，而表现为口吐泡沫，面色灰白或青紫，憋气、吸吮能力减弱、呛奶等症状时，要及时送医院检查治疗。患儿要多喝水，进食易消化又营养丰富的食物，以促进康复。

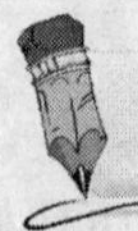

春季易发哮喘

症状：主要是支气管平滑肌痉挛，管壁黏膜肿胀，使管腔内黏稠的分泌物增多而不易排出，气体不能顺利呼出。喉头有痰，咳不出，咽不下；喉咙一痒，咳嗽不止，继而哮喘发作。患者常在夜晚发病，无法平卧。反复发作、急性发作和缓解稳定期更迭交替，是哮喘的一大特点。

措施：及时添加衣物，避免受凉，颈部要保暖。发作期需解痉、抗炎药物治疗双管齐下；缓解期继续抗感染治疗，减少复发机会，哮喘有望最终治愈。要多喝水，多食萝卜等蔬菜。进食不要过饱，不吃过甜、过咸食物。梨、香蕉、枇杷等有利于保持大便通畅，降低腹压，宜常食。

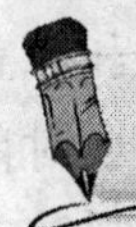

慎防麻疹与水痘

麻疹：婴幼儿多见。初期可出现打喷嚏、咳嗽、头痛、发热、流泪症状，以后在颊黏膜出现麻疹斑。潜伏期为两周，患者是惟一的传染源。在麻疹流行和季节尽量不去公共场所，避免与患者接触。

水痘：婴幼儿和学龄前儿童最多见。主要表现是发热，同时或第二天出现米粒大小红色豆疹，几小时后变成明亮如水珠的疱疹。皮疹主要出现在前后胸、腹背及头面、脚底，手指、手掌。疱疹可涂紫药水以促进疱疹吸收、结痂和预防细菌感染。

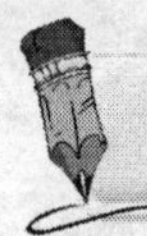

猩红热与腮腺炎

猩红热：1～10 岁儿童好发，主要表现是发热、嗓子痛。发热 1～2 天后，全身可见到皮疹，先出现在颈部、胸部，然后很快遍及全身。皮疹常常持续 3～5 天，然后逐渐减轻，体温随之正常。猩红热是细菌感染，青霉素治疗最理想。

流行性腮腺炎：4～15 岁儿童多见。主要表现为发热、全身不舒服，1～2 天后腮腺肿大，表面不红，边缘不清，有压痛，进食及咀嚼时疼痛明显，部分孩子下颌的颌下腺也会肿大。在腮腺流行季节少去公共场所，不接触患者。

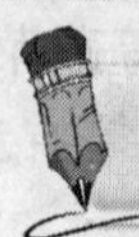

要当心皮炎

沙土性皮炎:玩沙土时间长了,宝宝的手背、前臂和膝盖会出现针尖大小的丘疹,随后长得密很痒。玩沙土、水时间长了,都可能出现这种摩擦造成的皮肤病,因此要限制孩子玩这些东西的时间。患上了沙土性皮炎,可在局部涂些止痒膏,防止孩子抓痒引起感染。

青少年春季疹:10岁左右男孩多见。初春阳光照射后,耳轮迅速出现红斑,十几个小时后红斑上出现密集的水肿性丘疹,大多数丘疹顶端有针尖大小的晶莹小水疱,几天甚至几周后消退。往往每年发病,持续几年至十几年才可痊愈。避光、口服烟酰胺和外用糖皮质激素能有效控制症状,如果症状严重或合并感染,最好到医院就诊。

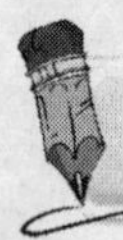

春季感冒可诱发肾炎

统计显示,引发急性肾炎的病因中,上呼吸道感染占60%～70%。临床见到,在肾炎、肾病过程中,感冒是血尿、蛋白尿反复出现与加重的重要诱因;对于原来患有肾病的患者来说,由于抵抗力不足,在上呼吸道感染流行的春季,极易加重病情乃至发生尿毒症,危及生命。急、慢性肾炎是春季的多发病。肾脏是人体极其重要的排泄器官,不可忽视。呵护肾脏是春季养生的一个重要内容。扁桃体炎反复发作的青少年患者,应考虑手术切除;若感染迁延不愈,或发现血尿、水肿,应尽早到医院检查治疗。

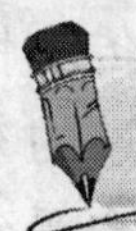

逛街的健康提醒

挤出病:坐公交车、步行、购物、休闲娱乐等,常会遇到人多拥挤的场面,节假日人流量大挤得厉害,一会使人精神处于紧张状态,导致心理上对拥挤产生恐惧症。二会引起机体的不适,诱发头痛、头昏、心跳加快、血压升高、恶心呕吐、疲劳困倦。

毒出病:商场或专卖店刚装修,室内装饰材料及用器上的油漆、胶合板、刨花板、泡沫填料、内墙涂料、塑料贴面等含挥发性有机化合物300多种。这些毒物,会刺激眼、鼻、咽喉及皮肤,引起流泪、咳嗽、喷嚏等反应,产生周身不适、头痛、眩晕、恶心等,日久会导致多种呼吸道疾病。

钞票惹出病:休闲购物时,有的人将钞票直接揣在口袋里;用手指蘸口水点钞,手拿钞票买食品,接着就直接拿着食品吃,很容易染上疾病。

老年人、儿童和体质较差的人,对拥挤环境的适应性差,外出时要尽可能避开人流高峰,免受拥挤之累。上街购物要有计划,减少在一些拥挤场所的逗留时间。在逛街途中可选择街心花园休息一会儿。购物时间不宜过长,最好不要超过2个小时。改变不良用钞习惯。减少现金交易,尽可能持卡消费。钱不要随意放入口袋内,要用钱包将污染源集中一处。应避免让孩子自己拿钱购买零食吃。逛完商场后回家应当及时洗手、洗脸,换下外衣。

春季要防红眼病

红眼病医学上称为急性结膜炎,好发于春季,是一种主要由细菌或病毒感染引起的接触性传染病。红眼病传染性极强，只要健康的眼睛接触了病人眼眵或眼泪污染过的东西，如毛巾、手帕、脸盆、书、玩具或门把手、钱币等，就会受到感染，在几小时后或1～2天内发病。一个孩子得病，很快会蔓延全家或整个幼儿园。临床特点：发病后眼部明显红赤、眼睑肿胀、发痒、怕光、流泪、眼眵多，一般不影响视力。如果是病毒感染，症状更明显，表现为：眼结膜下出血、耳前淋巴结肿大并有压痛，还会侵犯角膜，发生眼痛，视物模糊，病情恢复较慢。

防治小儿红眼病的根本途径是，尽量不要带孩子去人群密集的公共场所。预防措施：①适当隔离，不要让患儿串门，暂时不要去幼儿园，不要到理发店、浴池，以免疾病蔓延。②彻底消毒，患儿使用过的毛巾、手帕要煮沸消毒，晒干后再用，并为患儿准备专用的洗脸用具。③教育孩子注意个人卫生，做到不用脏手揉眼睛，勤剪指甲，饭前便后要洗手。眼屎多时，要用干净手帕或纱布拭之。④饮食清淡，多食蔬菜、新鲜水果等，保持大便通畅。⑤不可遮盖患眼，否则眼分泌物不能排出，反而加重病情。一旦宝宝感染上了红眼病，父母应及时带他去医院眼科诊治，如果治疗不彻底可能变成慢性结膜炎。

（二）夏季要防哪些病

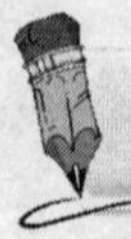

如何应对热感冒

天热流汗消耗了大量能量，加上一般人胃口较差，如果

没有足够的营养及时补充，人体的抵抗力就会下降，很容易

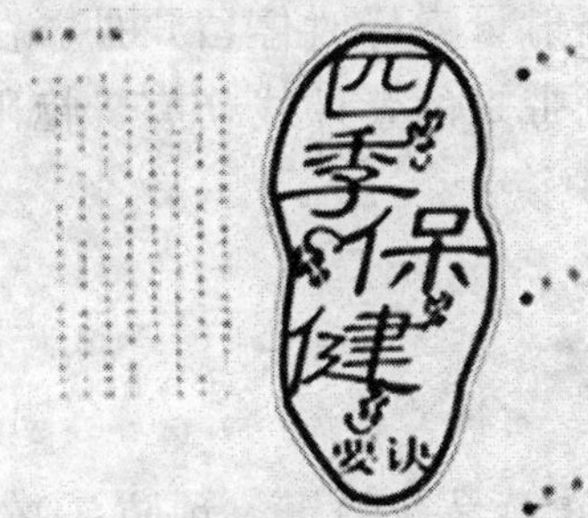

感冒。一些人为了贪凉，在热得满头大汗时用冷水冲头或洗冷水澡；睡觉时对着电扇吹个不停；房间里长时间开着空调，导致室内外温差较大，这些都可以引起夏季感冒的发生。高温会消耗大量的体液，应注意多喝白开水，饮水要少量多次，一般每次以300～500毫升为宜，必要时可以喝点淡盐开水。睡眠对治疗夏季感冒颇有帮助，要保证8小时的睡眠，晚上洗个温水澡可帮助入眠。如果晚上睡不好，可在中午小睡一会儿。膳食一定要合理，多吃番茄、黄瓜等维生素含量较高的食物，吃些瘦肉，以增加蛋白质的摄入量。

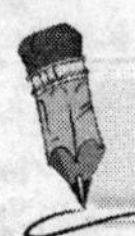

“浓妆”流汗得眼病

汉口刘小姐外出相亲，涂脂抹粉，擦眼影。吃过饭后，到羽毛球馆运动两小时，玩得大汗淋漓。当晚两眼发痒，揉后发红，次日早起一看，眼有血丝，眨眼摩痛。医生诊断为结膜炎，是汗水将眼影粉末冲进眼睛所致。医生建议，高温天最好少化眼妆。

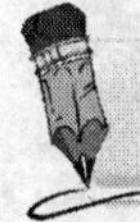

如何保护眼睛不晒伤

炎夏，眼睛备受烈日烤晒，常被晒伤，全球≥200万例白

内障病可能是长期烈日暴晒所致。防范:不直视太阳,减少暴晒与眼部防护。避免紫外线辐射量巅峰时停留户外。注意水面、沙滩、公路表面的反射光带来的紫外线伤害。艳阳下外出活动或开车时,应佩戴防护镜。

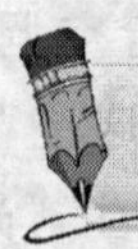

夏日外出防晒黑

夏季出游,在烈日下游玩皮肤容易被晒黑。预防:①外出前24小时让肌肤喝饱水。②出游前15分钟保湿打底做好防晒准备。③出游时选择高系数防水长效型防晒产品。④出游后6小时急速补水,再用具备嫩白成分的产品。⑤每天搽好防晒霜才出门。⑥用含有水杨酸、果酸等的产品加速肌肤代谢。

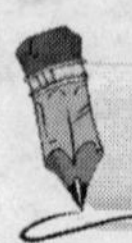

消暑的中药有哪些

①藿香,理气和胃。②佩兰,解暑化湿。③香薷,发汗祛暑化湿。④荷叶,解毒清热解暑。⑤绿豆,止渴清热解毒。⑥竹叶,清热除烦利尿。⑦西瓜翠衣,清热止渴利尿。⑧丝瓜皮,清热止渴。⑨藿香正气水,祛暑解毒和中。⑩十滴水,祛暑健胃。⑪人丹,解暑。⑫暑症片,祛暑解毒化痰调胃,孕妇忌用。

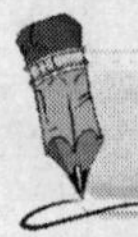

溺水的救护方法

遭遇溺水时,2分钟便会失去意识,4～6分钟身体便遭受不可逆转的伤害。故一定要争分夺秒地抢救。

现场救护:①使用长竹竿或树枝或长绳把其依附在有浮力的物体上(救生圈、救生衣),然后把这些辅助物抛给溺水者,把溺水者救上岸。②不使自己处于危险中,不要随便跳进水里,除非肯定这样做是安全的。③如果你曾经接受过救生培训,肯定溺水者不会对自己造成危害,应立即采取行动进行抢救。

溺水急救:将伤员抬出水面后,立即清除其口、鼻腔的水、泥及污物,用纱布(手帕)裹着手指将伤员舌头拉出口外,解开衣扣、领口,以保持呼吸通畅,然后抱起伤员的腰腹部,使其背朝上、头下垂进行控水。怀疑溺水者气管堵塞,不要使用腹部快速按压法,因为这种方法可能使失去知觉的溺水者出现呕吐、窒息现象。

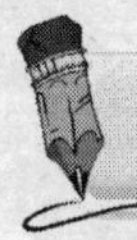

人工呼吸与心脏按压

(1)立即行人工呼吸:发现溺水,必须分秒必争,呼吸停止者应立即进行人工呼吸,一般以口对口吹气为最佳。急救者位于伤员一侧,托起伤员下颌,捏住伤员鼻孔,深吸一口气后,往伤员嘴里缓缓吹气;反复并有节律地(每分钟吹 16~20 次)进行,直至恢复呼吸为止。

(2)胸外心脏按压:心跳停止者先行胸外心脏按压。让伤员仰卧,背部垫一块硬板,头低稍后仰,急救者位于伤员一侧,面对伤员,右手掌平放在其胸骨下段,左手放在右手背上,缓缓用力,不能太猛,以防骨折,将胸骨压下 4 厘米左右,然后松手腕使胸骨复原,反复有节律地进行,直到心跳恢复为止。

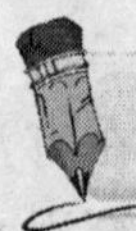

游泳抽筋自救

抽筋:称肌肉痉挛。几年前横渡长江第一名者,在自游东湖中死亡。原因:水温太低,寒冷的刺激;运动前没做好充分的准备活动;运动时间过长,肌肉过度疲劳;运动姿势不正确;运动强度过大或运动中突然改变体位;精神过于紧张等都易引起抽筋。另外,水草缠足不能摆脱,也可导致死亡。

自救:①小腿脚趾抽筋时吸气仰浮水面,用抽筋腿对侧手握住脚趾用力伸蹬。或把小腿放在抽筋腿膝盖上帮助恢复。②手指抽筋时用力握拳,快速伸开数次即恢复。③上臂抽筋时握拳屈肘用力伸直数次可解脱。④大腿抽筋时吸气仰浮水面,使抽筋腿屈曲,双手抱住小腿贴在大腿上以震颤动作使其恢复。

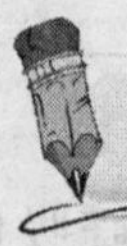

炎夏中暑的急救

中暑的特点:中暑是指高温和热辐射时,体温调节障碍,水、电解质代谢紊乱、神经系统功能损害的总称。多见于颅脑疾患、老弱及产妇。原因:高温作业通风差;露天作业阳光暴晒,空气湿度增强;人群拥挤产热、散热困难;精神紧张、劳动强度大、时间过长、睡眠不足、过度疲劳。

轻度中暑:多汗、口渴、无力、头晕、眼花、耳鸣、恶心、心悸、四肢发麻等。中度中暑:体温≥38℃,面色潮红或苍白,大汗,皮肤湿冷,脉搏细弱心率快,血压下降。重度中暑:突然昏迷。头痛、麻木、眩晕、精神错乱、定向障碍、肢体不能运动，皮肤干燥灼热绯红，体温≥40℃。

中暑的急救措施：①将病人移到通风阴凉处。②病人仰卧解开衣扣，保持呼吸道通畅。汗水湿透者更换衣服，开电扇或空调散热。③尽快降温至≤38℃。如凉湿毛巾敷头、腋下、腹股沟；温水或酒精擦拭全身；冷水浴 15～30 分钟。④意识清醒者饮服绿豆汤、淡盐水。⑤服用人丹和藿香正气水。重症者立即拨打 120，请求紧急救治。

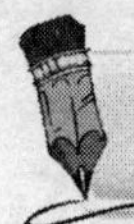

天气再热也要动

盛夏一动就出汗，很多人怕热不动。其实，天热时节高血压病人也应动。体育运动可使高血压病人头晕、头痛、失眠、心悸症状减轻，血压下降。因为体育运动能使大脑皮质的功能得到改善，加强大脑对血管运动中枢的调节，使全身处于紧张状态，小动脉得以缓解，起到降血压作用。所以，适当活动有利于身体健康。

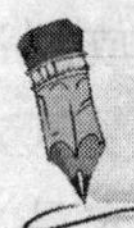

红眼病治疗与预防

红眼病即结膜炎，是眼科常见病。感染性红眼病是由于大部分结膜与外界直接接触，容易受到周围环境中细菌、病毒、衣原体的感染；非感染性红眼病多由外伤、化学物质及物理因素刺激引起。眼结膜的血管、淋巴组织丰富，自身及外界抗原易使其致敏。炎夏游泳时最易被传染。

症状：眼睑红肿，眼痒、烧灼感，流泪或溢泪，晨起时因分泌物多难以睁眼。

防治：①眼部接触隔离。②分泌物用生理盐水、硼酸水冲洗。③疗效不佳用磺胺药或抗生素。④血性结膜炎用生理盐水冲洗、专科就诊。⑤流行性结膜角膜炎，用抗生素眼膏或溶液滴眼。⑥有并发症者按角膜炎处理。⑦症状消退后仍须滴药1周。⑧慢性结膜炎注意病因治疗。也可用中医疗法、物理疗法。⑨忌食葱、韭菜、大蒜、辣椒、羊肉、狗肉等辛辣、热性刺激食物，不吃带鱼、鲤鱼、虾、蟹。⑩提倡勤洗手洗脸、不用手或衣袖拭眼。⑪急性期需隔离；消毒毛巾、手帕。

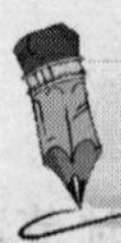

炎夏预防肠道疾病

肠道疾病是夏季的高发病，而细菌性痢疾是最常见的肠道传染病之一，除了与苍蝇繁殖活动有关外，还与天热人们喜欢吃生冷食品引起胃肠功能紊乱有关。所以，在夏天，当天的食物最好不要放到第二天再吃，因为天热很容易使食物变质，细菌极易生长。切开的水果如西瓜，尽量要一次吃完或者用保鲜膜将其封好后，再放到冰箱里保存，即使放到冰箱里保存，时间也不要超过24小时。卤菜是夏天较受人欢迎的食品，做卤菜的人如果不注意卫生，吃的人也很容易感染病菌，最好少吃为妙。

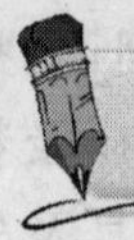

当心电冰箱肠炎

电冰箱肠炎是一种与电冰箱密切相关的耶尔赞菌肠炎，发病率逐年上升，患者病前几乎都进食过冷藏食品。主要症状有腹部隐痛、恶心呕吐、厌油纳差、乏力身困，严重者还会出现畏寒、发热，甚至导致中毒性肠麻痹。因此，使用电冰箱冷藏食品应注意生食与熟食，鱼与肉、蛋都不能混放，以免交叉感染。吃剩的菜最好热一热，待凉后再存入冰箱；熟食品最好放在加盖的容器内；熟食经冰箱贮藏应加热后方能食用；冰箱内的食品应先贮先用，定期清理；清洗冰箱内部，保持清洁卫生；冰箱内食品贮藏量不宜过多、堆放要留有空隙，以便冷气对流畅通。

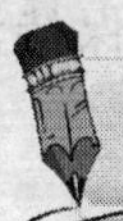

炎夏当心热中风

炎夏人体出汗较多，老年人体内水分比年轻人要少，加之生理反应迟钝，所以夏季最容易脱水。脱水会使血液黏稠，这对高血压、高脂血症或心脑血管病的老年人无异于“火上浇油”，输向大脑的血液会受阻变缓，发生中风的几率自然增高。

预防：首先注意补充水分。老年人要做到“不渴时也要常饮水”。有过中风史的病人，其家属要时时注意病人症状。头昏头痛、半身麻木酸软、频频打哈欠等都是中风前兆，这些症状明显时，一定要去医院就诊，切不可视作一般的感冒或疲劳。防暑降温要适时、适中，饮食结构要科学合理，多吃一些凉性食物，如苦瓜、皮蛋、莲子等。

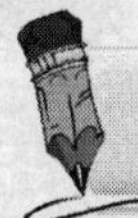

夏令预防空调病

空调器能使空气频繁流动和振动，像噪声一样损害人的神经功能。室内空气循环反复过滤，空气中负离子显著减少，而阳离子过多，这不仅影响空气的清洁度，还会影响人体正常的生理活动。久居空调房间，令人感到头痛、头晕、失眠、胃肠不适、乏力身倦，还有类似着凉感冒的症状。空调开的时间越长，越容易得此病。妇女、慢性病患者容易患空调病。

预防：在室内配备负离子发生器，弥补空调机的不足；装有空调机的房间，不是太热和太冷的天气，最好不要使用；使用空调时间不宜过长，不宜通宵开着空调机睡觉；室内温度不要调得过低，以免与外界气温相差过大；房间内要保持清洁卫生，禁止吸烟；定期打开窗户通风换气。

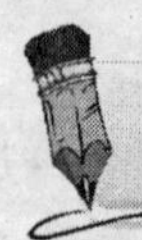

电扇病是咋回事

炎夏如果经常开电扇，会使人打喷嚏、流鼻涕、乏力、头痛、头晕、失眠、肩痛、食欲不振，这就是“风扇病”。人体的汗液蒸发，各部位是均衡的。吹风扇时靠近风扇的一侧汗水蒸发快，皮肤温度下降，血管收缩，另一侧皮肤温度仍然较高，血管膨胀。时间过长，便破坏了人体表面温度的均衡。

预防：使用风扇的时间不可过长，0.5～1.0小时为宜；转速不要太快；电扇不宜直吹人体，不要距离太近，吹一段时间后，应调换风扇的位置或人体变换方位，以免局部受凉过久；不要开着电扇睡觉，实在气温过高只能用摇头微风，定时控制；大量出汗时不要静坐猛吹。年老体弱、小儿和久病未愈、感冒、关节炎患者，尽可能不用电扇。

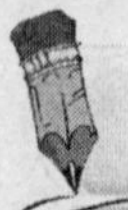

女人要防首饰病

K金首饰：在制作过程中，都按比例掺入了少量的铬、镍、铜等。如长期佩戴，有可能会诱发皮肤病。戒指：有人佩戴戒指后，出现手癣等皮肤病，这是由于夏天出汗较多，造成戒指周围局部潮湿，使真菌和细菌大量生长繁殖引起的。戒指和皮肤接触部位如果残留肥皂、洗衣粉、化妆品，日久也容易引起皮肤感染。所以，戒指要常戴常摘，经常清洗。“穿刺型”首饰：根据体质，量力选择。最为普遍的要数耳环了。许多年轻人以此标榜自己。殊不知穿刺受损的局部组织和首饰不断接触、摩擦，非常容易引起皮肤感染，如果本身是过敏体质，反应更为强烈。

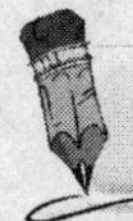

心肌梗死有前兆

夏季的气压普遍偏低，而且随着三伏天的到来，空气的湿度也开始增大，这样的天气很容易导致血液的黏稠度增加，从而导致血流减慢，这也就是导致中风及心肌梗死的主要原因。中老年人及心脏病患者是高危人群，稍有不慎就容易发生心肌梗死。因此，出现心慌、憋气、胸闷、胸部疼痛等症状时，就必须提高警惕，最好是及时就诊。

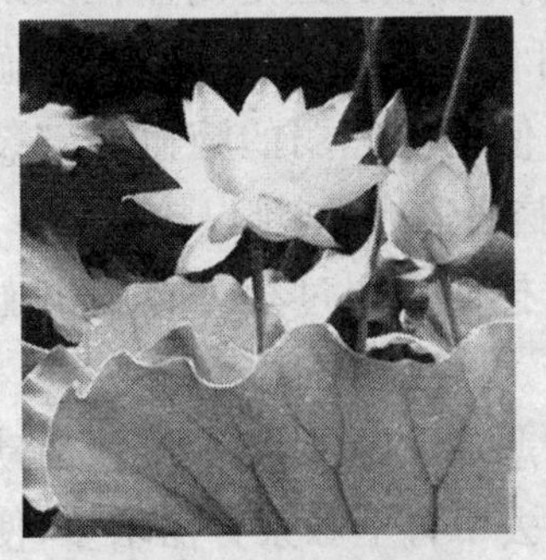

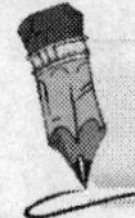

情绪烦躁易中风

夏季的天气多半都以闷热为主，这样的气候也会导致情绪波动，烦躁、激动等不良情绪，而使肾上腺素分泌过多，血管急速收缩，血压上升。空调房内的温度与室外温度差距过大，再加上频繁出入的话，就会使脑血管反复收缩、扩张从而诱发中风。中风发病率的多少与年龄有着密切关系，年岁越高中风发病率越高，55 岁后每长 10 岁，患病率增加 1 倍，特别是一些吸烟、喝酒的人群、“三高”（高血脂、高血压、高血糖）人群、有心脑血管疾病家族史的人群，更要特别注意。夏季预防中风的措施，除了要控制情绪以外，同时还可以适量地吃一些凉性食物，给身体清热解暑，也能有效地预防中风。

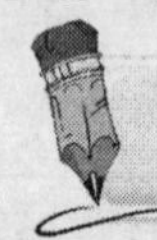

预防中风要“三戒”

一戒饮酒。高血压患者长期饮酒有害健康。酒可加重血脂水平及动脉粥样硬化，使脑血管弹性减弱，这是出血性及缺血性中风的病理基础。大量饮酒可使心跳加快、血管收缩，血压在原已较高的水平上骤然升高，使硬化脆弱的脑血管破裂出血，如果出血量较大，颅压过高，脑疝形成，则难以抢救。

二戒排便加压。如大便秘结，排便用力过猛可致脑出血甚至死亡。

三戒激情。过度的激情奔放如悲痛欲绝、捧腹大笑或活动过量等，均可使交感神经功能亢进，去甲肾上腺素分泌增多，使血管收缩，心跳加快，血压骤高，可发生脑出血而致死。故高血压病人要保持情绪稳定，性格开朗，切忌情绪过度激动。

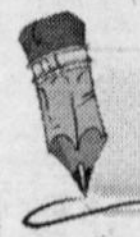

烈日外出防中暑

夏季温度过高、风速较小时，最好减少外出，因为这样的天气是中暑的高发期。特别是一些在户外工作的人群，要及时做好防暑降温，谨防中暑的发生。有些老年人、孕妇体质比较弱的人，要时刻做好防暑降温。预防：①做好个人防护，在炎夏最好打遮阳伞、戴遮阳帽、戴太阳镜，涂抹防晒霜、穿宽大浅色衣服。②多喝水。工地应备有开水或盐开水。③每天太阳当头直射时最好不在外行走，延长中午休息时间，并有工间休息制度。④用金银花、菊花泡水喝，或喝点绿豆汤可预防暑湿、中暑。

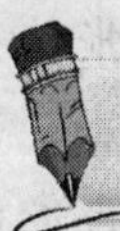

炎夏摇扇能防病

摇掉肩周炎：摇扇子是一种手指、腕和局部关节肌肉协调配合的上肢运动。炎夏常摇扇，是对上肢关节肌肉的锻炼，可促进肌肉血液循环，增强肌肉力量和各关节协调的灵活性。老年肩周炎，是肩关节长期缺乏运动及风扇、空调猛吹感受风寒引起的，摇扇可以远离风扇、空调，同时使肩关节得到锻炼，加强肌肉韧带的力量和协调性。

摇走精神障碍：炎夏许多人会出现情绪波动，中老年人容易出现情感障碍。摇扇消遣可以怡情逸性。邀几个朋友，在阴凉的地方一坐，谈天说地，精神郁闷一扫而光。

远离热中风：热中风是盛夏季节的一种常见病，与使用空调不当关系很大。忽冷忽热，会使高血压、动脉硬化的中老年人的脑部血液循环障碍而发生脑中风。

锻炼脑血管：有学者研究发现，中风病人中大部分是在右脑半球微血管破裂出血，而多数中老年人的脑萎缩却发生在左半脑。这是由于一般人长期习惯使用右手，左手运动较少，造成左脑半球锻炼有余而右脑半球锻炼不足造成的。因此，老年人在炎夏应有意识地进行左手摇扇，通过加强左手运动，活化右脑，改善左侧肢体的灵活性和肌体萎缩，可以增强右脑半球血管的弹性，减少脑血管疾病的发生。

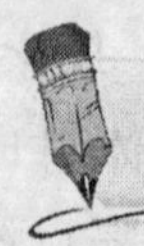

高血压度夏四注意

(1)空调温度不能过低：从酷热的室外回到空调屋内，希望能尽快凉快下来，如此一热一冷，会导致血管从扩张状态一下子变成收缩状态，这就为日后患高血压留下了隐患。长期在低温空调室逗留，一旦到室外遇热浪，血管又从收缩的状态变为扩张状态，血管如此反复地收缩、舒张，对高血压患者控制病情不利。

(2)保证夏日午休：炎夏很多人睡眠不好，晚上入睡晚，早上起得早，导致睡眠不足，宜造成高血压患者血压波动大，加重患心脑血管疾病的可能性。针对晚上休息不好的事实，高血压患者一定要养成午休的习惯，以补充晚上睡眠之不足。

(3)慎食各种生冷：人们在消暑纳凉时都喜欢吃冰激凌、雪糕、凉饮，以驱除炎热带来的痛苦。刚从烈日下回家，吃一块雪糕、喝一瓶凉汽水，确能消暑降温，但是很多人却因此出现头晕、恶心、发热，这是因为过低的冷食，刺激身体的小血管呈现条件反射式的收缩，引起患者血压升高、冠状动脉痉挛，造成心肌缺血，出现头晕、头痛症状。夏日高血压患者要尽量少吃生冷食物，防止高血压复发与加重。

(4)注意补充水分：有些高血压患者天生不爱喝水，这对高血压患者极为不利。炎夏导致大量出汗，如不及时补充水分，会导致高血压患者形成严重的血栓，增大高血压患者患心肌梗死、脑卒中的风险。因此一定要多补充水分，即使不渴也要多喝水。

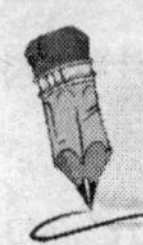

夏季腹泻别大意

夏季，人极易患腹泻。多数腹泻能自愈，有些腹泻须服用药物治愈。下述情况如不及时就诊，贻误治疗最佳时机，会埋下健康隐患，带来生命危险。

(1)严重呕吐伴腹泻：一般是指大便每天＞10 次，大便呈水样喷射状，尿量每次＞500 毫升，粪便里带有黏液、脓血样物；呕吐频繁，吐出食物残渣或黄绿色液体，严重者可吐出咖啡样液体。有这两种症状之一，就要及时就医。

(2)中毒性腹泻：中毒症状表现为发热，体温＞39℃；腹部胀满、食欲减退或厌食。较轻者中枢神经系统兴奋性增高，烦躁不安或惊跳；较重者表现为精神委靡、呻吟、嗜睡，昏迷或惊厥。机体出现这些中毒症状时，意味着病情恶化，一定要及时去医院就诊。

(3)有脱水症状时：腹泻脱水症状与脱水程度有关，主要表现有发热、口渴、烦躁、黏膜干燥、眼窝凹陷明显，皮肤弹性减退，尿量减少等。婴幼儿可见前囟凹陷。有些严重脱水者还伴有电解质代谢紊乱，精神委靡、四肢无力、腹胀、肠鸣音减弱或消失，面色灰暗、嗜睡或烦躁不安、恶心、呕吐、口唇樱红色、呼吸深快，有时可闻到烂苹果味。严重者还会出现喉痉挛、震颤、手足搐搦、全身惊厥等。这种情况一定要及时就诊，否则随时会有生命危险。

(4)腹泻迁延时:诱因是长期使用各种广谱抗生素或继发真菌感染,引起胃肠功能紊乱。主要表现为腹泻不愈、精神委靡、食欲低下、消瘦,甚至出现贫血和各种维生素缺乏,常并发其他感染性疾病,成人少见。应及时就医,查明病因,积极治疗。

家庭护理:①出现腹泻后留置粪便标本送医院化验检查,以查明腹泻原因。如果腹泻伴有发热、重度失水,应及时补充水分,住院进行治疗。②腹泻病人应注意饮食的配合。总的原则是食用营养丰富、易消化、低油脂的食物。③病人在治疗期间要多喝水,最好是喝淡盐水、果汁或米汤,以防止由于腹泻出现脱水现象。④腹泻病人要注意卧床休息,以减少体力消耗和肠蠕动次数。另外,要注意病人的腹部保温,受凉会使病情加重。⑤对腹泻频繁的病人要注意肛门护理,如病人肛门发红,可涂少量抗生素类软膏。

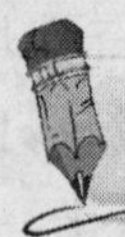

苹果通便止泻

腹泻与便秘都是常见病、高发病,这两个症状完全相反的疾病患者都可以吃苹果。苹果中含有丰富的鞣酸、果胶、膳食纤维等特殊物质,生果胶可软化大便,膳食纤维又起到通便作用。所以,生吃苹果可以起缓解便秘的作用。如果把苹果作为煲汤材料,加热后又能起到收敛、止泻的作用。因为鞣酸和加热后的果胶具有收敛作用,能使大便内水分减少,从而达到止泻目的。所以,如果家里有腹泻的孩子,家长可以把苹果洗干净,连皮放入沸水中煮几分钟,用勺子刮果泥给孩子吃;或者把苹果放入水中煮,取汁饮用。

（三）秋季要防哪些病

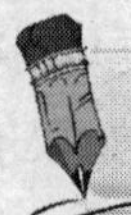

秋季防感冒防咽炎

感冒：不要过早加衣服，每天要根据天气变化增减衣服。

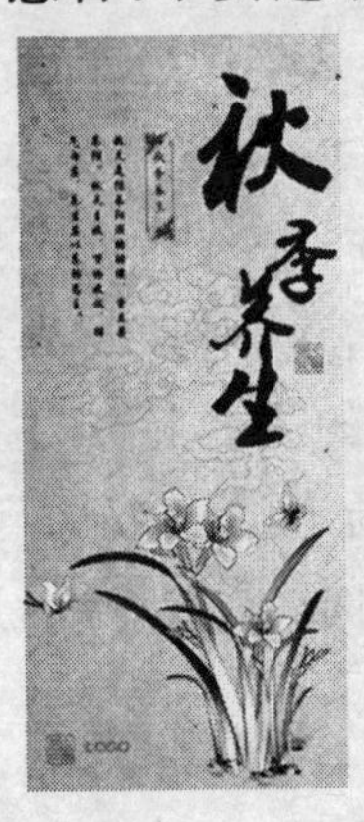

出汗后不要到风口处凉快，更不能使用电风扇或空调等方法降温，也不要快速喝冷饮等食品，应该喝温白开水，这样不但可预防感冒，更重要的是对胃肠道和肺部有益。

咽炎：秋季空气中湿度下降，天气逐渐变得干燥，使人出汗减少；大多数人不主动喝水，使咽部干燥，细菌就会繁殖导致咽炎、气管炎，这是造成咽炎的外在原因。应多喝白开水，可使用加湿器，调节室内湿度。

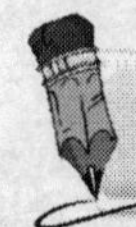

预防肺炎与哮喘

预防气管炎、肺炎：感冒是上呼吸道感染，气管炎、肺炎则是下呼吸道感染。要注意锻炼身体，增强体质，有氧锻炼是提高机体抵抗力的好方法。保暖防寒，少食辛辣食物，戒烟戒酒，以防复发。正常人也应随天气的变化增减衣服，以防受凉。

预防哮喘复发:秋季冷暖更迭,早、晚温差较大,这时哮喘病最易复发。该病是一种过敏性疾病,有此病史的人对温度、气候变化较敏感,且适应能力较弱,所以易因上呼吸道感染而诱发。秋季又是草枯叶落时节,空气中过敏物质增多。因此,有哮喘病史的人要尽量减少与致敏因素接触。如果有已知过敏原的,注意避免接触,可以防止发作。

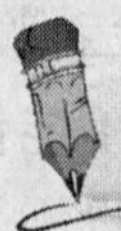

秋季预防胃溃疡

秋季气温下降,人体受冷刺激后,会产生一系列生理变化,如甲状腺素、肾上腺皮质激素等分泌增多,对原有胃溃疡等胃部疾病患者大为不利。所以,有胃病的人要特别注意腹部保暖,多参加一些锻炼活动,以改善胃肠道的血液循环,增强对气候的适应能力。吃东西要定量、定时,少吃冷饮,避免食物过热、过硬、过辣,以防加重胃病。

(四)冬季要防哪些病

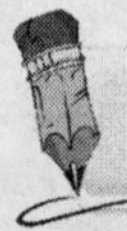

严冬季节防中风

寒冷可使人的交感神经兴奋、血液中的儿茶酚胺增多,导致全身血管收缩;同时,气温较低时,人体排汗减少,血容量相对增多。这些原因都可使血压升高,促发脑出血。因此,首先要重视高血压、冠心病、糖尿病、动脉硬化等原发疾病的治疗;其次注意发现中风先兆,如突然眩晕、剧烈头痛、视物不清、肢体麻木等。一旦有先兆出现，立即拨打 120，及时送往医院救治，不可犹豫。

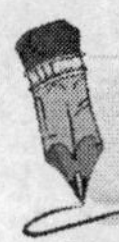

隆冬季节防心肌梗死

冬季为急性心肌梗死的发病高峰期，原因除了气温偏低刺激人体交感神经，引起血管收缩外，寒冷还能增加血中纤维蛋白原含量，使血液黏稠度增高，易导致血栓形成而阻塞冠状血管。病变的冠状动脉对冷刺激特别敏感，遇冷收缩，甚至使血管闭塞，导致心肌缺血缺氧，诱发心绞痛，重者会发生心肌梗死。因此，老年人应重视防寒保暖，根据天气变化随时增添衣服、被褥，以防寒冷侵袭；还要定期进行心血管系统的检查，在医生指导下选用溶栓、降血脂、扩血管和防心肌缺血、缺氧的药物。

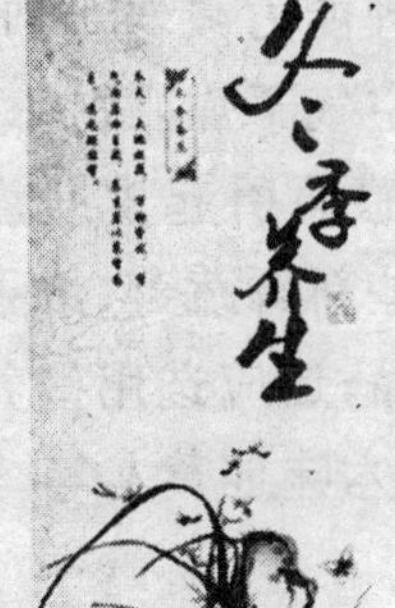

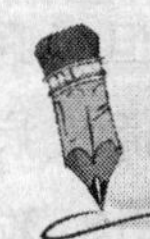

冬季应防溃疡病

患有胃和十二指肠溃疡、慢性胃炎的老年人，冬季容易旧病复发。这是由于寒冷刺激人的神经系统兴奋性增高，支配内脏的自主神经处于紧张状态，在副交感神经的反射作用下，致使胃肠调节功能发生紊乱，胃酸分泌增多，进而刺激胃黏膜或溃疡面，使胃产生痉挛性收缩，造成胃自身缺血、缺氧，从而引起胃病复发。因此，要注意胃的保暖和饮食调养，日常膳食应以温软淡素、易消化为宜，做到少食多餐、定时定量，忌食生冷，戒烟戒酒，还可选服一些温胃暖脾的中成药。

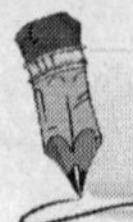

入冬要防瘙痒症

皮肤瘙痒症，是冬季老年人的常见皮肤病。原因在于老年人皮脂腺功能减退，皮肤干燥，肌肤护理能力减弱，同时出现皮肤退行性萎缩。入冬后，气温下降，空气干燥，致使老年人皮肤更加干燥，对外界的刺激异常敏感而引起皮肤瘙痒症。因此，老年人应注意饮食调理，多吃些新鲜蔬菜、水果及豆制品，禁食煎烤、油炸、咸辣、燥热等食品；还应选用些养血益胃、润肤止痒的天然中草药，如黑芝麻、六味地黄丸等。

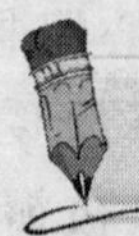

冬天老年人防尿频

冬天，很多老年人夜间尿频尿多，少则三五次，多则十几次。这主要是由于老年人机体衰老，脏腑功能减弱。中医学认为，肾气虚亏，膀胱气化无力。因为尿频，老年人不但睡眠受到严重干扰，还常因频繁起身而受风寒，加重呼吸道疾病的感染。可采取食补的方法调理，如常食虾、韭菜、羊肉、狗肉、核桃仁等，具有补肾作用；常食桑葚子、鳖、鱼、猪骨髓等，能滋补肾阴。

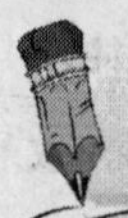

冬季防冻疮

冻疮是冬天的常见病，我国每年有2亿人受到冻疮困

扰,儿童、妇女及老年人多见。冻疮一旦发生,较难快速治愈,关键在于预防。手脚和耳郭是冻疮的好发部位。深秋以后,气温突然降低,末梢血管内的血流也随即变得缓慢。当温度<10℃时,上述部位遇冷收缩,静脉回流不畅,从而发生冻疮。因此,预防冻疮应针对其发病机制,提前采取措施,有事半功倍之效。

(1)加强体育锻炼:如练气功、跳舞、跳绳等活动,或利用每天洗脸、手、脚的时间,轻轻揉擦皮肤,至微热为止,以促进血液循环,消除微循环障碍,达到"流通血脉"的目的。

(2)温差水泡法:取 15℃和 45℃的水各一盆,先把手脚浸泡在低温水中 5 分钟,然后再浸泡于高温水中,如此每天 3 次,可以锻炼血管的收缩和扩张功能,减少冻疮的发生。

(3)药物治疗:有冻疮体质者,可在入冬前 1 个月增加维生素 A、维生素 C 及矿物质的食入,口服烟酰胺片每次 0.1 克,每日 3 次;钙片每次 0.5 克,每日 3 次,以提高机体耐寒力。也可在冻疮好发部位涂擦辣椒酊(取干辣椒 20 克,密闭浸泡于 75%酒精 500 毫升中,7 天后可用),每日擦 2~3 次。也可取中药三七、红花、赤芍、鸡血藤等各适量,水煎取液,局部擦洗。

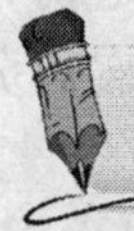

冻疮的冬病夏治

介绍几则冻疮夏治方:①鲜芝麻叶适量,放在生过冻疮的部位,用手来回揉搓 20 分钟,让汁液留在皮肤上,1 小时后再洗去,每日 1 次,连续 1 周。②吃西瓜时,将西瓜皮适当留得厚一些,形成白中稍带红,轻轻揉搓生过冻疮的部位,每

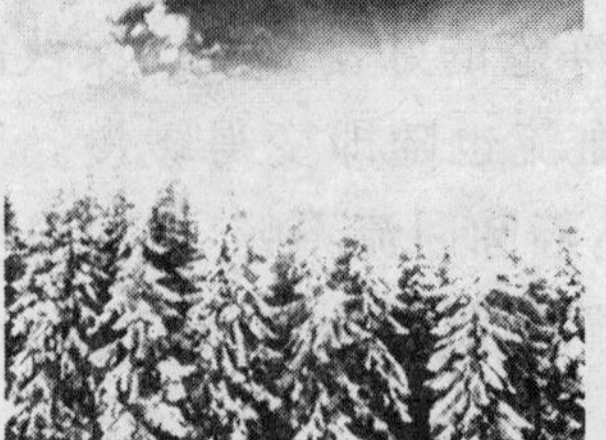

次3分钟，每日1次，连续1周。③红辣椒10克，去子切碎，放入白酒60毫升中浸泡7天，再加樟脑3克摇匀，使用时用消毒棉签蘸药液，外搽生过冻疮的部位，每日2次，连续1周。④生姜60克，捣烂，加入白酒100毫升，浸泡3天即成。使用时用消毒棉签蘸药液，外搽生过冻疮的部位，每日2次，连续1周。⑤白茄根60克，花椒10克，水煎熏洗易患冻疮处，每日1次，每次10～30分钟，每日1剂，连续1周。上述几法，任选1种，连续5～7天，即可有效地预防冻疮发生。

二、昆虫致病的预防

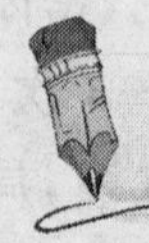

苍蝇传播哪些病

苍蝇种类多，活动范围广，除骚扰人、畜外，主要是携带病原体传播疾病，包括霍乱等烈性传染病。苍蝇传播疾病分两种。

(1)机械性传播的疾病：①细菌性疾病，如伤寒、副伤寒、菌痢、霍乱、副霍乱、细菌性食物中毒、炭疽、破伤风、气性坏疽及化脓性球菌感染等疾病。②病毒性疾病，如脊髓灰质炎、病毒性肝炎、沙眼和天花等疾病。③原虫性疾病，如阿米巴痢疾。④其他寄生虫疾病，如蛔虫、蛲虫病和囊虫病。

(2)寄生性疾病:①蝇蛆病,蝇类的蛆(幼虫)进入人体引起某些器官致病,如眼、耳、皮肤、胃和尿道的蝇蛆病,这些病的寄生蝇有狂蝇、胃蝇和皮下蝇等。②锥虫病,如非洲的舌蝇可通过生活方式传播锥虫病。

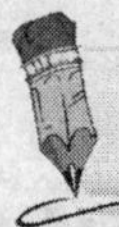

如何消灭苍蝇

住楼房的人开关门时别放进苍蝇,开窗要开有纱窗的窗子,垃圾桶要及时进行清理,水果吃完后要及时将剩余物倒掉,买些灭蝇药。住平房的人要及时清理房前屋后的杂草和污水。具体地说:①以环境治理为主,消除苍蝇孳生地,加强垃圾粪便管理,垃圾淤泥要做到日产日清,并进行无害化处理。公厕要有专人管理,定时清扫、冲洗,做到无蛆无蝇。②用拍打、药杀相结合的办法消灭室内外苍蝇,降低其密度,可用马拉硫磷、倍硫磷、敌百虫、菊酯类药物喷洒苍蝇活动的地方,毒杀苍蝇。同时,要大力提倡春季消灭第一代成蝇。③饭菜、糕点等熟食品及洗净后的碗筷等食具,要用纱橱存放或用纱罩盖好,防止被苍蝇污染。

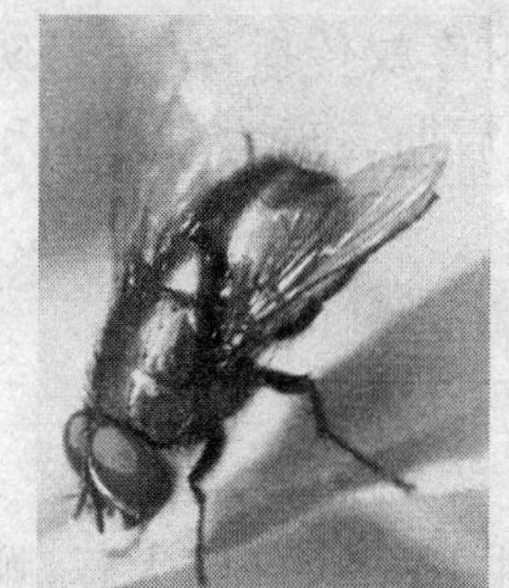

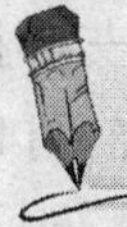

蚊子传播哪些病

①乙型脑炎。主要由库蚊传播,传染源是农村的各种牲畜,特别是幼猪。主要表现为突起高热、意识障碍和抽搐。

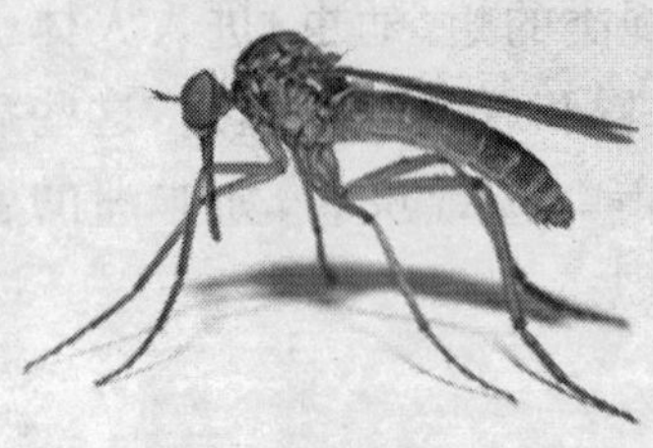

②登革热。由伊蚊传播，主要流行于东南亚，我国的海南及南方沿海常受波及。广州市就发生多起登革热病例。主要表现为发热，头痛，全身肌肉关节酸痛，牙龈、鼻腔或消化道出血，皮疹和淋巴结肿大等。③疟疾。由按蚊传播，传染源主要是疟疾患者，我国淮河以南地区多见，临床特征有间歇性寒战、高热与大量出汗。④丝虫病。由库蚊传播，早期表现为发热、急性淋巴结炎和淋巴管炎等，后期表现为象皮肿和淋巴水肿等。

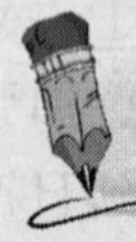

防蚊子叮咬方法

①消灭蚊虫孳生地，翻盆倒罐，药物喷杀。②吃大蒜，蚊子不喜欢大蒜味。③睡前口服维生素 B_2 2 片，使人体的汗液产生蚊子不敢接近的气味。④夏天应穿浅色衣服，如黄色、白色衣服；穿深蓝色或褐色或黑色的衣服，被蚊子叮咬的几率会大些。⑤卧室内放几盒揭开盖的清凉油或风油精。点蚊香气味呛人，滴洒适量风油精则不呛人；进蚊帐前，在蚊帐上洒几滴风油精，可改善蚊帐内空气状况，增加驱蚊效果。⑥室内安装橘红色灯泡，蚊子害怕橘红色光线。⑦将艾叶搓成绳索点燃，烟味可驱蚊。⑧将晒干后的残茶叶燃烧，可以驱蚊。⑨驱蚊花卉，茉莉花、夜来香是驱蚊佳品；杜鹃花、万寿菊、除虫菊、薄荷、天竺葵特有气味，蚊蝇闻味而逃；七里香其浓浓甜香味，驱蚊效果好。逐蝇梅挥发气味，具有很强的

驱蚊蝇功效，对人体无害。⑩驱蚊草，如艾蒿最去蚊，可用汁液涂抹在身上或将其阴干，糅束、燃烧；熏衣草做成香包或放在卧室；猪笼草是捕蚊高手；食虫草可捉蚊又可吸尘；驱蚊草能驱避上百种蚊虫，对人、畜无害；蚊净香草的柠檬香味具有驱蚊效果，且对人无害。

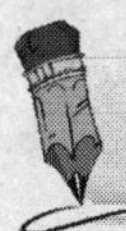

跳蚤传播哪些病

①鼠疫。是鼠疫杆菌所致的烈性传染病。病原体通过跳蚤在野栖啮齿动物中传播，构成鼠疫自然疫源地，当人或家鼠进入疫源地感染了鼠疫，可引起家鼠和人间流行。②鼠型斑疹伤寒。由跳蚤传播莫氏立克次体引起的急性传染病。人群中仅为散发，偶尔暴发流行。跳蚤吸血感染后，立克次体在其胃和马氏管上皮细胞内繁殖，细胞破裂后随粪排出。一般认为，人是在被跳蚤叮咬后蚤粪污染伤口而致感染。立克次体在蚤类粪中可保持传染性 9 年。③绦虫病。跳蚤是犬复孔绦虫、缩小膜壳绦虫和微小膜壳绦虫的中间宿主，人体感染主要是误食了含囊尾蚴的跳蚤而引起。

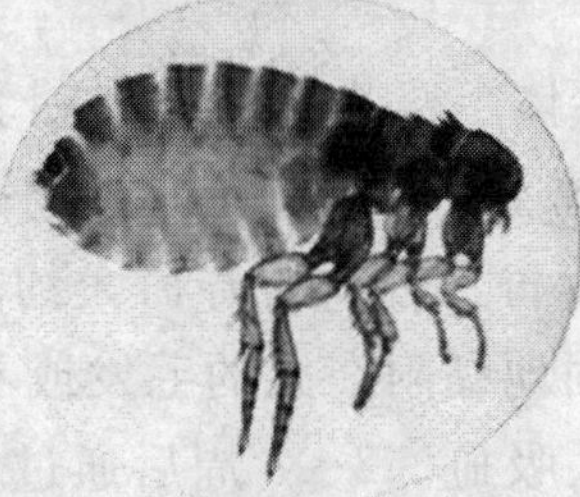

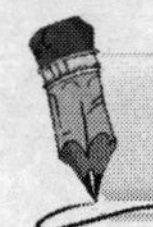

怎样消灭跳蚤

①清除孳生地，灭鼠、防鼠，清除鼠窝、堵塞鼠洞，清扫禽畜棚圈、室内暗角。搞好卫生，清除尘土，保持地面和墙角清

洁。②用药物杀灭地面的跳蚤和老鼠，如25%敌百虫（40克/米²），5%马拉硫磷粉（50克/米²），0.5%氯菊酯（40克/米²）。③杀灭猫、狗等宠物身上的跳蚤。用药液给狗、猫洗澡。用纱布包裹1%除虫菊粉、5%马拉硫磷，逆着猫、狗的毛擦进去。④将樟脑丸碾成碎末扔在角落里，跳蚤闻味逃走。用绒布把樟脑丸包在猫身上，只露头脚，猫身上的跳蚤便没有了。

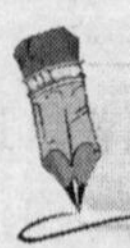

灭虱子防病

虱子的成虫和幼虫终生在寄生体上吸血。主要在哺乳类动物身上寄生，人类也常有虱子寄生。虱子叮咬吸血后，皮肤奇痒不安，能传染很多人、畜疾病。虱子的寿命大约6周，每一雌虱每天产10粒卵，卵坚固地黏附在人的毛发或衣服上。8天左右小虱孵出，立刻咬人吸血。2～3周后通过3次蜕皮成为成虫。虱子传播的回归热是世界性的疾病。

虱子分体虱和阴虱两种，通过叮咬、吸血传播疾病。防治回归热最好的办法是消灭虱子；如果我们常用热水、肥皂洗澡，并时常换衣服，注意环境卫生，身上就不会长虱子。如已长了虱子，常用热水肥皂洗澡，时常更换衣服，有虱子的衣服要用开水煮。毛发内有虱子，就要把毛发剃去；长阴虱，则将阴毛剃光。也可以用药杀死。

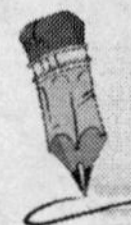

螨虫危害极大

螨虫如此肆虐，原因主要是钢筋水泥建筑密封性好，加

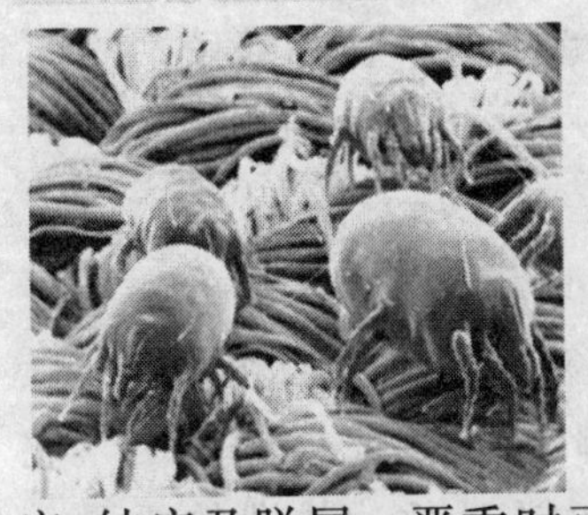

上空调设备的使用,室内经常保持20℃～25℃,相对湿度65%～85%,极适宜螨类的发育和繁殖。被感染的人群,有轻微瘙痒、烧灼感及刺痛。表现:鼻尖和鼻翼皮肤弥漫性潮红、充血、红色丘疹、脓疮、结痂及脱屑。严重时可累及额、颊、颈部及眼周皮肤,引起蠕形螨性睑缘炎,眼睑部伴有红、痒及小丘疹。可见眼睑部糜烂、脱屑、睑结膜充血炎症,流泪不止。蠕形螨与表皮囊肿、基底细胞癌、结核样麻风、血管性萎缩性皮肤异色症、乳癌或肿瘤可同时存在。已从麻风病患者皮肤毛囊内检出蠕形螨,在寄生螨的毛囊中检出金黄色葡萄球菌。

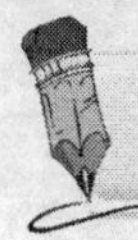

怎样消灭螨虫

①保持室内和周围环境的干燥、通风,湿度大温度不高,也可用空调机抽湿。②经常将被褥、枕头放在强烈的日光下暴晒。③勤洗澡、勤换衣裤。衣裤洗后暴晒,阴雨天,内衣裤要开水烫洗后晾干。④夏季收起地毯或用地毯专用洗涤剂清洗。⑤每天用吸尘器对地毯吸尘,隔段时间喷洒灭害灵(高效低毒杀虫剂),喷后打开窗通风,人不要待在室内,地毯上无异味后,方可在地毯上活动。⑥夏天将隔年贮藏的凉席、枕席、沙发席等制品卷起竖在地上用力敲打,用开水烫,可杀死螨虫和虫卵。⑦在螨虫肆虐季节宜经常将草竹制品竖在地上敲打,热水擦抹,以去除隐藏在缝隙中的螨虫。⑧将樟脑精块放在床垫或草席下驱赶螨虫,夏季过后收藏草席

时，放入樟脑丸或樟脑精块可抑制螨虫的生长和繁殖。

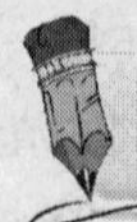

蟑螂的习性和危害

（1）习性：蟑螂是夜行昆虫，喜欢温暖、潮湿、食源丰富、生存在隐蔽缝隙孔洞的地方。蟑螂怕光，因此昼伏夜出是它生活习性的重要特点，蟑螂在取食中有边吃边排泄的恶习。

（2）危害：蟑螂会造成人体过敏反应，如过敏性哮喘、皮炎等。蟑螂携带40～50种对人体有害的致病菌，如痢疾杆菌、大肠杆菌、鼠疫杆菌等，可引起食物中毒，传播肝炎、脊髓灰质炎、肺炎、结核等致病细菌。蟑螂又是多种寄生虫的中间宿主，可携带蛔虫、绦虫、蛲虫、鞭虫等多种蠕虫卵，也携带有多种原虫，对人具有致病性。

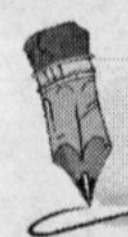

怎样杀灭蟑螂

防蟑螂：①经常卫生大扫除。②清除和减少蟑螂的食物源和栖息场所。③清除厨房内残剩食物，清洗或开水烫刷橱柜、用具。④清除蟑粪及可栖息场所。⑤堵洞抹缝。

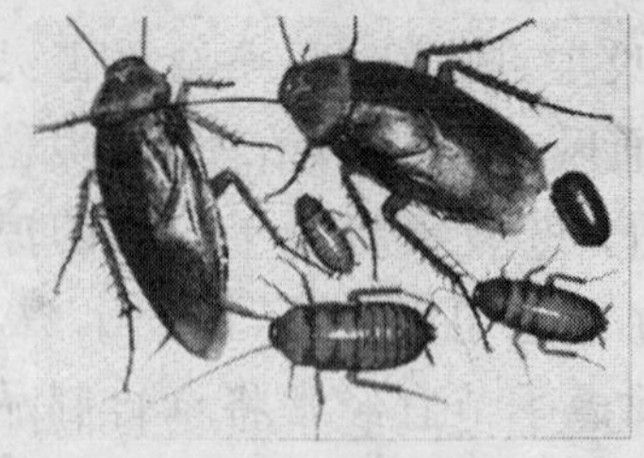

灭蟑螂：①毒饵灭蟑安全、高效、环境污染少、使用方便。遵循“少量点多”原则，将毒饵放在隔潮器皿中，重点投放在厨房、餐厅等橱柜或抽屉的角落、家具背后夹缝等蟑螂栖息处。②将长效杀虫剂喷洒在蟑螂经常栖息、活动的重点场所，使蟑螂接触中毒死亡。③热烟雾法能在短时间内迅速降低蟑螂密度。将特制的热烟雾杀虫剂加热气化喷出，遇冷凝成微细雾，悬浮于空气中呈烟雾状均匀弥散室内，渗透到各处缝隙角落，使蟑螂触药兴奋从洞爬出死亡。

三、老年慢性病防治

（一）脂肪肝的防治

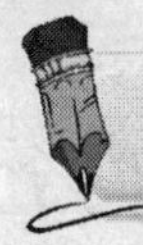

哪些人易患脂肪肝

白领人士、出租车司机、职业经理、个体业主、政府官员、高级知识分子平均发病率为25%；肥胖人群与2型糖尿病患者发病率为50%；嗜酒和酗酒者发病率为58%；常失眠、疲劳、不思茶饭、胃肠功能失调的亚健康人群发病率为60%。平均年龄40岁左右的病人也越来越多。＜45岁男性脂肪肝明显多于女性。

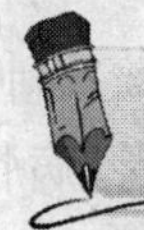

脂肪肝会变肝硬化

单纯性脂肪肝：肝脏的病变只表现为肝细胞的脂肪变性。①高脂肪饮食、高脂血症使脂肪输入肝细胞增多。②肝细胞消耗氧化减少。③肝细胞合成三酰甘油增多。④极低密度脂蛋白合成减少。

脂肪性肝炎：①长期大量嗜酒，40％的人可出现酒精性脂肪肝。②酒精性肝纤维化可发生在单纯性脂肪肝基础上，非酒精性肝纤维化则发生在脂肪性肝炎的基础上。肝纤维化继续发展则可变为脂肪性肝硬化。③脂肪性肝硬化，是脂肪性肝炎病情逐渐发展到晚期的结果。近年来，随着酒精性肝病和非酒精性肝病的增多，脂肪性肝硬化已占到中国肝硬化病因的第二位（病毒性肝炎致肝硬化是第一位）。酒精性肝炎中肝硬化发生率＞50％，少部分非酒精性脂肪肝也会发展成为肝硬化。

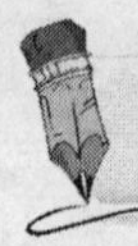

脂肪肝种类

①肥胖性脂肪肝，占30％～50％，重度肥胖者61％～94％。②酒精性脂肪肝，占75％～95％，每天饮酒＞80～160毫升，脂肪肝发生率增大5～25倍。③快速减肥性脂肪肝，禁食、过分节食或其他快速减轻体重的措施可引起脂肪肝。④营养不良性脂肪肝，蛋白质缺乏是引起脂肪肝的重要原因，多见于摄食不足或消化障碍。⑤糖尿病脂肪肝，糖尿病患者50％可发生脂肪肝，50％～80％是肥胖者，血浆胰岛素水平与血浆脂肪酸增高，与进食脂肪或糖过多有关。⑥药物性脂肪肝，如四环素、肾上腺皮质激素、嘌呤、吐根碱，以及砷、铅、银、汞等。⑦妊娠脂肪肝，多在第一胎孕34～40周，病情严重，预后不佳，母婴死亡率分别为80％与70％。⑧结核、细菌性肺炎及败血症感染时也可发生脂肪肝。

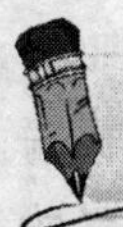

脂肪肝形成的原因

①长期饮酒，导致酒精中毒，致使肝内脂肪氧化减少，长期嗜酒者60%发生脂肪肝，20%～30%最终将发展为肝硬化。②长期摄入高脂饮食或长期大量吃糖、淀粉等碳水化合物，使肝脏脂肪合成过多。③肥胖，缺乏运动，使肝内脂肪输入过多。④糖尿病。⑤肝炎。⑥某些药物引起的急性或慢性肝损害。

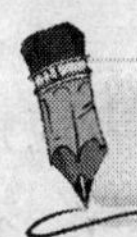

脂肪肝的临床表现

病人多无自觉症状，多数患者较胖，故更难发现轻微的自觉症状。轻度脂肪肝有的仅有疲乏感，中重度脂肪肝有类似慢性肝炎的表现，有食欲不振、疲倦乏力、腹胀、嗳气、恶心、呕吐、体重减轻、肝区或右上腹胀满隐痛等感觉。临床检查，75%的患者肝脏轻度肿大，少数病人可出现脾大、蜘蛛痣和肝掌。由于患者转氨酶常有持续或反复升高，又有肝脏肿大，易误诊为肝炎，应特别注意鉴别。

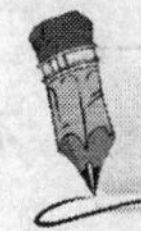

脂肪肝的诊断标准

①无饮酒史或饮酒折合乙醇量，男140克/周，女70克/周。②排除病毒性肝炎、药物性肝病、全胃肠外营养、肝豆状核变性等可导致脂肪肝的特定疾病。③除原发疾病临床表现外，有乏力、消化不良、肝区隐痛、肝脾肿大等非特异性症

状及体征。④有超重/内脏性肥胖、空腹血糖增高、血脂紊乱、高血压等代谢综合征。⑤血清转氨酶和谷氨酰转肽酶水平可由轻至中度增高(<5倍正常值上限),通常以丙氨酸氨基转移酶(ALT)升高为主。⑥肝脏影像学(B超、CT)表现符合弥漫性脂肪肝的影像学诊断标准。⑦肝活检组织学改变符合脂肪性肝病的病理学诊断标准。具备上述第1~5项和第6或第7项中任何一项者即可诊断为脂肪肝。

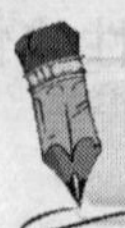

脂肪肝的治疗原则

找出病因,有的放矢采取措施。如长期大量饮酒者应戒酒。营养过剩、肥胖者应严格控制饮食,使体能恢复正常。有脂肪肝的糖尿病人应积极有效地控制血糖。营养不良性脂肪肝患者应适当增加营养,特别是蛋白质和维生素的摄入。

调整饮食结构,提倡高蛋白质、高维生素、低糖、低脂肪饮食。不吃或少吃动物性脂肪、甜食(含糖饮料)。多吃青菜、水果和富含纤维素的食物,以及高蛋白质的瘦肉、河鱼、豆制品等,不吃零食,睡前不加餐。

适当增加运动,促进体内脂肪消耗。每天跑步至少6千米。仰卧起坐或健身器械锻炼都很有益。

药物辅助治疗。早期发现,积极治疗一般都能痊愈,不留后遗症。

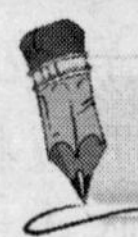

脂肪肝患者的饮食

①控制热能摄入,增强脂肪消耗。胖者减肥,降至标准

体重。每千克体重可给热能 84～105 千焦(20～25 千卡)。②限制脂肪和碳水化合物摄入,每天可给脂肪 0.5～0.8 克。③高蛋白饮食,每天每千克体重可给 1.2～1.5 克高蛋白,如豆腐、腐竹、瘦肉、鱼、虾、脱脂奶等,以保护肝细胞,促进肝细胞修复与再生。④保证新鲜蔬菜,尤其是绿叶蔬菜供应。含糖多的蔬菜及水果不可进食过多。⑤适量饮水,促进废物的排泄。⑥多吃些小米、莜麦面、芝麻、油菜、菠菜、菜花、甜菜头、海米、干贝、淡菜等,以促进体内磷脂合成,协助肝细胞内脂肪的转变。

宜吃的食物:①粗杂粮,如燕麦对糖尿病患者减肥也很有效。②银耳含丰富的蛋白质、脂肪、膳食纤维、微量元素、胶质及耳多糖。③玉米含丰富的钙、硒、卵磷脂和维生素 E 等,均具有降低血清胆固醇的作用。④大蒜含硫化物的混合物,可减少血中胆固醇,阻止血栓形成,有助于增加高密度脂蛋白。⑤海带可以抑制胆固醇的吸收,促进其排泄。⑥豆类食品含有丰富的优质蛋白。⑦蔬菜水果含维生素、矿物质、纤维素丰富,尽量少吃含糖多的水果蔬菜。

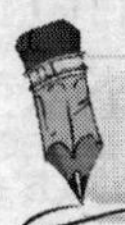

脂肪肝的预防

预防应从娃娃做起,孩子尚未形成"小胖墩"时,恐已有脂肪肝了。饮食宜清淡,多锻炼,限制烟酒等。适当选择饮用有保肝护肝作用的中药茶饮。①合理膳食,做到粗细搭配,营养平衡。②适当运动,每天坚持体育锻炼,以加强体内脂肪的消耗。③慎用药物,避免加重肝脏的损害。④心情要开朗,不暴怒,少气恼,劳逸结合。⑥控制碳水化合物,如高糖糕点、冰淇淋、干枣和糖果等。⑦补充足够的维生素、矿物质和微量元素。

(二)高血压的防治

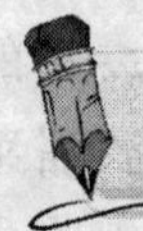

什么叫高血压

收缩压在139毫米汞柱以上或舒张压在89毫米汞柱以上，称为高血压。高血压是一种以动脉压升高为特征，可伴有心脏、血管、脑和肾脏等器官功能性或器质性改变的全身性疾病，有原发性高血压和继发性高血压之分。

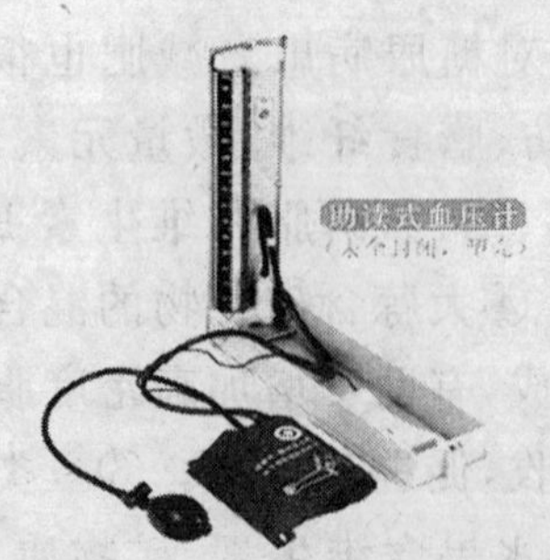

高血压的分级：①临界高血压，收缩压140～150毫米汞柱，舒张压90～95毫米汞柱。②1级高血压(轻度)，收缩压140～159毫米汞柱，舒张压90～99毫米汞柱。③2级高血压(中度)，收缩压160～179毫米汞柱，舒张压100～109毫米汞柱。④3级高血压(重度)，收缩压≥180毫米汞柱，舒张压≥110毫米汞柱。⑤单纯收缩期高血压，收缩压≥140毫米汞柱，舒张压<90毫米汞柱。

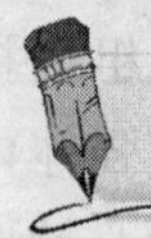

高血压病因和症状

(1)发病原因：①遗传因素。②环境因素。③肥胖者发病率高。④睡眠呼吸暂停低通气综合征。⑤年龄，发病率有随年龄增长而有增高的趋势，＞40 岁者发病率高。⑥摄入食盐多者，高血压发病率高，有人认为食盐＜2 克/日，几乎不发生高血压；3～4 克/日，高血压发病率为 3％；4～15 克/日，发病率为 33.15％；＞20 克/日，发病率为 30％。研究表明，环境中缺乏负离子也是高血压发病的重要机制，也是导致高血压产生的一个重要的原因。

(2)症状：①头痛并伴有恶心、呕吐。若经常感到头痛，而且很剧烈，同时又恶心作呕，就可能是向恶性高血压转化的信号。②眩晕为女性患者出现较多，可能会在突然蹲下或起立时有所感觉。③双耳耳鸣，持续时间较长。④心肌肥厚、心脏扩大、心肌梗死、心功能不全，这些都是导致心悸气短的症状。⑤失眠，多为入睡困难、早醒、睡眠不踏实、易做噩梦、易惊醒。这与大脑皮质功能紊乱及自主神经功能失调有关。⑥肢体麻木，常见手指、脚趾麻木或皮肤如蚁行感，手指不灵活。身体其他部位也可能出现麻木，还可能感觉异常，甚至半身不遂。

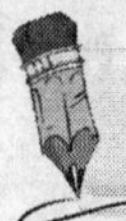

高血压并发症

常见并发症：①冠心病。冠状动脉粥样硬化会阻塞或使血管腔变狭窄，或因冠状动脉功能性改变而导致心肌缺血、缺氧、坏死而引起冠心病心肌梗死。②脑血管病。包括脑出血、脑血栓、脑梗死、短暂性脑缺血发作。病势凶猛，致死率极高，不死者多数致残，是急性脑血管病中最凶猛的一种。③高血压心脏病。左心室肥厚和扩大，心律失常、心力衰竭影响生命安全。④慢性肾衰竭。高血压对肾脏的损害是一个严重的并发症，约占10%。⑤高血压危象。发生时，会出现头痛、烦躁、眩晕、恶心、呕吐、心悸、气急，以及视物模糊等严重的症状。

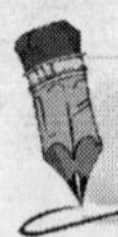

怎样测量血压

①测量血压的环境应安静、温度适当。测量前休息5分钟，半小时内禁止吸烟，禁饮浓茶或咖啡，小便排空。避免紧张、焦虑、情绪激动或疼痛。②被测者取坐位，测右上臂，全身肌肉放松；不应将过多或太厚的衣袖推卷上去，挤压在袖带之上。肘部应置于与心脏同一水平上。③袖带的气囊应环绕上臂的80%，袖带下缘应在肘弯上2.5厘米。将听诊器置于袖带下肘窝处。④测量时快速充气，气囊内压力应达到使手腕桡动脉脉搏消失，再升高30毫米水银柱然后缓慢放气，使水银柱以恒定的速度下降(2～5毫米汞柱/秒)。听到第一个响声时水银柱凸面高度的刻度数值作为收缩压；声音消失时的读数为舒张压。⑤重测2次，每次相隔2分钟。取平均值记录。

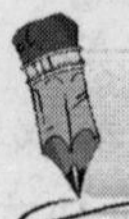

降血压药选用原则

(1)常用降血压药：①利尿降压药，如氢氯噻嗪、环戊噻嗪、呋塞米(速尿)等。②中枢神经和交感神经抑制药，如利舍平、降压灵。③肾上腺素能受体阻滞药，如β受体阻滞药普萘洛尔(心得安)、氨酰心安和美托洛尔等；α受体阻滞药如酚苄明、α+β受体阻滞药如柳氨苄心安。④血管紧张素转换酶抑制药，如卡托普利、依那普利、培哚普利（雅施达）等。⑤钙离子拮抗药，如硝苯地平、氨氯地平等。⑥血管扩张药，如肼屈嗪、米诺地尔、哌唑嗪、呱氰啶等。

（2）用药原则：①治疗原发性高血压需长期服药。②从小剂量开始，逐渐增加剂量，达到目的后改用维持量。③使用可引起明显直立性低血压的降压药时，宜向病人说明，以免血压突然降低引起昏厥。④缓进型第一期病人，症状不明显，可不必应用降压药。第二期病人多采用两种或以上的降压药。第三期病人多需用降压作用强的药物。⑤联合用药优点：药物协同作用可提高疗效；几种药物共同发挥作用，可减少各药单剂量；减少药物的不良反应，使不良反应互相抵消；使血压下降平稳。⑥急进型高血压病血压持续不降可考虑冬眠疗法。⑦对血压显著增高已多年的病人，不宜使血压下降过快、过多，以免导致脑、心、肾血液供应不足而引起脑血管意外、冠状动脉血栓形成。

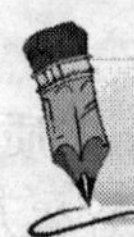

高血压病人的饮食

（1）饮食原则：①限盐。我国居民平均摄盐量为7～20克，其中90%来自食盐，WHO要求食盐量应为<6克/日。北方人应降到8克，南方人<6克。②减脂。总脂肪≤总热能的30%，饱和脂肪≤10%，每天增加新鲜蔬菜400～500克，水果100克，肉类50～100克，鱼虾50克；蛋类每周3～4个，奶类每天250克，食油每天20～25克，少吃糖类和甜食。③补钙。有利于防止钠对血压的升高作用。④忌饮酒过量，

饮酒会使血压升高。⑤忌饮食过饱，经常饱食胃肠负担加重，会引起消化不良或肥胖。

(2)高血压食疗五方：①芹菜粥。芹菜连根120克，粳米250克。芹菜洗净，切段，粳米淘净。将芹菜、粳米放入锅内，加清水适量，武火烧沸转用文火炖至米烂成粥，加少许食盐、味精，搅匀即成。②菊花粥。菊花末15克，粳米100克。菊花去蒂蒸后晒干或阴干，磨成细末备用。粳米淘净，入锅加清水适量，武火烧沸转用文火煮半熟，再加菊花细末，继用文火煮成粥。每日2次，早、晚餐食用。③大雉鸡蛋。常食可预防高血压及平衡血压。④荷叶粥。新鲜荷叶1张，粳米100克，冰糖少许。将鲜荷叶洗净，煎汤，再用其汤同粳米、冰糖煮粥。早、晚餐温热食。⑤绿豆海带粥。绿豆海带各100克，大米适量。将海带切碎与其他2味同煮成粥。可长期晚餐食用。

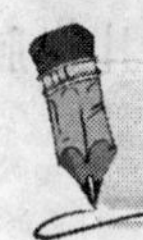

高血压茶疗方

有降压作用的茶方：①杜仲茶。温性，适合大部分体质，适合单纯性的临界高血压和原发性高血压病患者。②菊花茶。甘菊，每次3克泡茶饮用，每日3次；对高血压、动脉硬化患者有显著疗效。推荐安徽黄山贡菊花茶或者是杭白菊。③山楂茶。可以助消化、扩张血管、降低血糖、降低血压。每天数次用鲜嫩山楂果1～2枚泡茶饮用。④槐花茶。将槐树生长的花蕾摘下晾干后，用开水浸泡后当茶饮用，每天饮用数次，对高血压患者具有独特的治疗效果。⑤首乌茶。具有降血脂，减少血栓形成之功效。取制何首乌20～30克，加水煎煮30分钟后，待温凉后当茶饮用，每天1剂。⑥葛根茶。能改善脑部血液循环，对高血压引起的头痛、眩晕、耳鸣及腰酸腿痛有缓解功效。将葛根洗净，切成薄片，每天30克，加水煮沸后当茶饮用。⑦莲子心茶。是指莲子中间青绿色的胚芽，味极苦，却有极好的降血压、去血脂功效。莲心12克，开水冲泡代茶，每天早晚各饮1次，降血压、清热、安神、强心。⑧决明子茶。降血压、降血脂、清肝明目。⑨桑寄生茶。补肾补血。煎汤代茶饮，对治疗高血压具有明显的辅助疗效。方法：取桑寄生干品15克，煎煮15分钟后饮用，每天早晚各1次。⑩玉米须茶。有很好的降血压、止泻、止血、利尿和养胃功效。泡茶饮，每天数次，每次25～30克。玉米须治疗肾炎引起的水肿和高血压疗效明显。

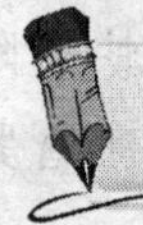

高血压患者要运动

运动对于高血压患者的作用是：①调整大脑皮质的兴奋与抑制过程，改善机体主要系统的神经调节功能。②降低毛细血管、微动脉及小动脉的张力，调节血液循环，降低血压。③降低血黏度，提高血液流变性，改善微循环，增强物质代谢的氧化还原和组织内的营养过程。④改善机体和血液循环的代偿功能，恢复患者的全身状况。⑤减轻应激反应，稳定情绪，抑制心身紧张，消除焦虑状态。

坚持有氧运动同减肥一样可以降低血压，如散步、慢跑、太极拳、骑自行车和游泳都是有氧运动。

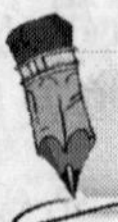

高血压急症怎么办

应对措施:①高血压脑病者,需快速降血压以恢复脑血流量。首选硝普钠或硝酸甘油静脉滴注,钙离子拮抗药和血管紧张素转换酶抑制药舌下含服。②脑出血者,不宜快速大幅度降血压,一般降低原有血压的20%为佳,只有在血压>210/110毫米汞柱时才考虑降血压,主要选用钙离子拮抗药和血管紧张素转换酶抑制药。③蛛网膜下隙出血时,快速降压能防止再出血,首选钙离子拮抗药和血管紧张素转换酶抑制药。④急性冠状动脉功能不全时,应在30分钟内将血压降至正常水平,首选硝酸甘油静脉滴注,钙离子拮抗药和交感神经抑制药可乐定舌下含服。⑤急性左心衰竭时,快速降压以减轻左心室负荷,首选硝普钠、钙离子拮抗药和血管紧张素转换酶抑制药。

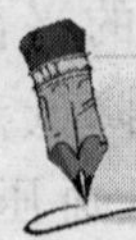

高血压急症家庭急救

病人突然心悸气短,呈端坐呼吸状态,口唇发绀,肢体活动失灵,伴咳粉红泡沫样痰时,要考虑有急性左心衰竭。应让病人双腿下垂,采取坐位,备有氧气袋及时吸氧,并迅速通知急救中心。血压突然升高,伴有恶心、呕吐、剧烈头痛、心慌、尿频,甚至视物模糊,即已出现高血压脑病。要卧床休息,并及时服用降血压药,还可另服利尿药、镇静药等。病人在劳累或兴奋后,发生心绞痛,甚至心肌梗死或急性心力衰竭,心前区疼痛、胸闷,并延伸至颈部、左肩背或上肢,面色苍白、出冷汗，此时应让病人安静休息，服1片硝酸甘油或吸入1支亚硝酸异戊酯，并吸氧。

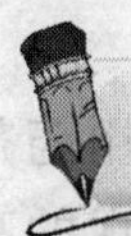

高血压生活七注意

①气温骤降时。肾上腺分泌增强，血管收缩，血压上升。因此，寒流来侵是脑出血的多发之日，冬、春季要做好防寒保暖。②不及时服药时。任其发展会加速动脉粥样硬化进程，易发生心肌肥厚、心功能不全、心肌梗死、脑卒中。③极度兴奋时。愤怒、悲伤、恐惧或大喜，可致血压骤然升高，心率加速，诱发心脑血管疾病。要避免生气、着急，不看惊险、恐怖片，打麻将要有所节制，不过于激动，防止乐极生悲。④清晨6～9时。清晨从梦乡醒来，人体血压较高、体温较低，血流缓慢，水分缺乏，使血液浓缩、黏滞增强，易形成血栓，引发缺血性脑中风。老年人睡前和晨起应喝些温开水、牛奶，预防脑血栓形成。⑤餐后1小时。高血压病不宜饱餐，特别饱餐后立即运动会使血压明显波动，进而引发血栓形成或发生心绞痛、心肌梗死。因此，高血压患者在进餐时不能暴饮暴食，饭后也不要立即做活动量大的事情，以免突发不幸。⑥洗澡沐浴时。洗澡或沐浴时发生心脑血管意外的事颇多，主要是老年人体质较弱，体温调节和血管舒缩功能较差，在热水或冷水刺激下，血管收缩舒张波动大。老年人在洗热水浴时水温不能过高，时间也不能过长，以免发生虚脱。⑦贪烟嗜酒。是导致中风的重要原因。烟酒可直接刺激人体的中枢神经，使心率加快、血压升高，这对患有高血压、动脉粥样硬化的人来说极为不利。

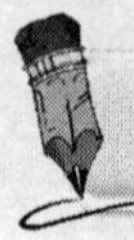

服降压药注意事项

①不要盲目降血压。须找出病因对症治疗。②用药剂量、种类不能雷同,注意个体差异。③除轻型或刚出现的高血压外,尽量联合用药。优点是产生协同作用,减少每种药物剂量及不良反应。④坚持长期合理服药。勤测血压,及时调整剂量,巩固疗效。⑤宜逐渐降血压。过度降血压可使脑、心、肾供血不足导致缺血,轻者头晕,重者可致缺血性脑中风和心肌梗死。⑥合理服用降压药,不宜骤然停药。⑦宜晨起即服降压药,忌睡眠前服降压药。

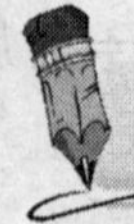

高血压者要戒烟限酒

吸烟会导致高血压。每吸一支烟心率可增加5～20次/分,收缩压增加10～25毫米汞柱。长期大量吸烟还会促进大动脉粥样硬化,小动脉内膜逐渐增厚,使整个血管逐渐硬化。由于吸烟者血液中一氧化碳血红蛋白含量增多,从而降低了血液的含氧量,使动脉内膜缺氧,动脉壁内脂的含氧量增加,加速了动脉粥样硬化的形成。无高血压的人戒烟可预防高血压的发生,有高血压的人更应戒烟。与吸烟相比,饮酒对身体的利弊就存在争议。不时出现各种报告,有的说饮少量酒有益,有的说有害,但可以肯定的是,大量饮酒肯定

有害，高浓度的酒精会导致动脉硬化，加重高血压。

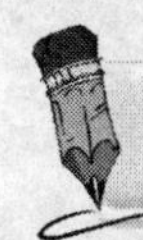

高血压者要心理平衡

高血压患者的心理表现是紧张、易怒、情绪不稳，这些又都是使血压升高的诱因。患者可通过改变自己的行为方式，培养对自然环境和社会的良好适应能力，避免情绪激动及过度紧张、焦虑，遇事要冷静、沉着；当有较大的精神压力时应设法释放，向朋友、亲人倾吐或鼓励参加轻松愉快的业余活动，将精神倾注于音乐或寄情于花卉之中，使自己生活在最佳境界中，从而维持稳定的血压。

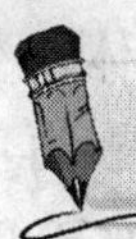

自然降血压 13 招

①少吃盐。高钠饮食会使血压升高。②减压。心理放松可降低血压。③戒烟限酒。不吸烟少喝酒。④补钾。黄豆、番茄酱、菠菜、小扁豆等富钾食物可降血压。⑤补镁。麦片、糙米、杏仁、榛子、利马豆、菠菜和牛奶等富含镁，有利于控制血压。⑥每天饮 500 毫升奶，因奶中钙较易吸收，而含钙食物能降血压。⑦服甜菊。可降低血压。⑧多吃芹菜。每天吃 4 根可使血压下降12%～14%。⑨多吃鱼。鲑鱼、金枪鱼、鲱鱼、比目鱼等含有丰富的蛋白质，有助于降低血压。⑩多吃含亚麻酸的食物。核桃、亚麻子、豆腐、大豆、菜子油等含有丰富的亚麻酸，有助降血压。⑪合理用调料。小茴香、薄荷、黑胡椒等，有助于降低血压。⑫每天一瓣蒜。大蒜素能缓解血压。⑬补叶酸。多吃菠菜、豆类、芦笋等富含叶

酸食物，可降低血压。

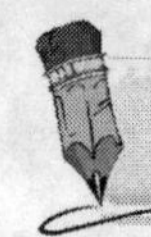

高血压的预防

①中午小睡。或闭目养神，全身放松，有利于降血压。②晚餐宜少。晚餐大吃大喝，导致胃肠功能负担加重，影响睡眠，不利于血压下降；宜饮水或食粥，防止血液黏稠。③娱乐有节。下棋、打麻将、打扑克要限制时间，否则会影响睡眠。④睡前泡脚。温水泡脚后按摩双足心，可促进血液循环，有利于解除疲乏。少用或不用安眠药，力争自然入睡。⑤缓慢起床。起床前先在床上仰卧，活动四肢和头颈部，伸个懒腰，使肢体肌肉和血管平滑肌恢复适当张力，适应体位变化，避免引起头晕。然后慢慢坐起，稍微活动几次上肢，再下床活动，这样血压不会有太大波动。⑥减重。体重指数(BMI)保持在 20～24。⑦限盐。每日小于 6 克。⑧减少膳食脂肪。⑨每周运动 3～4 次，每次 30 分钟。⑩保持乐观。进行社交活动，发展兴趣爱好如体育、绘画、音乐。⑪戒烟、限酒。

(三)脑卒中的防治

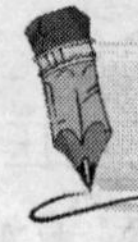

脑卒中的预兆

①头晕，特别是突然感到眩晕。②肢体麻木，突然感到一侧面部或手脚麻木，有的为舌麻、唇麻。③暂时性吐字不清或讲话不灵。④肢体无力或活动不灵。⑤与平时不同的

头痛。⑥不明原因突然跌倒或晕倒。⑦短暂意识丧失或个性和智力的突然变化。⑧全身明显乏力，肢体软弱无力。⑨恶心呕吐或血压波动。⑩整天昏昏欲睡，处于嗜睡状态。⑪一侧或某一侧肢体不自主地抽动。⑫双眼突感一时看不清眼前出现的事物。

在脑血管病猝死事件中脑梗死占80%。表现以突然昏仆、不省人事或口眼歪斜、半身不遂、舌强言謇、智力障碍为主要特征。

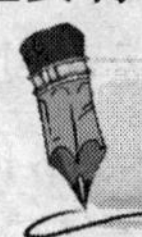

脑卒中的危险因素

①高血压病。无论是出血性中风还是缺血性中风，高血压都是最主要的独立危险因素。②糖尿病。由于糖尿病可加速动粥样硬的发生而促使诱发脑卒中。③心脏疾病。尤其是心房颤动可引起栓子脱落造成脑栓塞。④血脂代谢紊乱。低密度脂蛋白是引起动脉粥样硬化的最主要脂蛋白，高密度脂蛋白是抗动脉硬化脂蛋白。⑤短暂性脑缺血发作。缺血性中风的一个类型，应及时治疗。⑥吸烟与酗酒。⑦血液流变学紊乱。特别是全血黏度增加时脑血流量下降。⑧肥胖与超重，均为缺血性中风的危险因素，与出血性中风无关。⑨年龄和性别。＞50岁中风发病率增加，女性中风发病率低于男性。

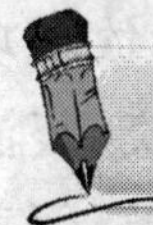

脑卒中的治疗

(1)溶栓治疗：国际上有大量临床试验证实，在疾病发生3

小时内使用重组人组织型纤溶酶原激活剂(rt-PA)药物溶栓治疗,即将堵塞的血管再疏通,3个月后经溶栓治疗的患者中40%可以完全或接近没有后遗症,因此rt-PA等溶栓药物成为国内外公认的,对急性缺血性脑卒中的标准治疗方式。

(2)口眼歪斜的治疗:搜风化痰,行瘀通络。中药代表方:解语丹加减。本方祛风化痰活络,治风痰阻于廉泉,舌强不语等。常用药:天麻、胆南星、天竺黄,制半夏、陈皮熄风化痰;地龙、僵蚕、全蝎搜风通络;远志、石菖蒲化痰宣窍,豨莶草、桑枝、鸡血藤、丹参、红花祛风活血通络。痰热偏盛者,加全瓜蒌、竹茹、川贝母清化痰热;兼有肝阳上亢,头晕头痛,面赤,苔黄舌红,脉弦有力,加钩藤、石决明、夏枯草平肝熄风潜阳;咽干口燥,加天花粉、天冬养阴润燥。

(3)脑卒中肢软无力的治疗:益气养血,化瘀通络。中药代表方:补阳还五汤加减。本方益气养血,化瘀通络,适用于中风恢复阶段,气虚血滞,而无风阳痰热表现之半身不遂,口眼歪斜,或语言謇涩之证。常用药:黄芪补气以养血,桃仁、红花、赤芍、当归尾、川芎养血活血,化瘀通经;地龙、牛膝引血下行,通络。血虚甚,加枸杞子、何首乌藤以补血;肢冷,阳失温煦,加桂枝温经通脉;腰膝酸软,加川续断、桑寄生、杜仲以壮筋骨,强腰膝。

(4)脑卒中半身不遂的治疗:滋养肝肾。中药代表方:左归丸合地黄饮子加减。左归丸功能滋补肝肾真阴,用于精血不足,不能荣养筋脉,腰膝酸软,肢体不用等证;地黄饮子功能滋肾阴,补肾阳,开窍化痰,用于下元虚衰,虚火上炎,痰浊上泛所致之舌强不语,足废不用等证。常用药:干地黄,何首乌、枸杞子、山茱萸补肾益精;麦冬、石斛养阴生津;当归、鸡血藤养血和络。加减:若腰酸腿软较甚,加杜仲、桑寄生、牛膝补肾壮腰;肾阳虚,加巴戟天,苁蓉补肾益精,附子、肉桂温补肾阳;夹有痰浊,加石菖蒲、远志,茯苓化痰开窍。

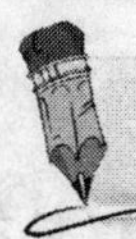

脑卒中的预后

脑卒中预后各不相同,30%幸存者不能达到完全恢复,尽管日常活动不需要帮助。20%的幸存者至少有一项活动需要接受帮助,60%需要接受医疗机构的帮助。脑卒中患者的幸存者的寿命会急剧减少,脑血管事件复发的可能性迅速增高。脑卒中的经济负担,据 2003 年国家卫生部调查表明,卒中患者的直接住院费用达 195.95 亿元,加上门诊及自购药费用,直接医疗费用达 374.52 亿,占同期我国医疗总费用和卫生总费用的比例分别为 6.52%和 5.68%。从 1993~2003 年,卒中患者的直接医疗费用年平均增长幅度 18.04%,超过同期 GDP 增长 8.95%的幅度。

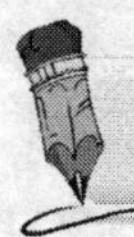

脑卒中的三级预防

一级预防:上述危险因素≥1 种而没有脑血管先兆表现,可列为一级预防对象,即积极治疗存在的危险因素,定期监测其他危险因素,采取针对性措施。

二级预防:已存在危险因素出现过中风先兆,如短暂性脑缺血性发作,需早期诊断早期治疗,防止严重脑血管病发生。

三级预防:对已患中风的病人,早期或超早期治疗,降低致残程度,清除或治疗危险因素。早期治疗是指病人发病数小时后的急性期的治疗，如对缺血性中风发病后 6 小时内即开始溶栓治疗，治疗效果好，病残程度低。

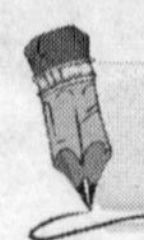

脑卒中的预防药物

他汀类药物最初目的是降低血脂，现在发现它不仅具有降低血脂作用，还有改善内皮细胞功能紊乱，提高内皮源性一氧化氮合成酶的生物活性，抑制血管平滑肌细胞的增生，抗氧化作用，抗炎作用，降低血压，逆转心血管系统的重构，被用于心血管系统疾病的预防和治疗。防治脑卒中西药中有：阿司匹林、氯吡格雷、脑活素片、甲基维生素 B_{12}、弥可保等，疗效都比较可靠。其中阿司匹林是防治脑卒中的基础用药，对防止脑卒中复发有一定疗效，但临床应用阿司匹林显示 47%的患者存在用药抵抗，即使是阿司匹林肠溶片，也会对胃肠造成负担和影响；有各种出血倾向的患者，更应禁止使用阿司匹林。服用阿司匹林，须在医生指导下针对自身情况和病症选择用药。

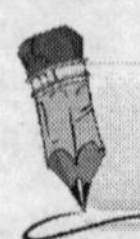

脑卒中患者饮食调养

中风患者康复期无吞咽困难，宜以清淡、少油腻、易消化的柔软平衡膳食为主。

(1)限制动物脂肪：如猪油、牛油、奶油等，限制高胆固醇食物(蛋黄、鱼子、动物内脏、肥肉等)。因为这些食物中所含饱和脂肪酸，可使血液中胆固醇浓度明显升高，促进动脉硬化；可采用植物油，如豆油、茶子油、芝麻油、花生油等，因其中所含不饱和脂肪可促进胆固醇排泄及转化为胆汁酸，从而达到降低血中胆固醇含量，推迟和减轻动脉硬化目的。

(2)常吃些蛋清、瘦肉、鱼类、豆类及其制品：以供给身体所需要的氨基酸。一般每日饮牛奶及酸牛奶各1杯，因牛奶中含有牛奶因子和乳清酸，能抑制体内胆固醇的合成，降低血脂及胆固醇的含量。

(3)要多吃新鲜蔬菜和水果：因其中含维生素C和钾、镁等。维生素C可降低胆固醇，增强血管的致密性，防止出血，钾、镁对血管有保护作用。

(4)多吃些含碘丰富的食物：如海带、紫菜、虾米等，碘可减少胆固醇在动脉壁沉积，防止动脉硬化的发生。

(5)低盐：每日吃盐<6克，因食盐中含有大量钠离子，人体摄入钠离子过多，可增加血容量和心脏负担，增加血液黏稠度，从而使血压升高，对中风患者不利。

(6)忌兴奋神经系统的食物：如酒、浓茶、咖啡及刺激性强的调味品。

(7)少喝鸡汤、肉汤：这对保护心脑血管及神经系统有益。

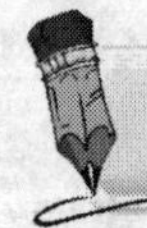

脑卒中家庭护理

家属要耐心照顾患者，保持乐观情绪，积极帮助患者树立战胜疾病的信心；饮食应多吃些新鲜蔬菜、水果及豆制品等易消化而富有营养的食物，忌食过咸、过甜及辛辣、油腻等食物，保持大、小便通畅；及早进行语言训练及被动活动患肢，鼓励患者用健侧肢体帮助患侧肢体活动，防止瘫痪侧肢体肌肉萎缩或关节强直；细心观察病情变化，当发现患者的神志、语言或患肢功能障碍渐重时，要及时请医生治疗。

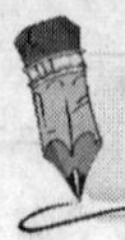

脑卒中与高血压

脑卒中是高血压的重要并发症，超过60%的脑卒中患者有高血压病史。最新指南提示：有脑血管病史患者的血压需降低至＜140/90毫米汞柱或更低。脑卒中急性期降血压治疗应更谨慎。在发病1周内，血浆皮质醇和儿茶酚胺水平升高，患者出现颅内压增高、脑缺氧、疼痛及精神紧张，由此引起反射性血压升高。此时如果降血压，可能加重脑组织缺血、缺氧，不利于病情恢复或引起更严重后果。除非血压升高＞180/105毫米汞柱。一般认为，急性脑梗死发病1周内血压维持在160～180/90～105毫米汞柱最为适宜。如血压严重升高，应选些作用较弱的降压药物，使血压平稳缓慢的降低。无论脑出血还是脑梗死，一旦病情稳定，均应逐步恢复降血压治疗，将血压控制在＜140/90毫米汞柱。

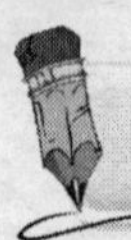

小中风的表现与救治

小中风又称暂时性缺血中风，是小血块阻塞血管发生的。特征是发作时刻板性、短暂性、反复性。6种人易发：①动脉硬化者。②血脂、血压和血液黏稠度明显增高者。③体胖、缺乏运动者。④滥用降血压药的高血压病人。⑤有中风、冠心病或糖尿病家族史者。⑥长期大量吸烟或酗酒者。

(1)临床表现各异：可分：①颈内动脉系统，主要有一侧手足无力、麻木、失语、单眼黑蒙或失明等。②椎基底动脉系统，眩晕、复视、构音或吞咽困难、唇舌发麻、跌倒发作等。由此可见，症状复杂多样，每个患者仅有部分症状，表现基本恒定。一旦有上述征象，就应想到小中风。

(2)小中风先兆：脸、臂、小腿或身体一侧突然感到虚弱或麻痹；说话困难或难以理解别人的语意；视物突然模糊不清或什么也看不见，尤其是发生在一侧眼睛；突然的、无原因的剧烈头痛；无法解释的头晕、步履不稳或突然跌倒，如有上述症状应立即送医院。如不及时治疗，经过一次或几次小中风的病人36%以后会大中风，20%的人在1个月内就会大中风。

(3)小中风的救护：①镇静，平卧，拨打120。②出血、缺血未明不用药。③平托上床，头略高，免震动；松衣领，取假牙，呕吐者头向一侧，避免窒息；抽搐者用筷子裹上纱布垫在牙间；喉部痰鸣者吸痰。④搬抬时头上脚下，避免颠簸。⑤昏迷、呼吸不规则，医生到家治后再送医院。⑥防止悲伤焦虑，防止血压下降。

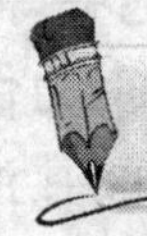

怎样避免二次中风

(1)必须坚持长期规律服药：中风期治疗及时，措施得当，大部分患者都能渡过急性期，再经过1～3个月的治疗，可基本痊愈、或不留或仅留轻微的后遗症。

(2)勿乱投医滥用药：中风用药，最讲究“个体化治疗原则”，绝不可生搬硬套别人的用药经验。去有条件的医院看医生，按照医嘱用药，才会取得满意效果。

(3)长期规律平稳降血压:血压高一定要降,降到什么程度,须遵医嘱。

(4)饮食治疗:①限制动物脂肪。②应有适当的蛋白质。③多吃新鲜蔬菜 水果。④多吃含碘食物(海带、紫菜、虾米)。⑤食盐每日<5 克。⑥少食兴奋食物与饮料(酒 浓茶 咖啡);少喝鸡汤、肉汤。⑦吃些健脑食品,如核桃、小米、大枣、黑芝麻、红糖、鱼虾、海藻、蜂蜜、豆类。

(四)冠心病的防治

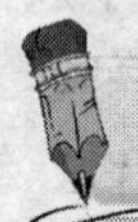

冠心病分型与症状

(1) 心绞痛型:胸骨后压榨感、闷胀感,伴明显的焦虑,持续 3～5 分钟,常发散到臂部、肩部、下颌、咽喉部、背部。有时累及这些部位而不影响胸骨后区。用力、情绪激动、受寒、饱餐等,增加心肌耗氧发作者称“劳力性心绞痛”,休息和含化硝酸甘油缓解。不稳定性心绞痛是急性心肌梗死的前兆,一旦发现应立即到医院就诊。

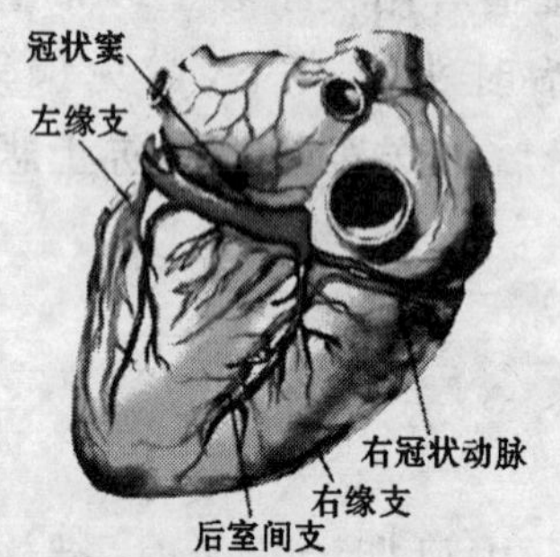

(2)心肌梗死型:梗死发生前 1 周,常有静息和轻微活动时发作心绞痛,伴有明显的不适和疲惫。梗死时表现为持续性剧烈压迫感、闷塞感、刀割样疼痛,常波及整个前胸,以左侧为重。伴有低热、烦躁、多汗、冷汗、恶心、呕吐、心悸、头晕、极度乏力、呼吸困难、濒死感，持续＞30 分钟，应立即送医院急救。

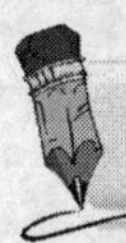

冠心病的危险因素

主要危险因素：①年龄与性别。40 岁以后冠心病发病率升高，女性绝经期前发病率小于男性，绝经期后与男性相等。②高脂血症。除年龄外，脂质代谢紊乱是冠心病最重要的因素。③高血压。与冠状动脉粥样硬化的形成和发展关系密切。140～149 毫米汞柱的收缩期血压，比 90～94 毫米汞柱的舒张期血压，更能增加冠心病死亡的危险。④吸烟。是冠心病重要危险因素，戒烟是惟一可避免的死亡原因。⑤糖尿病。占冠心病病人所有死亡原因和住院率的 80%。⑥肥胖症。为冠心病的首要危险因素，可增加冠心病死亡率。⑦久坐生活方式。不爱运动的人冠心病的发生和死亡危险性将翻 1 倍。⑧遗传、饮酒、环境因素等。

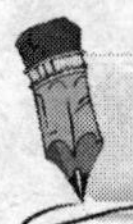

急性心绞痛的救治

应立即停止体力活动，就地休息，消除寒冷、情绪激动等诱因；立即舌下含化硝酸甘油或硝酸异山梨酯（消心痛）1 片，未缓解者隔 5～10 分钟再含 1 次，连续 3 次含化无效，胸痛持续＞15 分钟有发生心肌梗死的可能时，应立即送医院急救；可口服地西泮（安定）3 毫克，有条件者应吸氧 10～30 分钟。冠心病患者应随身携带硝酸甘油等药物，一旦出现胸痛立即含服，注意不要使用失效药物。稳定型心绞痛在休息和含化硝酸甘油后心绞痛缓解，不稳定型心绞痛是一个严重而潜在危险的疾病，应立即送医院治疗和严密观察。

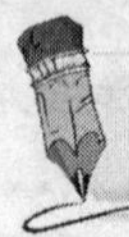

心肌梗死的救治

急性心肌梗死的死亡率高，>半数病人在住院前死亡，大多数死亡在发病后 1 小时内，一般由心室纤颤引起。就地急救和迅速转送医院至关重要。高危病人(高血压、糖尿病、既往有心绞痛史)一旦发生胸部不适，极度疲劳，呼吸困难，尤其伴有大汗、头昏、心悸、濒死感时，要高度怀疑发生了心肌梗死，应立即送距离最近的并有条件做心电图、心电监护、直流电除颤、溶栓的医疗机构。保持镇静，不要引起病人惊慌和恐惧，含化硝酸甘油或者速效救心丸、冠心舒合丸等。有条件的可肌内注射罂粟碱或盐酸哌替啶，以及地西泮，给予吸氧和保持呼吸道通畅。如发生室速、室颤等心律失常，心脏骤停，立即速取直流电除颤、人工呼吸和胸外心脏按压等心肺复苏急救措施。

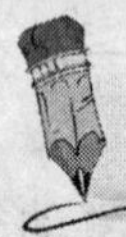

冠心病介入治疗

冠状动脉介入治疗，是 30 年来发展起来的治疗冠心病的一种新的治疗方法。由于其创伤小、不开刀、不留瘢痕、恢复快，痛苦小，并发症少，疗效明显，目前在全世界越来越广泛应用。治疗过程不需通过外科开胸手术和全身麻醉。医生经皮肤穿刺动脉(胳膊或腿)，在 X 线引导下通过导管，对冠状动脉狭窄或闭塞部位进行治疗，使血管管腔扩大，血流重新畅通。最常用的是通过球囊加压扩张等作用及在冠脉血管内放置金属支架等方式，使狭窄的冠状动脉内径扩大，从而改善心肌的血液供给，缓解患者的临床症状。

冠脉内支架是一种可被球囊扩张开的、多孔不锈钢（或其他金属如钴合金）的、起支撑作用的管状物，它附着在球囊的表面，由输送系统送至血管病变处放置。术后再狭窄率明显降低。但由于其加重了局部内膜增生，支架内亚急性血栓形成等并发症仍然困扰着心脏科的医师们；随着冠脉介入治疗的进展，抗血小板药物（氯吡格雷、血小板糖蛋白）和抗凝药（肝素）的应用，使血栓的发生率明显下降（＜0.5%）；而药物涂层支架（西罗莫司、紫杉醇等）的出现，使支架术后的再狭窄率再次降低到＜10%，给人们以极大的鼓舞。

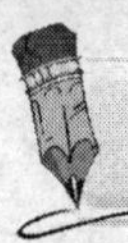

什么是射频消融术

心脏射频消融术，是将电极导管经静脉或动脉血管送入心腔特定部位，释放射频电流导致局部心内膜及心内膜下心肌凝固性坏死，达到阻断快速心律失常异常传导束和起源点的介入性技术。主要适应证：①房室折返型心动过速（预激综合征）。②房室结折返型心动过速。③心房扑动（房扑）。④房性心动过速（房速）。⑤室性期前收缩（早搏）。⑥室性心动过速（室速）。⑦心房颤动（房颤）。研究发现，房颤的触发是因为与心房相连的大静脉上的“心肌袖”发放快速电冲动，房颤的持续与心房自身重构有关。采用导管电极在环肺静脉口消融，形成大静脉与心房的“电隔离”，或加上在心房内的某些线形消融，可以达到根治房颤的目的。

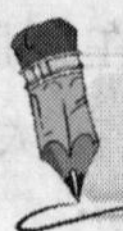

什么是心脏搭桥

俄罗斯总统叶利钦、前美国总统罗斯福，均患有严重的冠心病、心绞痛，工作和日常生活受到极大影响，最重时连一些重大事务活动都被迫取消。医务人员为他们施行了"冠状动脉搭桥术"，使他们脱离了心绞痛的生命危险。

三支冠状动脉病变，由于病变血管较多，如果选择介入治疗，则要放很多支架，还会再狭窄，发生血栓的几率大大增高，而且患者的经济负担也较重。冠心病的冠状动脉狭窄，多呈节段性分布且主要位于冠状动脉的近中段，远段大多正常。冠状动脉搭桥术就是取自身的大隐静脉或内乳动脉作为旁路移植材料，一端吻合在主动脉，另一端吻合在有狭窄病变的冠状动脉远端，建立一个血管桥，使血液绕过狭窄部位而到达远端。不停跳搭桥是指不用体外循环，在心脏跳动的情况下进行冠脉搭桥手术。

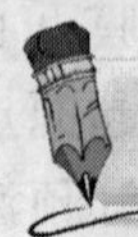

电除颤是咋回事

笔者于2012年5月至6月，两次发生房颤，皆用电除颤治愈，无痛苦，安全实用。电除颤的操作步骤是临床医师实践技能考试要求掌握的内容。做法：做前需做B超插管检查，心脏无血栓方可进行。医生将电极板涂导电糊或垫以生理盐水浸湿的纱布，按照电极板标示分别置于胸骨右缘第2～3肋间和胸前心尖区或左背，选择按非同步放电钮。按充电钮充电到指定功率，明确无人与病人接触。同时按压两个电极板的放电电钮，此时患者身躯和四肢抽动一下，通过心电示波器观察患者的心律是否转为窦性。医生给我做时先注射了少量麻醉药，醒后告知我，已恢复正常窦性心律。

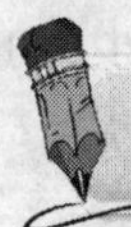

冠心病中长期治疗

做法包括：① 戒烟。同时杜绝吸二手烟。②降脂。包括饮食、生活方式的调节和药物治疗。③降血压。包括生活方式调节：血压＜130/80 毫米汞柱者应低盐低脂，多食蔬菜水果，适当运动。戒酒，减少紧张和焦虑；血压＞140/90 毫米汞柱者应在医生指导下服用降血压药。④降低血糖。严格控制血糖至正常范围。⑤抗血小板。对阿司匹林有禁忌者可服用氯吡格雷和噻氯吡啶。⑥β-受体阻滞药。可缓解心绞痛发作，降低血压。⑦血管紧张素转换酶抑制药。所有心肌梗死后病人都要使用。⑧血运重建治疗。由医生解决。

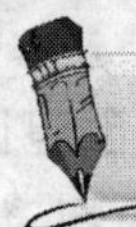

冠心病患者的饮食

冠心病患者多是偏胖的和超标准体重的，都要限制总热能，控制体重。每天所供热能＜30 千卡/千克体重。体重 60 千克的患者，做轻工作或休息，每天饮食配比：主食 300 克，牛奶 250 克，鸡蛋 1 个，瘦肉 50 克或鱼 100 克，豆腐 100 克，或豆腐干 50 克或豆芽 200 克，新鲜蔬菜 300～350 克，水果 250 克，植物油 10 克，食盐 4～5 克。以上食物可提供蛋白质 75 克，脂肪 45 克，糖 277 克。

糖在细胞内转化为脂肪醇，吃糖过多，剩余部分就会转化为脂肪，积存于脂肪细胞内，许多微小的脂肪细胞，合成细胞组织，分布在肌肉、皮下及环绕在各种脏器上。吃的糖越多，脂肪细胞越增厚，身体也就越发胖，对心脏越不利。国际会议提出吃六七成饱，即在你原来吃饱的食品中，减少三成或四成。饿时饮茶水，或吃点水果。主食中按粗比细为6∶4的原则用餐。

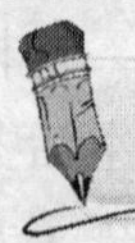

冠心病适宜的食物

(1)可吃食物：①含纤维素较多的食物，如粳米、小米、玉米、豆类及其制品。②富含维生素C和B族维生素多的新鲜蔬菜和水果，如小白菜、油菜、番茄、大枣、橘子、柠檬。③含维生素E多的酸奶、鸡蛋清、鱼及高蛋白低脂肪的猪瘦肉、鸡肉、鱼、虾等。④葱蒜中含挥发油可预防冠心病，应适当摄取。⑤有降脂作用的食品，如鲜蘑菇、黄花鱼、韭菜、芹菜、茄子、黑木耳及一些菌藻类和豆类食品。

(2)少吃或不吃的食品：①含脂肪高的肥肉。②含胆固醇高的动物内脏、蟹黄、全脂奶类、腊肉及水产品中的螺、鱿鱼等。③含糖量高、热能高的冰淇淋、巧克力、奶油、蔗糖、蜂蜜等。④刺激性的食物，如辣椒、胡椒、芥末、白酒、浓茶等。⑤限制食盐，每天<5克。

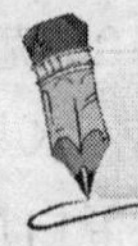

冠心病食疗验方

①玉米粉粥。用水把玉米粉调成糊，然后加入10克粳米中同煮，每日喝1次，对冠心病、高血压、高血脂、心肌梗死

的病人都适用。②芹菜蜜汁。将鲜芹菜去根，切碎，捣烂取汁，加蜂蜜或糖浆，加热后服用，每次 50 毫升，每天 3 次，可以降低血清胆固醇。③葱香肉丝。洋葱去外皮，洗净，切丝，加猪瘦肉 50 克，木耳 100 克，待油烧热后下肉丝、洋葱丝、木耳，煸炒。适用于冠心病、高血压、高血脂患者，还有预防心肌梗死的功能。④扁豆山楂韭菜汤。将白扁豆 20 克切段，山楂、韭菜各 30 克，山楂去核，韭菜切段，加入红糖调匀，加 500 毫升水煮沸后改小火炖至扁豆烂熟即可。每天服 1 次，对脾虚湿盛的病人颇为有效。

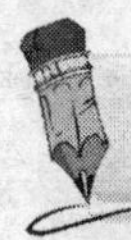

冠心病的预防

预防冠心病必须注意以下几点：①不吸烟。②保持血压正常稳定，理想血压是 120/80 毫米汞柱。③维持血脂正常，防治高脂血症；高危人群要定期检查；低脂饮食，运动和服用降脂药。④避免精神紧张。⑤运动过少的生活方式是冠心病的重要危险因素，规律地锻炼有助于保持体重、减少高血脂和高血压、冠心病的发生。⑥维持血糖正常，防治糖尿病。⑦对已有冠心病危险因素（高血压、糖尿病、高脂血症等）的病人，建议长期服心血康防止冠心病的发生。

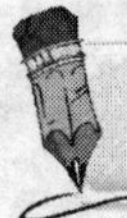

亚健康状态与危害

(1)亚健康状态排次：①高脂血症，是头号杀手，对 5 101 名患者调查中占 28.94%。②脂肪肝，占 20.31%。③内外混合痔。④乳腺增生结节（女）。⑤高血压病。⑥妇科疾病。

⑦肝功能(ALT)异常。⑧前列腺增生。⑨慢性鼻炎。⑩宫颈刮片,见糜烂。尚有冠心病、高血糖、白内障、骨异常、肝囊肿、胆结石、肾囊肿、子宫瘤等。

(2)危害:①亚健康是大多数慢性病的病前状态。多数癌症、心脑血管病、糖尿病均由亚健康状态转变而来。②影响工作和生活质量,甚至造成作业失能,导致特殊作业人群的生命安全(司机、飞行员和潜水员)。③导致精神心理疾病,甚至自杀和家庭伤害。④影响睡眠质量,加重身心疲劳。⑤影响健康寿命。严重亚健康明显影响寿命,早病早残、英年早逝。

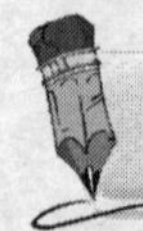

夜间饮水防心肌梗死

睡前饮杯牛奶,补充营养水分,促进睡眠。老年人膀胱萎缩,容量减少,夜不饮水,照样排尿。夜晚备杯水,半夜排尿时喝两口。好处:①血液不黏稠,不易患脑栓塞、心肌梗死。②可以润喉,保持呼吸通畅。③夜间排汗多。“早晨起床喝杯水”,可防高血压、脑血栓、心肌梗死。《当代老年》2012年第3期报道:睡前、醒来饮水,可预防心肌梗死。不饮水的害处:可导致血浆浓缩,血栓形成;血液黏稠,易引发心脑血管病。

(五)糖尿病的防治

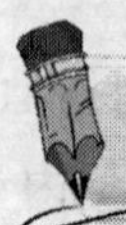

糖尿病分型及病因

1型糖尿病:是胰腺中的胰岛素合成细胞(B细胞)被破

坏所致，约占总糖尿病病例的10％。儿童糖尿病多是1型糖尿病，起病多数较急骤，几天内可突然表现明显多饮、多尿，每天饮水量和尿可达数升，胃纳增加但体重下降。发病诱因常由于感染、饮食不当而发病。婴幼儿患病特点常以遗尿的症状出现，多饮多尿容易被忽视，有的直到发生酮症酸中毒后才来就诊。

其常见病因：①自身免疫系统缺陷。患者血液中可查出多种自身免疫抗体，如谷氨酸脱羧酶抗体、胰岛细胞抗体等，损伤人体胰岛素的B细胞，使之不能正常分泌胰岛素。②遗传因素。父母患有糖尿病，儿女更易患上此病。双胞胎中的一个患了1型糖尿病，另一个有40％的机会患上此病。③病毒感染可能是诱因。如引起流行性腮腺炎和风疹的病毒，以及能引起脊髓灰质炎的柯萨奇病毒家族，都可以在1型糖尿病中起作用。④其他。如牛奶、氧自由基、一些灭鼠药等，是否可以引起糖尿病，正在研究中。

2型糖尿病：是成人发病型糖尿病，占糖尿病患者90％以上。2型糖尿病有更强的遗传性和环境因素，呈显著的异质性。原因是胰岛素抵抗(主要表现为高胰岛素血症，葡萄糖利用率降低)和胰岛素分泌不足的合并存在。临床观察胰岛素抵抗90％存在于2型糖尿病中。糖尿病可导致感染、心脏病变、脑血管病变、肾衰竭、双目失明、下肢坏疽等，而成为致死致残的主要原因。糖尿病高渗综合征是糖尿病的严重急性并发症，初始表现为多尿、多饮、倦怠乏力、反应迟钝等。随着机体失水量的增加病情急剧发展，出现嗜睡、定向障碍、癫痫样抽搐，偏瘫等类似脑卒中的症状，甚至昏迷。

常见病因：①遗传因素。如果是2型糖尿病，双胞胎中

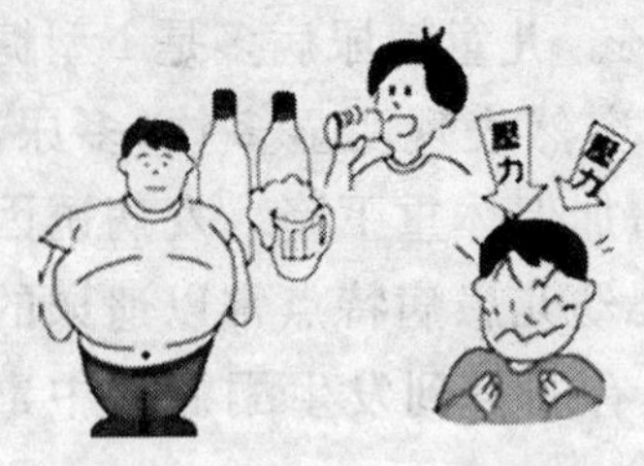

一个患糖尿病则另一个就有更多可能患上2型糖尿病。②肥胖。中心型肥胖病人的多余脂肪集中在腹部，他们比那些脂肪集中在臀部与大腿上的人，更容易发生2型糖尿病。③年龄。一半的2型糖尿病患者多在55岁后发病。高龄者容易出现糖尿病，也与超重有关。④现代生活方式。吃高热能的食物和运动量的减少也能引起糖尿病，有人认为是肥胖引起的。肥胖症与2型糖尿病一样，在那些饮食和活动习惯均已“西化”的美籍亚裔和拉丁美裔商人中更为普遍。

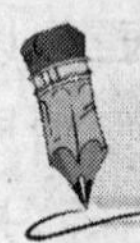

何谓妊娠糖尿病

妊娠糖尿病是指妇女在怀孕期间患上的糖尿病。临床数据显示，有2%～3%的女性在怀孕期间会发生糖尿病，患者在分娩之后糖尿病自行消失。妊娠糖尿病更容易发生在肥胖和高龄孕妇。30%的妊娠糖尿病妇女以后可能发展为2型糖尿病。

妊娠糖尿病病因：①激素异常。妊娠时胎盘会产生多种供胎儿发育生长的激素，这些激素对胎儿的健康成长非常重要，但却可以阻断母亲体内的胰岛素作用，引发糖尿病。妊娠第24～28周是这些激素的高峰时期，也是妊娠糖尿病的常发期。②遗传基础。发生妊娠糖尿病的患者将来出现2型糖尿病的危险很大（与1型糖尿病无关）。因此有人认为，引起妊娠糖尿病的基因与引起2型糖尿病的基因可能彼此相关。③肥胖症。肥胖症不仅容易引起2型糖尿病，也可引起妊娠糖尿病。

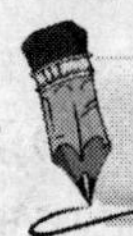

何为糖尿病“三多一少”

①多食。由于每日失糖500克以上，机体处于半饥饿状态，能量缺乏需要补充而引起食欲亢进，食量增加。②多饮。由于多尿，水分丢失过多，发生细胞内脱水，刺激口渴中枢，出现烦渴多饮，饮水量和饮水次数都增多，以补充水分。排尿越多，饮水越多，形成正比关系。③多尿。尿量增多，每昼夜尿量达3 000～5 000毫升，最高可达10 000毫升以上。④消瘦。体重减少。即血糖越高，病情越重，消瘦也就越明显。

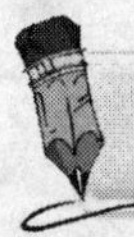

糖尿病早期症状

早期表现为：①眼睛疲劳、视力下降。当感到眼睛很容易疲劳，看不清东西，站起来时眼前发黑，眼皮下垂，视野变窄，看东西模糊不清，眼睛突然从远视变为近视或以前没有的老花眼现象等，要立即进行眼科检查。②饥饿和多食。因体内的糖分作为尿糖排泄出去，吸收不到足够的热能维持身体的基本需求，会常常感到异常的饥饿，食量大增，但依旧饥饿如故。③手脚麻痹、发抖。糖尿病患者会有顽固性手脚麻木，发抖，手指活动不灵及阵痛，剧烈的神经炎性脚痛，下肢麻痹、腰痛，不想走路，夜间小腿抽筋。一旦出现上述症状，就要去医院检查，不得拖延。

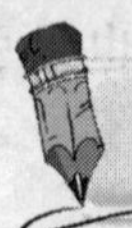

糖尿病高危人群

高危人群确认标准:①年龄≥45岁,体重指数(BMI)≥24者。②有糖尿病家族史者。③有高密度脂蛋白胆固醇(HDL)低(<0.9毫摩/升)和(或)三酰甘油>2.8毫摩/升者。④有高血压(成人血压≥140/90毫米汞柱)和/或心脑血管病变者。⑤年龄≥30岁的妊娠妇女有妊娠糖尿病史者,曾有分娩巨大婴儿(≥4千克)史,有不能解释的滞产者,有多囊卵巢综合征的妇女。⑥常年不参加体力活动者。⑦使用糖皮质激素、利尿药等。糖尿病高危人群至少每年2次查胰岛功能(C肽分泌试验),力争早期诊断早期治疗。

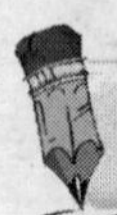

糖尿病并发症

糖尿病有八大并发症:①糖尿病酮症酸中毒及昏迷(严重)。②糖尿病非酮症性高渗性昏迷。③糖尿病乳酸性酸中毒。④严重感染,如皮肤常长疖肿患、结核病及泌尿系感染等。⑤心血管病变占糖尿病死因70%。⑥肾脏病变。⑦神经病变如糖尿病足。⑧眼病变。如视力模糊,白内障(47%)。

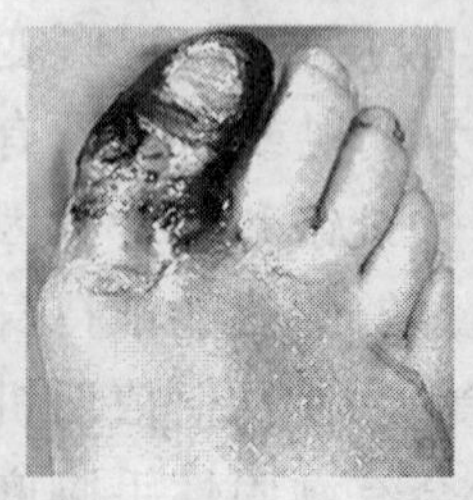

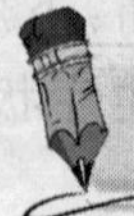

糖尿病诊断和监测

(1)2010年美国糖尿病协会(ADA)诊断标准:① 糖化

血红蛋白≥6.5%。②空腹血糖≥7.0 毫摩/升。③口服糖耐量试验时 2 小时血糖≥11.1 毫摩/升。④伴有典型的高血糖或高血糖危象症状的患者,随机血糖≥11.1。我国也将采用上述标准(表 1)。

表 1　糖尿病诊断标准　(毫摩/升)

诊　断	条　件	静脉(全血)	毛细血管	静脉(血浆)
糖尿病	空腹	≥6.1	≥6.1	≥7.0
	服糖后 2 小时	≥10.0	≥11.1	≥11.1
糖耐量受损	空腹	＜6.1	＜6.1	＜7.0
	服糖后 2 小时	6.7～10.0	7.8～11.1	7.8～11.1
空腹血糖受损	空腹	5.6～6.1	5.6～6.1	6.1～7.0
	服糖后 2 小时	＜6.7	＜7.8	＜7.8

(2)血糖自我监测:①测血糖、尿糖的日期、时间。②血糖与吃饭的关系,即血糖高是在饭前还是饭后。③血糖或尿糖的结果。④注射胰岛素或口服降糖药的时间和种类、剂量。⑤任何影响血糖的因素,如进食的食物种类及数量、运动量、生病情况等。⑥低血糖症状出现的时间与药物、进食或运动的关系,症状的体验等。每次去医院看病时应带好你的血糖监测日记供医生参考。

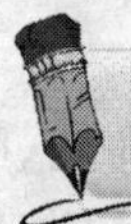

糖尿病营养治疗

(1)营养方案:①计算总热能。按照性别、年龄、身高查表或者简易公式获得理想体重。理想体重(千克)=身高(厘米)-105,然后根据理想体重和工作性质,参照原来生活习惯等计算总热能。休息状态成年人每日每千克理想体重给予热能25～30千卡，根据体力劳动强度做适当调整。②营养物质含量。糖类约占总热能的50%～60%，提倡用粗杂粮，忌葡萄糖、蔗糖、蜜糖及其制品。蛋白质含量<15%，脂肪30%，胆固醇摄入量<300毫克/天。③合理分配。每克糖(4千卡)、蛋白质(4千卡)，每克脂肪(9千卡)，将热能换算成食品后制定食谱，根据生活习惯、病情和药物治疗进行安排。早中晚食物量可以按照1∶2∶2，或1∶1∶1分配。④随访，避免体重继续增加。

(2)饮食原则：①避免肥胖，维持理想的标准体重。②定时定量，每餐饮食按照计划进食，不可任意增减。③少吃油煎、炸、油酥及猪皮、鸡皮、鸭皮等含油脂高的食物。④烹调多采用清蒸、水煮、凉拌、涮、炖、卤等方式。不可太咸，食盐摄入量<6克/日为宜。⑤少吃胆固醇含量高的食物，如腰花、猪肝等动物内脏。⑥烹调宜用植物油。⑦选用高纤维食物，如蔬果等。⑧淀粉、中西式点心均应按计划食用，不可随意吃，以免过量。⑨少吃精制糖类的食物，如炼乳、蜜饯。

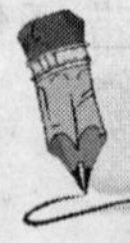

糖尿病食疗方

(1)口蘑冬瓜：冬瓜10克，口蘑20克，葱、姜末、食盐、味精适量，烹调油5克。冬瓜去皮，切成3厘米见方片，口蘑以顶刀切片。锅内放油加热，放葱、姜炝锅，少许清汤食盐烧沸，放入冬瓜、口蘑旺火炒熟，放味精出锅即可。功效：冬瓜利尿消肿，对糖尿病患者有消肿作用。

(2)葛根粉粥:粳米100克,葛根粉30克。将葛根洗净后,切成片,加清水磨成浆,沉淀后取淀粉,晒干备用。粳米淘净,放入锅内,加清水适量,用武火烧沸后,转用文火煮,煮至米半熟,加葛根粉,再继续用文火煮至米烂成粥。功效:具有解热、降血脂和降血糖的作用。

(3)生山药知母汁:生山药粉30克,天花粉、知母各15克,生鸡内金粉、五味子、葛粉各10克。将知母、五味子加水500毫升煎汁300毫升,去渣,再将山药粉、葛粉、天花粉、内金粉冷水调糊,趁药液沸滚时倒入搅拌为羹。功效:用于尿频、下肢水肿、清热降火。

(4)雪菜豆腐:豆腐100克,雪菜20克,烹调油5克,食盐、味精适量,葱、姜末少许。做法:①将豆腐切成2厘米见方的块,用开水烫3分钟,捞出备用。②将雪菜切成碎丁。③锅放油加热,放葱、姜炝锅,放入雪菜,煸炒;再放豆腐、食盐、少量清汤,旺火收汁,放味精,出锅即可。功效:雪菜具有利尿止泻、祛风散血、消肿止痛的作用,豆腐能够生津润燥,清热解毒。

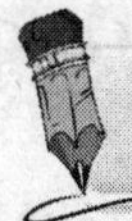

糖尿病患者的主食

主食最好是粗粮。比如,可以做些窝头或杂面馒头、包子等,或者用荞麦面和白面及杂粮面粉混合起来擀面条。通常吃标准米饭、大麦米粥、玉米渣粥、牛肉面、荞麦鸡丝面。

(1)小米:性凉,味甘、咸。有清虚热、补虚损、健脾胃功效。碱性食物,风湿病、痛风、糖尿病血中酸度高的人均可食用。

(2)玉米:性平,味甘。有调中开胃、通便利水,降糖、降脂功效。主治胃纳不佳、慢性肾炎水肿、尿路结石、腹水尿少、糖尿病、高脂血症、水肿。

(3)大豆黑豆。①大豆。性平,味甘,具有补虚清热、利便、健脾功效。主治面黄体弱、水肿、小便不利、风湿痹痛、习惯便秘。常食可防治高血压、动脉硬化、糖尿病。②黑豆。性平,味甘。具有补肾滋阴、补血活血、除湿利水、祛风解毒功效。主治肾虚消渴、耳聋、盗汗、中风脚软、下血、黄疸等症。

(4)豌豇扁豆:①豌豆。性平,味甘。具有和中下气、解毒利水功效。主治小便不畅、下腹胀满、糖尿病、脚气、痈肿等症。②豇豆。性平,味甘。具有健脾补肾功效。主治食积、腹胀、糖尿病等症。③扁豆。性平,味甘。具有祛暑、化湿、健脾和中功效。主治暑湿杂症、脾虚泄泻等症。

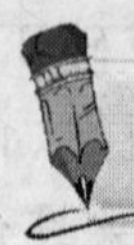

糖尿病患者不宜吃什么

禁忌精粮、动物内脏、蟹黄、鱼子、鸡皮、猪皮、猪肠;花生、瓜子、核桃、松子、甘蔗、水果、马铃薯、芋头、红薯、藕、淀粉、荸荠。食物制作时最好清炖、水煮、凉拌。忌咸食(盐≤6克/日),忌辛辣,戒烟限酒。

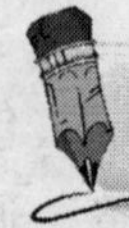

糖尿病患者宜吃什么

(1)素烧冬瓜:冬瓜250克,植物油9克,食盐5克,香菜5克。冬瓜去皮,切成长方块。将香菜洗净,切成小段。油锅烧热后,下冬瓜煸炒,待半熟,稍加水,盖上锅盖烧沸,加香菜和食盐即成。营养:热能109千卡,蛋白质1克,脂肪9

克，糖类6克。清素适口，有消脂利水的作用。

(2)烩酸菠菜：菠菜250克，酱油、醋各5克，食盐4克，香油5克，味精1克，团粉10克。将菠菜洗净，切成寸段。锅内放肉汤煮沸，加入菠菜、食盐和味精，并把团粉用酱油、醋调匀放入汤中，开锅即熟。进食前淋上香油。营养：热能130千卡，蛋白质6克，脂肪6克，糖类13克。酸滑利口，有宽肠润燥的作用。

(3)口蘑烧白菜：口蘑5克，白菜250克，酱油、植物油各10克，食盐4克，白糖2克。温水浸泡口蘑，去蒂洗净，留用首次浸泡水。白菜洗净，切成寸段。油锅烧热，下白菜煸至半熟，将口蘑、酱油、食盐、糖放入，并加入口蘑汤，盖上锅盖，烧至入味即成。营养：热能155千卡，蛋白质1克，脂肪10.5克，糖类10克。

(4)素炒小萝卜：小萝卜200克，香菜、青蒜各10克，植物油9克，酱油10克，食盐5克，葱、姜各2克。将萝卜洗净，切成滚刀块。油锅烧热后，放入萝卜煸炒几下，放入各种作料，加少量温水，盖上锅盖烧熟。起锅时撒上香菜和青蒜。营养：热能130千卡，蛋白质2克，脂肪10克，糖类8克。

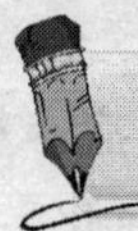

黑色食物能控糖

常用的黑色食物：①黑巧克力有助于降低血压和改善胰岛素敏感性。②紫甘蓝含有丰富的胡萝卜素、纤维素、钙、磷、铁，以及花青素等，促进代谢，增强免疫力。其所含的B族维生素和维生素C有助缓解糖尿病并发症，减轻糖尿病视网膜病变和肾病危害。③黑豆既有助于控制血糖，又可防止糖尿病性神经病变。④肉桂具有降血糖的功效。⑤乌鸡是低脂肪、低糖、高蛋白的碱性食品。⑥黑木耳有助于降低血液黏稠度。所含甘露聚糖、木糖和膳食纤维有助于减少人体血糖波动，调节胰岛素分泌。⑦香菇和黑芝麻富含硒，硒有与胰岛素相同的调节糖代谢的生理活性，有助于降低血糖。⑧蓝莓，爱吃蓝莓的人比从不吃蓝莓的人患2型糖尿病风险低23%。糖尿病患者应该多吃点黑色食物。

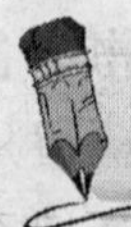

糖尿病患者宜吃的蔬菜

①苦瓜，具有类胰岛素作用，可刺激胰岛素释放。②洋葱，能降血糖、降血脂，预防糖尿病并发症。③黄瓜，可减肥、降血压、降血脂。④银耳，热能低，延缓血糖升高。⑤莴笋，含胰岛素激活剂。⑥竹笋，为高纤维食物，有助控制餐后血糖。⑦菠菜，能促进胰岛素分泌。⑧蘑菇，具有降血糖、降血脂作用。

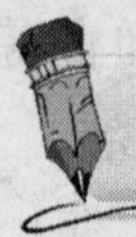

吸烟喝酒与糖尿病

吸烟喝酒对糖尿病的危害：①可加重心血管并发症。糖尿病心血管并发症可达50%。尼古丁会使血管壁硬化，一氧化碳与血红蛋白结合成碳氧血红蛋白，影响血液的携氧能力，导致动脉壁水肿，妨碍血液流动，使胆固醇容易沉积。②损害胰腺。糖尿病是胰岛素分泌不足引起的，酒精刺激胰腺，使其分泌的消化酶和胰腺液成分发生改变，导致胰内蛋白质过分浓缩，使蛋白质不断堆积，形成栓子，堵塞胰腺导管，造成钙质淤积，成为胰腺结石。而香烟可导致胰腺癌。③加重肝脏负担。肝脏是酒精的解毒脏器。糖尿病患者的肝脏解毒功能差，饮酒会加重肝脏负担，还可发生高脂血肝。④引起胃炎。酒精会引起胃黏膜充血水肿，发生炎症。嗜酒者，会引起萎缩性胃炎、贫血和周围神经炎。

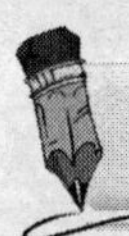

糖尿病患者运动需知

①注重有氧运动。60千克体重的人散步1小时可消耗热量200千卡。散步时还可搭配其他运动，以增添情趣和效果。少乘电梯；外出提前一两站下车步行；看电视时一面看一面甩手，既享乐又可健身。还可选择太极拳、柔软体操、气功等运动方式。②避免太热和太冷天气运动，养成每天睡前及运动后检查双脚的习惯，看看有无受伤、破皮或长水泡。避免球类、跳跃等高冲击力的剧烈运动，以免病情恶化。③运动前要有充分准备，随身携带饮料、食品，以备之需；最好结伴运动，以便应付可能发生的低血糖等紧急情况。

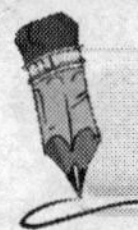

糖尿病患者运动疗法

(1)快慢步行：速度可采取快慢结合方式，先快步行走5分钟，然后慢速行走5分钟，然后再快行，这样轮换进行。步行速度亦可因人而异，身体状况较好轻度肥胖患者，可快速步行，每分钟120～150步；不太肥胖者可中速步行，每分钟110～115步；老年体弱者可慢速步行，每分钟90～100步。开始每天半小时，以后逐渐加大到每天1小时，可分早、晚两次进行。

(2)室内运动:蹲下起立,开始每次做15～20次,以后可增加至100次。仰卧起坐,开始每次做5次,以后逐渐增加至20～50次。

(3)床上运动:分别运动上下肢,做抬起放下、左右分开等动作。适合体质较弱的患者。

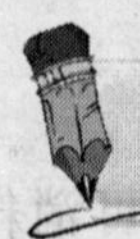

如何掌握运动量

糖尿病患者运动时要掌握好运动量:①以减肥为目的。坚持每日上、下楼梯(或中速跑步)60～90分钟,或以普通速度步行2～3小时。②以降低血糖为目的。将每天摄入能量的10%～15%列为运动中消耗。举例,50千克体重的成人20分钟运动,上、下楼梯(或中速跑步)消耗100千卡热能,普通速度步行消耗50千卡,游泳消耗200千卡。③达到安全运动强度。即运动中最大心率的60%。简易计算法:170－年龄。④以代谢控制指标衡量。定期复查空腹、餐后血糖及糖化血红蛋白,达到理想控制为佳。

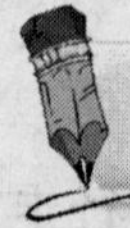

糖尿病患者心理疗法

糖尿病患者心理治疗是辅助治疗的重要步骤,它以改善病人的情绪状态,使药物治疗能达到更好的治疗效果。①支持心理治疗。通过解释、说理、疏导、安慰等,进行支持性心理治疗,以帮助病人消除各种消极情绪反应。②认知疗法。帮助病人对疾病基本知识的了解,消除不适当的预测、误解和错误信念。提高治愈疾病的信心。③行为疗法。某些行为疗法技术，可帮助病人遵从药物治疗和饮食控制计划，包括血糖自我监测，行为强化，行为塑造疗法等。患者保持一个好的心态，才能使病情得到最好的控制。患者的心理因素很重要，会影响治疗的效果。

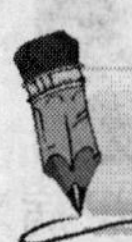

糖尿病患者生活法则

①不暴饮暴食，生活有规律，吃饭要细嚼慢咽，多吃蔬菜；尽量不吃含葡萄糖、蔗糖量大的食品，以防血糖快速上升②性生活有规律，防止感染性疾病；不要吃过量的抗生素，以免诱发糖尿病。③最大限度内防止糖尿病发生。每年吃3个月的烟酰胺、维生素 B_1、维生素 B_6、甲基维生素 B_{12}，以增强胰腺功能；季节更替时吃半个月的维生素 C、维生素 E，剂量大些可以提高自身免疫力，清除自由基。④加强锻炼身体，少熬夜。⑤糖类摄入。糖尿病患者不能吃糖，是指日常饮食不能直接食用蔗糖和葡萄糖，果糖分解不需要胰岛素参与可食。蜂蜜（主要成分是果糖）与葡萄糖慎食。

（六）痛风的防治

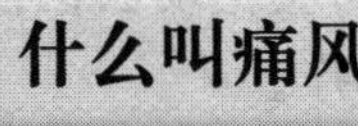

什么叫痛风

痛风是一种由于嘌呤生物合成代谢增加，尿酸产生过多或尿酸排泄不良而致血中尿酸升高，尿酸盐结晶沉积在关节滑膜、滑囊、软骨及其他组织中引起的反复发作性炎性疾病。

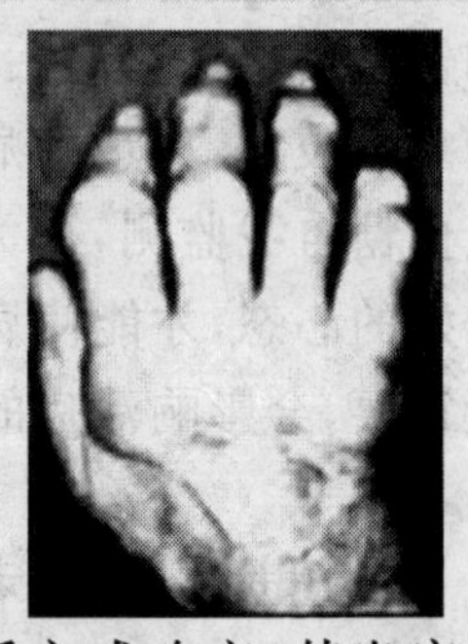

关节液和痛风石中，可找到有双折光性的单水尿酸钠结晶为其特点。临床特征：高尿酸血症及尿酸盐结晶、沉积所致的特征性急性关节炎、痛风石、间质性肾炎，严重者有关节畸形及功能障碍，常伴尿酸性尿路结石。痛风多见于体型肥胖的中老年男性和绝经期后妇女。随着经济发展和生活方式改变，其患病率逐渐上升。临床特点：高尿酸血症、急性关节炎反复发作、痛风石形成、慢性关节炎和关节畸形，病程后期出现肾尿酸结石和痛风性肾实质病变。

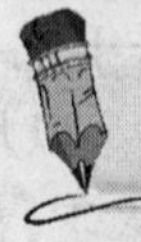

哪些人应进行血尿酸常规检查

下列人员应进行血尿酸的常规检测：①＞60岁的老年人，无论男、女及是否肥胖。②肥胖的中年男性及绝经期后的女性。③高血压、动脉硬化、冠心病、脑血管病（如脑梗死、脑出血）病人。④2型糖尿病者。⑤原因未明的关节炎，尤其是中年以上的病人，以单关节炎发作为特征。⑥肾结石，尤其是多发性肾结石及双侧肾结石病人。⑦有痛风家族史的成员。⑧长期嗜肉类，并有饮酒习惯的中年以上的人。凡属于以上所列情况中任何一项的人，均应主动去医院做有关痛风的实验室检查，以便早发现、早治疗。

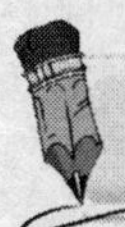

痛风的高发人群

①性别。男比女易患痛风，比例为20∶1。女性痛风多在绝经以后，可能与卵巢功能变化及性激素分泌改变有关。②年龄。年龄大的人比年轻的人易患痛风，发病年龄为45岁左右。生活水平提高，营养过剩，运动减少，痛风正向低龄化发展，30岁左右痛风患者也很常见。③体重。肥胖的中年男性易患痛风，尤其是不爱运动、进食肉类蛋白质较多、营养过剩的人易患痛风。④职业。企事业干部、教师、私营企业主等社会应酬较多和脑力劳动者易患痛风。⑤饮食。进食高嘌呤饮食过多的人易患痛风，贪食肉类的人比素食的人易患痛风。⑥饮酒。酗酒的人易患痛风。

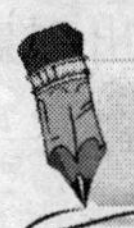

痛风的并发症

①肾功能障碍。长期持续高尿酸血症，会使过多的尿酸盐结晶沉淀在肾脏内，造成痛风性肾病。②缺血性心脏病。持续高尿酸血症会使过多的尿酸盐结晶沉淀在冠状动脉内，加上血小板的凝集亢进，均加速了动脉硬化的进展。③肾结石。痛风病人出现肾结石的几率为正常人的1 000倍；尿中尿酸量越多、酸碱度越酸，越容易发生结石，多喝开水、服用小苏打可防肾结石发生。④肥胖症。肥胖不但会使尿酸合成亢进，造成高尿酸血症，也会阻碍尿酸的排泄，易引起痛风、合并高脂血症、糖尿病。⑤高脂血症。痛风的人较常暴饮暴食，多有肥胖，合并高脂血症者多。⑥糖尿病。与肥胖

症有关。⑦高血压。痛风病人半数合并高血压。

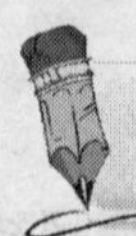

痛风的分期

(1)按症状分期:①急性发作期。发作时间通常是下半夜。表现为脚踝关节或脚趾,手臂、手指关节处疼痛、肿胀、发红,伴有剧烈疼痛。显微镜观察发现,患处组织内有松针状尿酸盐沉淀,而引起的剧烈疼痛。发病期的血尿酸已经生成沉淀,所以尿酸值比平时最高值低。②间歇期。间歇期是指痛风两次发病的间期,一般为数月至1年。主要表现是血尿酸浓度偏高。如果未采用降尿酸的措施,发作频繁,关节痛感加重,病程延长。③慢性期。主要表现是痛风石,慢性关节炎、尿酸结石和痛风性肾炎及并发症。痛风频繁发作,身体开始出现痛风石,时久痛风石逐步变大。尿酸的出现影响患者的健康生活。高尿酸对血管、肾脏、关节有伤害,尽早降酸,保持尿酸正常。

(2)按病程分期:①前期。又称高尿酸血症期,患者可无痛风的临床症状,只表现为血尿酸升高。②早期。痛风症状表现为急性痛风性关节炎的发作。症状消失后关节会完全恢复功能,但可反复发作,是一般皮下痛风石的形成期。③中期.由于急性发作的反复出现造成的关节出现不同程度的骨破坏与功能障碍损伤,形成慢性痛风性关节炎。可形成皮下痛风石、尿酸性肾病及肾结石,肾功能正常或轻度减退。④晚期。会有明显的关节畸形及功能障碍显现,皮下痛风石数量增多、体积增大,破溃会出现白色尿酸盐结晶。尿酸性肾病及肾结石有所发展,肾功能明显减退,可出现氮质血症及尿毒症。

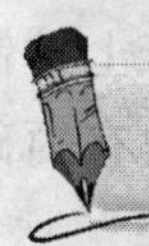

痛风病症状特点

①痛风最早多在午夜发病，睡梦中疼醒大多是脚趾关节红肿热并有剧烈疼痛。②没有外部创伤，出现急性的肿胀、触痛和阵痛，检查血尿酸偏高。③延伸到踝、手、腕、膝、肘及足部其他关节肿痛。④痛几天自然就不痛了，过一段又会痛，而且痛得越来越严重，持续的时间较长。⑤尿酸长期不能稳定正常，手脚关节变形，有突起，形成痛风石。

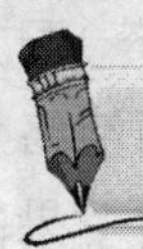

痛风治疗举措

(1)治疗原则：合理的饮食控制；充足的水分摄入；规律的生活制度；适当的体育活动；有效的药物治疗；定期的健康检查。

(2)治疗目的：尽快终止急性关节炎发作；防止关节炎复发；纠正高尿酸血症，防止因尿酸盐沉积于肾脏、关节等所引起的并发症；防止肾脏的尿酸结晶石形成；预防和治疗糖尿病、肥胖、高血压、血脂异常等并发症。

(3)治疗方法：①一般治疗。包括采用低嘌呤低脂肪饮食、多饮水、戒除烟酒，坚持适当的体育锻炼、控制体重避免肥胖、定期检查等。②关节炎急性发作期治疗。主要是控制症状，最有效的药物是：秋水仙碱，还有吲哚美辛、吡罗昔康、布洛芬等。见效快的是秋水仙碱，但不良反应也最大。中药有清痹通络药酒。③间歇发作期的治疗。主要是使尿酸维持正常值(6.5毫克/分升),保护肾脏功能,防止痛风性肾病。最好是使用促进尿酸排泄和抑制尿酸合成的药物。临床上抑制尿酸合成的药物只有别嘌呤醇,促进尿酸形成的药物有丙磺舒、苯溴马隆(痛风利仙)等。中药有复方伸筋胶囊。

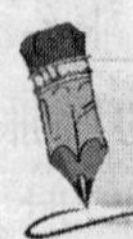

痛风患者五宜四戒

(1)五宜:①宜吃高钾食物,如香蕉、西蓝花、西芹等可减少尿酸沉淀,有助将其排出体外。多摄取碱性食物,如海带、白菜、芹菜、黄瓜、苹果、番茄等疏果。②宜吃固肾食物,如按"六味地黄"(熟地黄、山茱萸、山药、泽泻、牡丹皮、茯苓)配方煎水饮用,以收滋阴补肾功效。③宜吃行气活血舒筋活络食物,可用桑寄生煲糖水,不放鸡蛋,可加莲子。④宜食苹果醋加蜜糖。苹果醋含果胶、维生素、矿物质(磷和钾)及酵素;其酸性成分具杀菌功效,有助于排除关节、血管及器官的毒素。常饮用能调节血压、通血管、降胆固醇、有助于治疗关节炎及痛风症。⑤宜做适量的有氧运动,如游泳、太极。

(2)痛风患者饮食四戒:①戒高嘌呤的食物,如动物内脏(肝、肠、肾、脑)、海产(鲍鱼、蟹、龙虾、三文鱼、沙甸鱼、吞拿鱼、鲤鱼、鲈鱼、鳟鱼、鳕鱼)、贝壳类食物、肉类(牛、羊、鸭、鹅、鸽)、黄豆食物、扁豆、菠菜、花椰菜、芦笋、蘑菇、浓汤、麦皮。②戒高胆固醇的食物,如动物内脏(肝、肠、肾、脑)、肥肉、鱿鱼、鱼、墨鱼。③戒酒,尤其是啤酒、绍兴酒。一旦血中酒精浓度高达200毫克/分升,血中乳酸会随着乙醇的氧化过程而增加,令肾脏的尿酸排泄受阻,结果使血中尿酸增加。④戒酸性食物,如咖啡、煎炸食物、高脂食物。酸碱不平衡,会影响身体功能，加重肝、肾负担。专家提醒：每日多喝水，多排尿，不可憋尿。

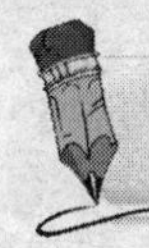

痛风患者饮食六多六少

(1)多蛋少鱼肉：鸡蛋嘌呤含量很少，是痛风患者最佳营养品。每日进食1个鸡蛋，已能满足身体需要。禁食海鲜食品：因嘌呤含量很高，沙丁鱼、凤尾鱼及鱼子更高。肉类含较多嘌呤，羊肉和鳜鱼较低。

(2)多奶少酒：牛奶富含蛋白质，嘌呤含量很低，痛风患者首选。酸奶不宜饮用，乳酸可干扰尿酸排泄而加重病情。要戒酒。乙醇可促使乳酸合成增加，抑制尿酸排泄；还可促进嘌呤合成而使尿酸产量增加；啤酒属高嘌呤饮料，痛风患者禁忌，如饮大量冰啤酒，常引起痛风急性发作。

(3)多豆腐少豆浆：黄豆属嘌呤食品，痛风患者忌食。豆腐经过水的浸渍、煮沸等加工，嘌呤易溶在水中流失。所以，痛风患者不宜吃黄豆、豆汤、豆浆，但可吃豆腐。

(4)多水少茶：人体尿酸＞2/3通过肾脏排泄，痛风者要多饮水，以利于尿酸盐从尿中排出体外。每日饮水量大于2 000毫升，不包括3餐的汤、牛奶。饮茶有益健康，但茶叶含嘌呤和咖啡因，大量饮茶对痛风患者不可取。

(5)多碱少酸：医生常给痛风患者服用小苏打，就是碱化体液和尿液，以减少尿酸沉积，防止痛风发作。痛风患者要多食低嘌呤蔬菜、奶类等碱性食品，冬瓜和西瓜是碱性食品，还有利尿作用，有利于尿酸排泄。肉类等动物蛋白食品属酸性食物，宜少食。

(6)多细粮少粗粮:细粮含嘌呤很少,粗粮如玉米、小米、高粱、黑面粉、糙米、中熟米、荞麦、燕麦、山芋等嘌呤含量高于细粮。

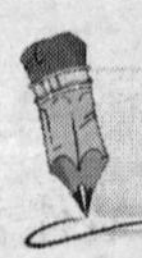

痛风患者饮食误区

以下是痛风患者饮食中易存在的误区:①吃素菜不会激发痛风。相反豆制品、扁豆、干豆类、菠菜、豌豆、毛豆、蘑菇、芦笋吃多了会诱发痛风。②喝啤酒无害。酒精易使体内乳酸堆积,对尿酸排泄有抑制作用。啤酒的诱发作用更强,还含有较高浓度的嘌呤。③不必控制总热能摄入。肥胖及糖尿病是痛风的诱因,控制热能摄入避免肥胖是防止痛风的重要环节。④不重视维生素、水和盐的作用。B族维生素和维生素C能促进组织内沉着的尿酸盐溶解;饮水有利于尿酸排出,防止结石形成。菜肴宜清淡低盐,以防痛风合并高血压、心血管病。⑤急性期与缓解期的膳食一样对待。急性期膳食选择比较严格,如只选用牛奶、鸡蛋、粮食、低嘌呤蔬菜和水果,假若缓解期同样用这些食物,就会造成营养失调。

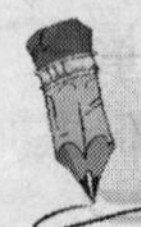

痛风患者注意事项

①不吃海鲜,尤其是鱿鱼、墨鱼、虾、螃蟹。②不吃蘑菇,尤其是香菇、香菜、紫菜。③少吃肉类,尤其是动物内脏。④不再喝酒,尤其是啤酒。⑤饮食要少油、少盐。⑥精神愉快、跳舞,走路上班,少坐车,经常进行检查。⑦节制饮食,避免大量进食高嘌呤食物,严格戒酒,多喝碱性饮料。⑧多饮

水以助尿酸排出。⑨减肥，防止肥胖。⑩避免过度劳累、精神紧张、寒冷潮湿、关节损伤等诱发因素。⑪不宜使用抑制尿酸排出的药物，如氢氯噻嗪、呋塞米等。⑫接受药物治疗以降低血尿酸，积极防治并发症。⑬接受定期随访和复查血尿酸。⑭继发性痛风应积极治疗原发病。

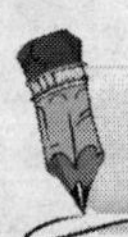

痛风的预防

一级预防（是指正常人群的预防）：①不可暴饮暴食，避免营养过剩及肥胖，保持理想体重。②远离吸烟、酗酒等不良嗜好。③劳逸结合，使脑力活动和体力活动交替进行，并持之以恒。④合理安排生活。生活要有规律及节制，同时培养乐观主义精神，经常参加文娱及体育活动。⑤定期体格检查。体格检查对预防痛风非常重要，尤其是40岁以上者或肥胖男性，应每1～2年做一次体检。包括血尿酸测定，以早期发现高尿酸血症患者，防止向痛风发展。

二级预防（是指痛风患者做到早诊断，早治疗，防止病情加重及发生并发症）：①禁止进食海鲜、肉类，尤其是动物内脏等高嘌呤食物。②戒除酒类。③摄入充足的水分。应选用酸碱度值为7的矿泉水或普通自来水，多饮水可以增加尿酸的溶解及尿酸的排泄。④适当的体育锻炼，配合饮食控制，多饮水和碱化尿液等措施，可有效地预防痛风性肾结石和皮下痛风石的形成。

(3)三级预防（主要是预防痛风并发症发生和发展，提高痛风患者的生活质量）：①服用降低尿酸的药物。一是促进尿酸排泄的药物，如苯溴马隆。二是抑制尿酸生成的药物，如别嘌呤醇，但该药有多种副作用，服药期间须定期检查肝功能、血常规，如发现异常应立即停药。②控制血压。③治疗尿路感染，做到早治疗。④调整饮食结构。痛风性肾病患者应坚持低盐饮食，以降低血压，减轻水肿，已有肾功能损害者，应将蛋白质摄入量控制在每日每千克体重0.5～0.8克；同时，选用高生物效价的优质蛋白质，如鸡蛋、牛奶等。

（七）老年骨质疏松的防治

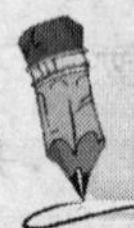

骨质疏松的危害

骨质疏松症是骨组织结构受损，骨矿质、骨基质比例减少，骨质变薄，骨小梁数量减少，骨脆性增加和骨折危险度升高的全身骨代谢障碍疾病。酸性体质是钙质流失、骨质疏松的重要原因。骨质疏松是人体衰老的表现。女性绝经后5～10年，男65～70岁都会出现骨质疏松。骨质疏松最直接最严重的后果是骨折，环视一下您周边的老年人，骨折者太多太多，多数为骨质疏松所致。所引发的骨折是全身性的，最常见的部位为髋部、脊柱、腕部和肋骨。发生在脊柱可引起身高变矮、驼背，胸廓畸形。

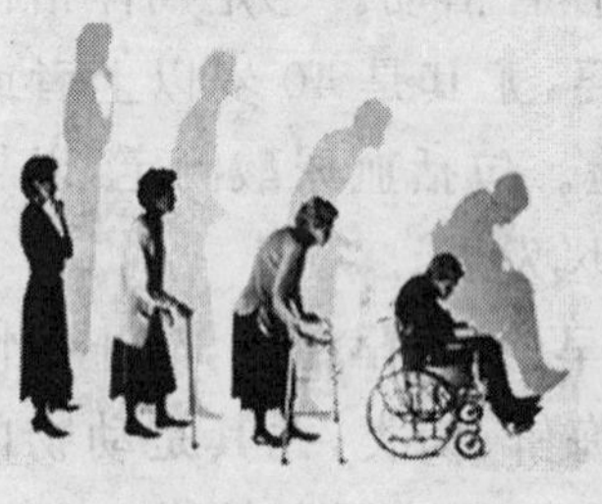

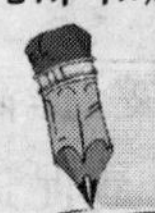

骨质疏松自我检测

以下几项可帮你检测是否有骨质疏松：①有没有轻微碰

撞或跌倒就会发生髋骨骨折的情况。②是否曾经因为轻微的碰撞或者跌倒就会伤到自己的骨骼。③是否经常连续>3个月服用可的松、泼尼松等激素类药品。④身高是否降低了3厘米。⑤经常过度饮酒。⑥每天是否吸烟超过20支。⑦经常患痢疾腹泻。⑧女士是否在45岁之前就绝经了。⑨曾经有过连续>12个月没有月经(除了怀孕)。⑩男士是否患有勃起功能障碍或缺乏性欲的症状。如果受试者有任何一条问题的答案为"是",就表明有患上骨质疏松的危险,但这并不证明受试者就患了骨质疏松症,是否患有这种病症需要进行骨密度测试得出结论。

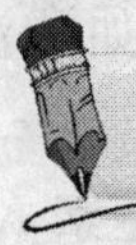

骨质疏松要避免的运动

①冲击性强的运动,如跳跃、跑步。这类运动会增加脊柱和下肢末端的压力,使脆弱的骨骼发生骨折。②需要前后弯腰的运动,如仰卧起坐,划船。③不干重活,冬天下雪,天冻地滑,不外出。④美国对老年人提出17条建议中第一条就是:人到老年,即使没有不适,也最好带个拐杖。

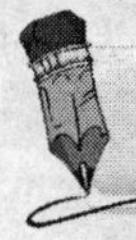

骨质疏松临床表现

骨质疏松主要的表现:①疼痛。是最常见的症状,腰背痛占70%~80%。疼痛沿脊柱向两侧扩散,仰卧或坐位时疼痛减轻,直立时后伸或久立、久坐时疼痛加剧,日间疼痛轻,夜间和清晨醒来时加重,弯腰、肌肉运动、咳嗽、大便用力时加重。②身长缩短、驼背。多在疼痛后出现。脊椎椎体前部几乎多为松质骨组成，此部位是身体支柱，负重量大，容易压缩变形，使脊椎前倾，背曲加剧，形成驼背，随着年龄增长，骨质疏松加重，驼背曲度加大，致使膝关节挛拘显著。③骨折。这是退行性骨质疏松症最常见和最严重的并发症。④呼吸功能下降。胸、腰椎压缩性骨折，脊椎后弯，胸廓畸形，可使肺活量和最大换气量显著减少，患者往往可出现胸闷、气短、呼吸困难等症状。

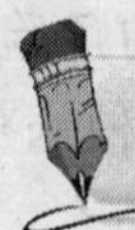

骨质疏松药物治疗

(1)骨吸收抑制剂：以减少骨量的进一步丢失，如雌激素、降钙素、二磷酸盐、异丙氧黄酮都属于这一类。

(2)骨形成促进剂：以增加骨量，包括氟化物、维生素K、甲状旁腺素、雄激素、生长激素等。

(3)骨矿化促进剂：促进骨钙沉着，增加骨量，药物有维生素D与钙剂。需要特别提出的是，既往激素替代疗法曾作为治疗女性绝经后骨质疏松的首选，但新的研究表明，在激素替代疗法作为骨质疏松的一线用药方面，风险与受益比值不理想。在骨质疏松症的防治方面，在欧洲已不再作为骨质疏松症的一线疗法。

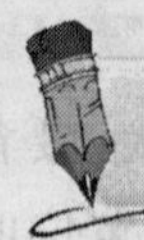

骨质疏松饮食疗法

饮食原则：①原发性骨质疏松症，属肾虚证，治则是补肾壮骨，辨证施膳。药膳以选用具有滋补肾阴、温补肾阳、益肝健脾作用的药食为主。②须重视营养成分的补充，保护或改善脾胃的运化及吸收功能。

膳食宜忌:①宜供应充足的钙质。要常吃含钙量丰富的食物,如排骨、脆骨、虾皮、海带、发菜、木耳、柑橘、核桃仁等。②宜供给足够的蛋白质。可选用牛奶、鸡蛋、鱼、鸡、瘦肉、豆类及豆制品等。③宜供给充足的维生素D及维生素C。因其在骨骼代谢上起着重要的调节作用。应多吃新鲜蔬菜,如苋菜、雪里蕻、香菜、小白菜,还要多吃水果。④忌辛辣、过咸、过甜等刺激性食品。

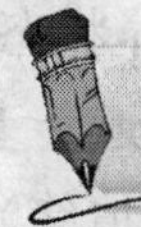

骨质疏松的预防

(1)一级预防:应从儿童、青少年做起,如注意合理膳食营养,多食用含钙、磷高的食品,如鱼、虾、虾皮、海带、牛奶、乳制品、骨头汤、鸡蛋、豆类、精杂粮、芝麻、瓜子、绿叶蔬菜等。尽量摆脱"危险因子",坚持体育锻炼,多接受日光浴,不吸烟、不饮酒,少喝咖啡、浓茶及含碳酸饮料,少吃糖及食盐,动物蛋白不宜过多,晚婚、少育,哺乳期不宜过长,尽可能保存体内丰富的钙库,将骨峰值提高到最大值,是预防生命后期骨质疏松症的最佳措施。加强骨质疏松的基础研究,对有遗传基因的高危人群,重点随访,早期防治。

(2)二级预防:人到中年,尤其是妇女绝经后,骨丢失量加速进行。此时期应每年进行一次骨密度检查,对快速骨量减少的人群,及早采取防治对策。近年来,坚持长期预防性补钙或用固体骨肽制剂骨肽片进行预防,以安全、有效地预防骨质疏松。日本则多主张用活性骨化三醇及钙预防骨质疏松症,注意积极治疗与骨质疏松症有关的疾病,如糖尿病、类风湿关节炎、脂肪肝、慢性肾炎、甲状旁腺功能亢进、甲状腺功能亢进、骨转移癌、慢性肝炎、肝硬化等。

(3)三级预防:对退行性骨质疏松症患者,应积极进行抑制骨吸收(雌激素、CT、钙),促进骨形成(活性维生素D),骨肽片等药物治疗,加强防摔、防碰、防绊、防颠措施。对中老年骨折患者应积极手术,实行坚强内固定,早期活动,体疗、理疗、心理、营养、补钙、止痛、促进骨生长、遏制骨丢失,提高免疫功能及整体素质等综合治疗。退行性骨质疏松症是骨骼发育、成长、衰老的基本规律,但受着激素调控、营养状态、物理因素(日照、体重)、免疫状况(全身体质、疾病)、遗传基因、生活方式(吸烟、饮酒、咖啡、饮食习惯、运动、精神情绪)、经济文化水平、医疗保障等八个方面的影响,及早加强自我保健意识十分重要。

(八)老年腰腿痛的防治

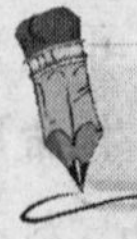

腰腿痛常见病因

腰腿痛是以腰部和腿部疼痛为主要症状的伤科病症,轻者表现为腰痛,重者除腰痛外,还向腿部放射疼痛,腰肌痉挛,出现侧弯。腰腿痛主要是由椎间盘突出,骨质增生,骨质疏松,腰肌劳损,风湿性关节炎,肿瘤、先天发育异常等诱发。25～50岁长期体力劳动或长期久坐人群为多发。

常见病因:①腰部损伤性。包括脊椎骨折与脱位、韧带肌肉劳损、黄韧带增厚、腰椎间盘突出、腰椎管狭窄、脊柱滑

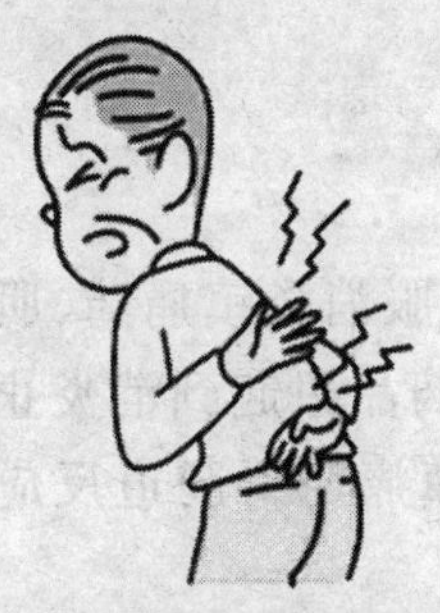

脱症。②萎缩性骨关节痛。如腰椎间盘变性及骨质疏松等。③先天性畸形。如隐性脊椎裂、第五腰椎骶化、钩状棘突及半椎体。④姿势性。如脊柱侧凸、腰前凸增加、驼背。⑤炎症。如脊柱结核、脊柱化脓性骨髓炎、强直性脊柱炎。⑥肿瘤。如乳腺癌和前列腺癌转移等。原发性脊柱肿瘤有血管瘤、骨巨细胞瘤和脊索瘤。⑦内脏疾患。包括消化道溃疡、胰腺癌、直肠癌等。还有泌尿和妇科疾病。

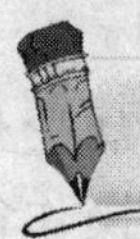

腰腿痛临床诊断

(1)坐骨神经痛:初起腰骶部或臀部疼痛,疼痛沿股后向小腿后外侧、足背外侧和足底放射。钝痛、刺痛、锥痛或灼痛,持续阵发性加剧。行走弯腰疼痛加重,常以手持腰、身体前倾以减轻疼痛。坐骨神经压痛,直腿抬高试验、压膝试验、足背屈试验、伸膝弯腰试验均阳性。

(2)椎间盘突出:外伤后出现腰骶部疼痛,弯腰、咳嗽、喷嚏疼痛加剧;侧突者以腰骶神经根刺激症状或下肢麻痹为主;后突者呈脊髓半横贯或横贯性损伤,位置觉、震动觉障碍、截瘫。正常腰弓消失,腰部脊柱向患侧弯曲,骶棘肌痉挛,椎旁压痛。许多椎间盘突出者外伤史不明显,常致误诊,CT 检查可证实。

(3)腰骶部脊髓肿瘤:腰骶部疼痛,压迫神经根产生放射痛,压迫马尾神经引起瘫痪。

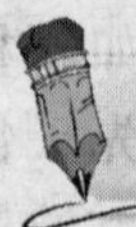

腰腿痛治疗方法

(1)药物疗法：消炎镇痛为主，常口服消炎镇痛药、肌肉松弛药、中成药、维生素等。缺点：多数药品只起到消炎止痛效果，暂时缓解疼痛，无法根治。消炎镇痛药胃肠道反应明显，患者较难接受。

(2)物理疗法：以镇痛、消炎、兴奋神经肌肉和松解粘连为主。常用低、中、高频电疗，超短波，短波疗法。优点：医生可根据病情选择仪器、治疗时间、治疗周期。患者能够得到有效治疗。

(3)小针刀疗法：特点是在治疗部位刺入深部到病变处进行轻松的切割、剥离，达到止痛祛病目的。优点：操作简单，不受环境条件限制；切口小，不用缝合，对人体组织损伤小，不易感染，无不良反应，病人无明显痛苦和恐惧感，术后无需休息，治疗时间疗程短，患者易于接受。

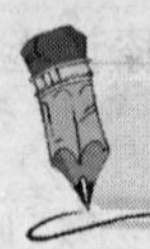

腰腿痛的锻炼方法

腰腿痛日常锻炼非常重要，以下方法可供选用：①平卧在床上，双膝弯曲把脚放在床上，用力将臀部抬起，离床面10厘米，这时会感到腰背肌在用力。坚持3～5秒钟放下，如此反复10下。依此方法每天做3次。②俯卧在床上，双上肢伸直放在身体两侧，上身用力抬起10厘米，这时你会感到腰背肌在用力，坚持3～5秒钟放下，反复10下，每天做3次。③腹肌的锻炼，即做仰卧起坐，每次做10下，每天3次。④站立扭髋。

两脚分开与肩同宽，双手叉腰，两侧髋关节向左右两侧扭动，肩部随着向后微微倾斜，左右共做100次。⑤前弯后伸，两侧分开与肩同宽，脚尖向内，慢慢向前弯腰，使手逐渐接触地面，然后再向后伸腰，向后伸到最大限度，反复做10次。⑥交叉扭腰。两脚分开与肩同宽，脚尖向内，两臂伸直，一手在体侧，一手举过头，如果左手在上，先向右侧后方摆，然后右手在上，向左侧后方摆。腰部也随之扭动，左右各做100次。⑦深膝蹲。两脚分开与肩同宽，下蹲时脚跟不要离地，臂部靠近小腿；同时双手握拳前伸。开始时动作要慢，站起来时伸腰收回双拳。动作由慢到快，反复做100次。⑧前挺腿。躺卧在床上，尽量屈膝，然后脚跟用力慢慢向斜上方蹬出伸直，再把伸出的腿收回成屈膝姿势，两腿交替做20次。⑨飞燕式。患者俯卧于木板床上，两臂靠在身体两侧伸直，然后头、肩及双臂向后上方抬起，同时双腿伸直向上抬高，使整个身体像一只飞燕，反复做10次。或双手置于臀部，让患者同时挺胸、仰颈及双下肢呈伸直状后伸，以使全部身体及腹部与床面相接触。⑩反弓式。患者仰卧，双下肢呈屈曲状置于床上，双肘或双肩及头后部作为支点，通过挺胸及双侧骶棘肌等收缩而达到人体呈弓状。若患者力量足够大，双肘和双肩亦可离开床面，仅以双足和头部作支点。⑪头足倒置健身法。即头朝下，脚向上的倒立健身方法。正确的姿态要求手臂伸直，肩部展开，腰腹紧收，倒置直立呈一字形，保持身体平衡。

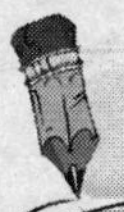

老年人腰腿痛的预防

以下方法可供老年朋友选用：①保持良好的生活习惯，

防止腰腿受凉和过度劳累。②站或坐姿势要正确，适当进行原地或腰背部活动，解除腰背肌肉疲劳。③锻炼时压腿弯腰的幅度不要太大，以免造成椎间盘突出。④提重物时不要弯腰，应该先蹲下拿到重物，然后慢慢起身，尽量做到不弯腰。⑤饮食均衡，蛋白质、维生素含量宜高，脂肪、胆固醇宜低，防止肥胖，戒烟控酒。⑥注意劳逸结合，站立坐姿势正确，不久坐久站，运动前先做准备活动。⑦卧床休息，选用硬板床，保持脊柱生理弯曲。⑧避寒保暖，放松休息。⑨平时应加强腰背肌锻炼，增强腰椎稳定性。

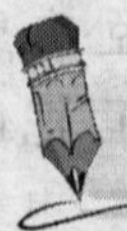

腰腿痛的饮食调理

补充维生素：多吃些米糠、麸皮、胡萝卜、鱼肝油、酵母、新鲜水果和蔬菜。

补充矿物质：老年人每天补钙不能少于1克，黄豆含钙量较高，500克豆腐，含钙量1.1～1.5克。老年人摄锌能力降低，每日服10％硫酸锌数毫升即足，不宜长期过量服用。

多素食：老年人饮食研究发现，60～90岁的人群中，30％的人患有骨质疏松症，而常年素食仅有18％患骨质疏松症。素食中长纤维还可以防止结肠癌的发生。老年人膳食谱中增加素食的比例，对健康，防止衰老，都有裨益。

控制总热能：人体内蛋白质、脂肪、糖，可以相互转化。如果对饮食不加限制，即使脂肪点滴不进，也会发胖。

(九)防癌抗癌

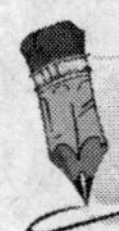

老年人癌症有多少

肺癌:发病率随年龄的增长而增加,半数多的男性肺癌患者,年龄>65 岁,高峰年龄 65～75 岁,是老年人的主要疾病之一。主要临床表现为刺激性干咳、血痰、胸背部疼痛、气紧与气短。

胃癌:中老年人多见,>40 岁胃癌发病逐渐增高,到 65～75 岁达高峰。主要临床表现为胃痛、食欲下降、饱胀感、打臭呃、呕咖啡样物、黑大便和消瘦。

大肠癌:发病多是 40～70 岁的中老年人。主要临床表现为大便次数增多、坠胀、排便不净、便血和腹痛。

肝癌:好发年龄,>60%多在 40～59 岁,国外平均年龄 60～70 岁。主要临床表现为上腹部胀痛不适、食欲减退、全身乏力和消瘦。

乳腺癌:多发生在 40～60 岁妇女,主要临床表现为乳房肿块。

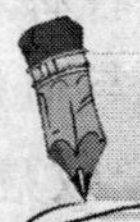

为啥老年人易患癌症

老年人易患癌的原因:①致癌机会增多。癌症 80%来自外界致癌因素,大部分是化学性致癌物,年龄愈大,接触时间愈长的人,导致癌症的机会愈大。②越过"致癌潜伏期"需要漫长的过程。这个过程长达10～40年,叫"致癌潜伏期"。与煤焦油、沥青经常接触的人,发生皮肤癌的"潜伏期"为20年;从事染料工业,经常与β-萘胺接触而发生膀胱癌者需要10～20年,最长38年。20～30岁开始接触致癌物质,往往到40～50岁后才发病,这就自然形成了年龄大的人易患癌症。③"免疫监视"功能下降。如T淋巴细胞,到了老年,在血循环中的绝对数目明显减少。胸腺素自40岁起逐渐降低。④组织、细胞的"易感性"增高。随着细胞衰老,致癌的"易感性"增加。

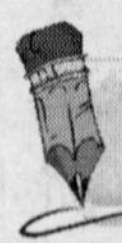

致癌物你知多少

生活中的致癌物:①生活用品致癌。农药、化妆品、家用塑料制品和橡胶制品。②食品致癌。腊肉、咸菜、油炸食品等。③自来水的致癌物。美国研究发现,自来水加入的杀菌诱剂——漂白粉释放出活性氯,长期饮用可诱发膀胱癌和直肠癌。致癌因素不是漂白粉,而是其产生的氯副产品。④纸能致癌。研究发现,人们日常用的白纸也能致癌。纸中通常含有一种致癌物,用纸包装含有脂肪的食品,这种致癌物就会溶入食品中而得病。⑤微波致癌。家用电器产生各种不同波长和频率的电磁波,会使白细胞无规律地增殖,与血癌所产生的白细胞增殖极为相似,也就是说微波可能致癌。⑥放射性致癌物。形成很强的辐射能,引起人体细胞的突变而致癌;建筑物中氡气容易引起癌症。⑦三苯氧胺。它是治疗女性高发乳腺癌的有效药物,但会增加子宫癌的危险。⑧太阳辐射和太阳灯。过多的紫外线诱发皮肤癌。⑨二氧基联苯基染料。用于纺织品和纸品染色的染料无害,但吸入或进入口腔分解成自由二氧基联苯,可导致膀胱癌。⑩被动吸烟。导致肺癌。⑪香烟和雪茄。是著名的致癌物质。⑫酒精。不仅会造成肝硬化,还会导致口腔、喉和食管癌症。⑬苯酚。如家庭装修中的油漆等。⑭乙烯氧化物。一般用于医院器具的消毒,增加非淋巴肉芽肿淋巴瘤和白血病的发生。⑮无烟烟草。嚼烟草有可能导致口癌、唇癌和舌癌。是健康的大敌。⑯柴油尾气。

此外,手机释放辐射也致癌:这是 WHO 首次为手机辐射定性。目前全球有 50 亿手机用户,我国≥7 亿。瑞典研究发现,用手机 10≥年会增加脑癌、口腔癌的危险。荷兰研究显示,手机辐射与失眠、老年痴呆、儿童行为异常、男性不育有关。英国癌症专家研究结论:手机致死人数将超过吸烟。罪魁祸首是手机释放辐射。

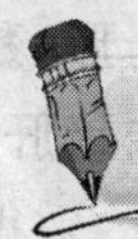

癌症的早期信号

有以下情况时应引起重视:①身体任何部位出现肿块,一天比一天大。②长期治疗而不愈的溃疡。③贫血、发热、出血、骨骼痛。④耳塞、耳闷、头痛、回抽性鼻血。⑤痣或疣迅速增大,溃烂易出血。⑥一侧扁桃体一天比一天增大,无明显疼痛和发热,经抗菌消炎治疗后仍无效。⑦不明原因的声音嘶哑,日益加重。⑧一天重于一天的头痛,同时有恶心、呕吐、视力障碍。⑨不明原因的嗅觉失常。⑩吞咽困难,胸骨后有异物感。⑪ 气急、干咳或痰中带血、持续不断,尤其是吸烟者。⑫乳房皮肤出现皱纹,两侧大小不等,乳头溢液或破溃，乳头内陷。⑬胃溃疡反复出血。⑭消化不良，上腹饱胀不适或食欲不振。⑮皮肤和眼睛巩膜黄染，一天重于一天，持续>1个月。⑯无痛性血尿。⑰稀便与干结便交替且常有血。⑱阴道不规则出血，或性交、妇科检查后出血，并有分泌物增多。⑲绝经后再出现阴道出血。⑳原因不明的闭经或泌乳。㉑老年男性排尿困难且有尿意频数，夜尿增多，时有血尿。㉒一侧睾丸增大、变硬并有坠痛感。㉓阴茎头上出现皮疹、疖、疣硬结。㉔男性乳房增大或变硬。㉕逐渐加剧的头痛，伴突然出现的短暂的视力障碍和呕吐。㉖青少年肘或膝关节剧痛、肿胀，用抗风湿药或抗生素类药治疗无效。

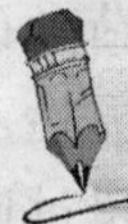

黑便六大原因

①胃十二指肠溃疡出血。②食管胃底静脉曲张破裂出血。③胃癌出血。④胃黏膜溃破出血。⑤胃肠血管畸形，黏膜撕裂、大小肠肿瘤、息肉致出血。⑥食物与药物。如猪肝、猪血、鸡血，硫酸亚铁、复方铝酸铋（胃必治）、胃得乐、乐得胃、活性炭、华法林等，均可引起黑便。

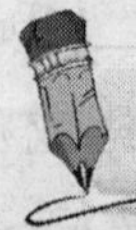

油炸食品可致癌

防癌一定要避免吃过多的高脂、高盐、高糖食物。炸薯条就是这类食物的代表。中国工程院院士郝希山说，油炸作为一种极不健康的烹调方式，受到了多位肿瘤专家的抨击。孙燕院士回想起了他年轻时在美国工作时一位教授的做法。这位美国的教授极其反对吃油炸食物，自己是一口都不吃，看见别人吃也会马上去制止。在一次学校召开的聚会上，孙燕看见一盘自己爱吃的炸面包圈，抓起来就往嘴里塞。结果这位教授正好站在他身旁，一把捉住他的手，已经到了嘴边的美食被这样拽了下来。以前他还是非常喜好吃这些美味的炸鸡腿和西式炸鱼的，从那以后就很少吃了。长期吃油炸食物会诱发肠癌、胰腺癌等消化道肿瘤。

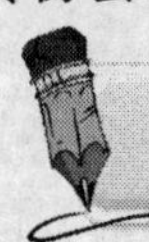

营养品不能防癌

中国工程院院士郝希山提及营养品能否防癌时，态度坚决地表示，不光在中国，在世界各地都有各种各样的营养品宣称有防癌作用，这些均可能只是在细胞培育时或动物身上有一定作用。据作者所知，至今尚未有一个营养品、保健品真正地通过循证医学的比较研究证实，在人身上确切能够防癌。郝希山认为，只有合理膳食才能有效地预防癌症产生。此外，多吃蔬菜和瓜果，但不包括泡菜、腌菜；霉变食物不吃，加工食物少吃，腌制食物、烤焦食物不吃，多吃植物性食物，天天要吃 400 克非淀粉类蔬菜、瓜果。

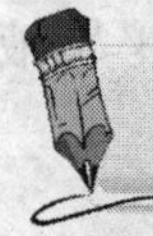

被“气”出的鼻咽癌

鼻咽癌也是被“气”出的癌症。这个“气”主要是指长期抽烟者，烟雾会对鼻腔构成不良的刺激。抽烟与肺癌有关，也是鼻咽癌发病的主要因素。鼻咽癌专家曾益新院士指出，研究认为，鼻咽癌发病与吃咸鱼有一定关系，缘由是咸鱼属于腌制食物，本身含有致癌物质亚硝胺。但最近几年，大量吃咸鱼的人已很少了，但是鼻咽癌的发病率并无改善。目前研究显示，长期抽烟的人更易患鼻咽癌，由于烟焦油中含有多种致癌物质和促癌物质，当烟雾被吸入时，这些致癌物就可能附着在鼻咽部，经长期慢性刺激会诱发癌变。鼻咽癌的另一大诱发因素是感染 EB 病毒，该病毒可经唾液传播。我国成年人中＞90％都传染了 EB 病毒，但大部分是不会致病的，不要过于紧张。

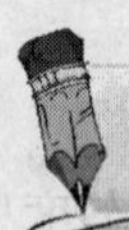

大包大揽最害胃肠

我国男人爱大包大揽，干活如此，吃饭也如此，常常是家里的剩菜剩饭全给包了。过去条件不好时是这样，现在虽然生活好了，但是感觉扔掉浪费，所以一些家庭为了节约，还是这样。很多人都不知道这一不良习惯可能诱发胃癌。如果饱食，会使胃部总是处于一种膨胀状态，加重胃的消化负担，上顿的食物还未消化，下顿的食物又填满胃部，消化系统就得不到应有的休养。人体胃黏膜上皮细胞寿命很短，再加上一日三餐之外还常吃零食、夜宵，就使胃黏膜得不到修复的机会。由于让食物长时间滞留胃中，逼迫胃大量分泌胃液，破坏胃黏膜，容易产生胃糜烂、胃溃疡，而诱发胃癌。

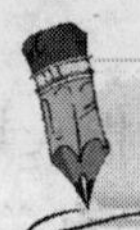

富了也别吃太好

富和贫也反映到了癌谱上，富人患的癌症与贫困人患的癌有着明显的差别。以消化道癌症为例，孙燕院士说，上消化道癌症（口腔癌、食管癌、胃癌）喜欢穷人，下消化道癌症

(肠癌)更爱富人。中国工程院院士郝希山认为,癌谱的二元化实际折射的是穷富膳食结构的二元化。贫困人易患的上消化道癌症多与生活条件、饮食卫生有关。富人衣食无忧,吃的食物过于精细,热能摄入太高,体力劳动又少,体重上升,就带来了肥胖,中心性肥胖与乳腺癌、大肠癌、前列腺癌、肾癌和胰腺癌有着密切关系。

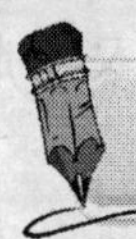

世界防癌共识亮点

美国癌症研究所撰写的《食物、营养与癌症预防》中指出,如果能做到合理膳食、经常运动和保证正常体重,可以降低30%～40%癌症的发生。果蔬:植物性的蔬菜、水果、豆类、谷类和粗加工淀粉性主食可以减少结(直)肠癌、食管癌的发生。每日吃500克不同种类的蔬果,可减少口腔癌、咽癌、喉癌、食管癌、肺癌和胃癌等的风险。肉类:瘦肉的摄取量每日应80克;少吃腌制食物,减少烹调用盐,可减少胃癌发生。饮酒:酒精饮料是口腔癌、咽喉癌、食管癌、结(直)肠癌、肝癌和乳腺癌发生的原因之一。烹饪:不吃烧焦的食物,少吃烧烤的肉和鱼,少吃熏肉;不吃发霉的谷物和豆类。

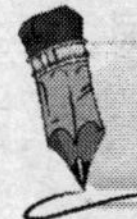

癌症病人也能长寿

癌症祝寿:《深圳特区报》报道12月9日下午,香港泰山公德会在新都会酒楼举办了一个特别生日祝福会,专为78位癌症寿星祝寿,来自泰山公德会的癌症患者、康复者等各界人士600人出席了这次盛会,他们上台表演了自编自导的精彩歌舞，展示了对生命的顽强追求。

百岁癌症：上海市文史研究馆馆员，民革党员，中国人文书画院名誉院长惠毓明，2006年被授予“中国书画金奖艺术家”荣誉称号。她初次给我的印象是个子偏瘦，满头银丝，腰板硬朗，慈祥的微笑始终让人感到和蔼可亲。谁能想到，这位百岁老人曾在年过花甲的时候身患乳腺癌，并战胜了死神。惠老经过一段时间的调养终于恢复了体力，立刻又拿起了笔，一如既往地绘画和作诗。

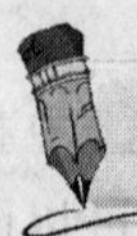

癌症俱乐部的作用

由上海市癌症康复俱乐部主办、教育局注册、民政局登记的上海市癌症康复学校是一所非营利性社会办学机构。1993年11月成立至今已办80期，学员4 000名，这是探索中国模式癌症康复道路的新尝试。学校聘请著名中、西医肿瘤及心理专家讲授《中医与癌症》《饮食治疗》《第三人生》抗癌知识，进行康复咨询；传授新气功；邀请生命强者现身说法；学唱卡拉OK；跳交谊舞；做趣味游戏；讲笑话、打乒乓球；开展“热爱生活、热爱生命”康复旅游；评选“生命之星”；患者家属众口称赞对社会做出奉献。学校先后接待了美国、日本、德国、加拿大等20多个国家及港、澳、台同胞的代表团，出访了日、美、泰及港、澳、台等地区介绍群体抗癌的办学模式。

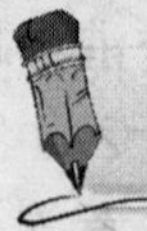

半数癌症死于非癌

癌症幸存者51%死于癌症，49%死于非癌疾病。这是美国最新研究结果。非癌症死亡原因，首要的是心血管疾病和糖尿病。最常见的癌症是乳腺癌、前列腺癌、子宫癌、肺癌和大肠癌。癌症患者活得越长，死于其他疾病者越多。我国每年新发癌症 280 万，死于癌症 190 万，每死亡 5 人中有 1 人死于癌症。

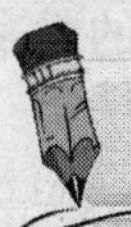

患了癌症怎么办

应对癌的措施：①提起精神，奋力抗争。患病后切忌怨天尤人；要自强不息，尽量做到生活自理，不给家人添麻烦，不要自卑，到公共场所，把自己当做一位健康人。②配合医生规范治疗。患病后一定要到正规医院接受正规治疗，一般到肿瘤专科医院诊治较好，听取专科医生的建议。不要相信所谓的偏方验方。③增加营养提高抗癌能力。“食大压病”，大量摄取营养，有些病不治自愈。④家庭的温暖和帮助。病后心情舒畅，需要有个好家庭、好配偶、好子女，遇事不烦，悉心照顾，亲人般的温暖。总之，病人一定要做生活的强者，振奋精神，努力拼搏，养成良好的生活习惯，找专科医生治疗，回归社会，回报社会，继续实现人生价值。

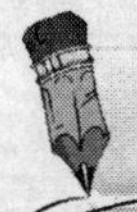

癌症的饮食疗法

强调均衡，扶正补虚：癌症病人的食疗应做到营养化、多样化、均衡化。《内经》云：“五谷为养，五果为助，五畜为益，五菜为充。”失之偏颇则有害。

熟谙归属，辨证施食：辛味温散，如生姜、葱白；甘味和

缓，如山药、芡实、饴糖；淡味渗利，如冬瓜、薏苡仁；酸味收涩，如乌梅、山楂；咸味软坚，如海藻、昆布、牡蛎。辨证施治，因病而异，因人而异，不能千篇一律。如症见热象，就不能吃温热食物桂圆、荔枝、鹿肉、人参、羊肉、狗肉、大虾等，应给予清热解毒的蔬菜食品，如马齿苋、荠菜、鸭肉、芦根、芦笋等。病人术后，脾胃虚弱食少、腹胀、便溏，应以健脾和胃的食物加以调补，如山药、茯苓、莲子、鸡内金、麦芽等。

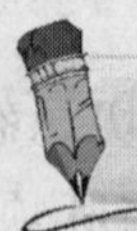

癌症的运动疗法

免疫系统是抗癌细胞增殖与转移的重要防线，巨噬细胞和自然杀手细胞具有监视、辨认与杀死肿瘤细胞的功能。研究显示，运动后巨噬细胞和自然杀手细胞功能增强。适当的运动，除了增进体能、减少脂肪，对慢性病有预防与治疗效果。轻度与中等强度的运动，有助于巨噬细胞和自然杀手细胞抗肿瘤功能的发挥，对人体防癌有很大的帮助，长时间耐力性运动，对巨噬细胞和自然杀手细胞的功能反被抑制。因此，长期参与轻度、中等强度的有氧运动，既无不良反应，又能增加免疫能力。

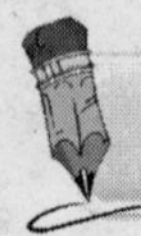

癌是可以预防的

开心防癌：古罗马人说过“抑郁容易致癌”。食管癌的患者十有八九都是固执、急性子的人；乳腺癌和中年患胃癌的人多爱生闷气、自我压抑、不擅表达。由此可知：压力过大的人易患癌症；快乐就是免疫力，就能调动全身的免疫功能，抗拒疾病。

防癌措施：多吃生蒜能让人得胃癌的风险降低60%。运动能提高免疫力，预防多种癌症。每天晒太阳15分钟能起到防癌作用。睡足了免疫力增强了，打个盹也能起到防癌作用。糖是癌细胞最喜欢的“食物”，喝两杯甜饮料，患胰腺癌的风险高90%。

四、老年养生保健

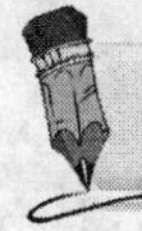

老有所为大有作为

“老将出马，一个顶俩”，“姜还是老的辣”，活到110岁的郑集，90岁还在上班，100岁才退休，107岁还在写书。百岁挂帅的佘太君：面对辽国的入侵，毅然挂帅亲征，不仅创造了巾帼英雄的奇迹，而且创造了老年人的奇迹。

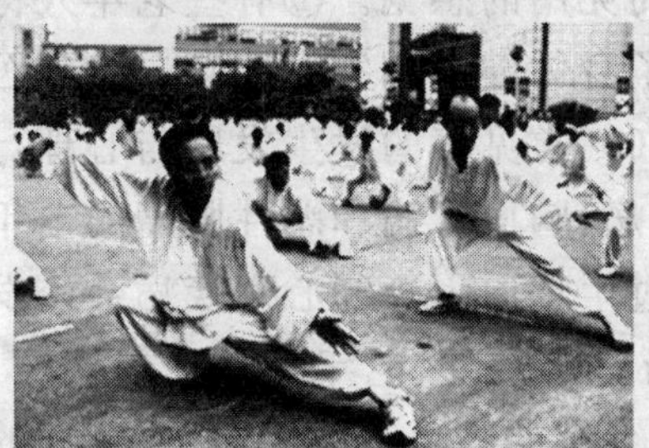

这鼓舞着我们的老年朋友精神焕发，勇敢面对人生。著名的爱国科学家钱学森，晚年还关心国事，提出了著名的“钱学森之问”。年过九旬的钱老，仍十分关心科教事业：“为什么我们的学校总是培养不出杰出人才？”钱老提出的问题振聋发聩，成为我国新时期推进教育改革创新的强大动力，呼唤不断提高科技成果和教育成果。钱老的胆识和忧患意识大大超过了与他同龄的许多老寿星，创造了老有所为的新纪录，成为老年人之楷模。

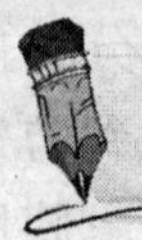

四个部位衰老最快

①眼睛。眼周让女人老化痕迹暴露无遗。特征：眼下有细纹；因松弛导致眼角下垂。②皮肤。皮肤松弛，是老化第一特征。脸部皮肤松弛，弹性不够，出现法令纹；身体皮肤易发干缺水起皮。③胸部。萎陷由不良习惯引起，如趴着睡，不爱运动。④臀部。不锻炼，流露出衰老难堪曲线。

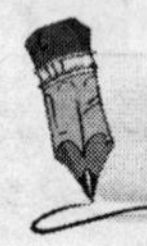

退休后要防哪些病

①生活在都市里的老年人由于长期缺乏与人沟通 ，易产生孤独、自尊感不强和老而无用的感觉。②有些老年人将自己的利益看得太重，影响了身体健康和家庭和睦。③到医院就诊的老年人中，30%～40%常见病的发生发展与心理行为因素有关。④患有心血管病、脑血管病和恶性肿瘤的老年人，心理因素占主因并已超过生理原因。⑤心理疾病会诱发或加重高血压、糖尿病、胃肠功能紊乱、老年痴呆症等疾病。⑥消极情绪是破坏身体免疫系统的凶手，是导致身心疾病的诱因。⑦心理状态不正常的人会产生紧张焦虑情绪，频频给脑垂体以不安的刺激，致使它发生各种偏激过敏的信号，扰乱内分泌的良好均衡状态，易导致各种疾病的发生。

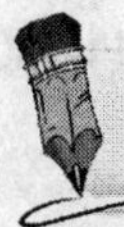

老年人怎样防病

①早睡早起。中午午睡1小时。晨起后适当参加体育锻炼，增强对热的耐受力。晚上不可迎风而卧或久吹电风扇。②少用空调。多到自然环境中避暑。为防暑热要打伞或戴遮阳帽，尽量在树阴下行走，避免阳光直射。备好仁丹、清凉油、藿香正气水等。在家常饮绿豆汤、酸梅汤等消暑饮品。③勤换衣服。特别是内衣。④饮食清淡。不能吃得太杂乱，可多喝豆粥、菜粥和肉粥，少吃油条、肥肉等厚味之物，忌食生冷食物。⑤多喝水。要分次少量饮用。以20℃～25℃的白开水最好，容易吸收。适量喝些绿茶解暑。⑥其他。减少饮酒，不要生气，大便不要太用力，经常关注自己的血压，尽量不去人多拥挤的地方。

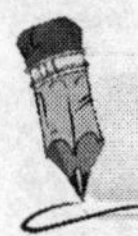

老年大学是好去处

老年大学是老年人的好去处。书法和绘画班，从楷书入手，隶篆行草，花费极少而收获极大；学画梅兰竹菊，到公园里去仔细观察竹叶、菊花、梅花的形态，各种石头的意境，绘画是从自然界景物的千姿百态中抽象出来的，这是心理养生与体力养生相结合的养生方式。外出旅游，秀丽景色，新鲜的空气，上下千年，纵横万里，倍觉心胸宽阔。老年大学是一所综合性大学，具有很多优势，音乐、舞蹈、美术，各有所长。钢琴班可供练习。旅游班教你地理知识，不仅大大丰富了我们的知识，开阔了眼界，还可跟同学到处去旅游名胜古迹。

摄影班可以让你更深入地观察风景人物，留住永远的记忆。各种班皆为老年而设，美不胜收，你一定会发生兴趣。

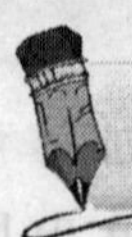

戒烟戒酒好处多

戒烟的好处：早上起来很舒服，吃东西很香，皮肤没有以前那么糟。

戒酒的好处：①体重降低，神清气爽。原来体重 205 斤，现在降为 188 斤，稍显“苗条”。原来不能弯腰系鞋带，现在能蹲下吃饭。原来上楼气喘，现在游刃有余。加以锻炼，必能找回在校驰骋足球的风姿。②胃痛治愈，顽疾好转。不喝酒胃的负担大大减轻；皮肤顽疾大有好转。③开车安全。以前喝酒喜欢开车回去，现在想想都多后怕。④家人放心了。从身体、安全方面想，最操心的是老婆、父母，甚至领导。假如酒后闯祸，亲人、领导都受牵连。

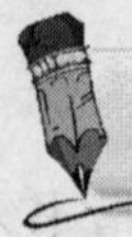

老年人要多交朋友

老年人退休后，总有一种失落寂寞感，情绪低沉，如能找知心朋友谈谈心，会使这种压抑、焦虑、忧伤的情绪得到宣泄，从而避免了这种低落情绪对身体的危害。对于兴趣爱好相近的朋友，如能常在一起进行文娱、体育活动，会使老年人感受到生活的勃勃生机，从中体会到“老有所乐”的乐趣。老年人的身体相对来说要差些，如果在身体感到不适或是生病时，能有几个老朋友来探望，并给予安慰和鼓励，可促进身体的早日康复。这种精神安慰是夫妻、子女的能力所不及的。

因此，对于老年朋友来说，为了充实生活，健康长寿，也为了全家和睦温馨，请您多交几个知心朋友吧。

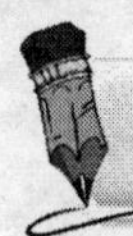

老年人要学会唱歌

歌唱是一种解脱：演唱能从自我意识中解脱出来，挖掘自身表演天性，建立良好的歌唱自信。歌唱乃是“感物动心”的自然抒情。中老年人以自娱自乐为目的，保持了真切的感情，浓厚的情感色彩。感悟生活：声乐歌唱表演属于高级脑力劳动，受大脑中枢神经的控制。表演者应积极动手、归纳、模仿、感受、想象，准确把握作品所要表达的生活内涵。充满想象力：表演者的想象力和感受力是歌唱表演成功与否的关键。生活经历的释放：艺术源于生活，观察生活是声乐表演者不可忽视的一个重要训练环节。健身强体的功能：歌唱主要行之气息，贯通上下，没有良好的气息，不可能实现饱满美妙的歌声。

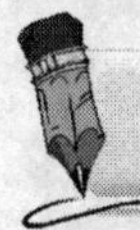

书法是老年人的乐趣

每当走进翰墨飘香的书法教室，就十分高兴，因为书法班是其乐融融的集体。当老师讲到永字八法，点一长横一悬针竖，我听不懂，老师则教我怎样拿笔，怎样蘸墨。老师见我急于求成，就安慰我，不要着急，又给我讲解写字的要领和方法，让我受益匪浅。两年来，我一天练好一个字，一年能写365个字，坚持下来就相当可观了。有时一个笔画我能写好几天，老伴说：你写的“勾”能有一个军了。功夫不负苦心人，我的书法大有长进，学完了颜、欧、柳体，正在学赵体，得到老师的肯定和表扬我很快乐。学了书法更觉自己年轻，没有烦恼，没有繁杂，一心思在书法上，这是我最大的乐趣。

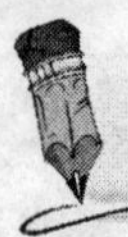

球类活动其乐无穷

乒乓球运动的优势：场地要求简单，容易找到。不受天气影响，持之以恒有保障。球友多，一起健身、切磋、交流。全身运动，安全文明。锻炼是全方位的，脚、腿、腰、肩、大臂、小臂、手腕、颈椎、眼睛、心、肺、皮肤乃至指关节，都能得到锻炼。经济实惠，投资少。花钱不多。运动量适宜，人群广泛。技巧无边，魅力无穷。拉、打、推、挡、搓、拧、挑、撕、削、带、切、挂、弹、撇、砸、扣、旋转、滑板、前冲、高吊、侧拐等，其乐无穷。脑力体力相结合。建立感情的纽带。只算计球，不算计人。调适心理，锤炼意志。培养团队精神。振奋精神，促进工作。我运动，我健康，我快乐！

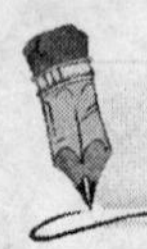

老年人学跳舞大有益处

①身心愉悦。跳交谊舞，须挺胸收腹，头、颈、背、臂、胯、腿、脚各部位协调运动，既增强了协调性，也加强了协作性，获得安神舒气、身心愉悦的效果。②有益健康。可使糖尿病患者血糖降低，减少消化不良、肥胖、痔疮、高血压和动脉硬化症的发生，促进大脑更好地休息，有益睡眠。③协调联动。有效调节中老年人的心理压力，在悠扬的音乐声中，与他人协调联动，如醉如痴、物我两忘、飘飘若仙，如同做了一次“桑

拿浴”。④驱除孤独跳舞。是一种舒缓轻松的运动，自由度大，可根据个人情况选择节奏，时间可长可短。要求仪表和谈吐，对激发生活的热爱起到积极作用。男女舞伴之间的交流，优势互补，互相启迪，可驱除心中的孤独感和失落感。

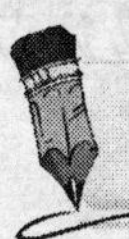

门球是老年人的运动

我国有 300 万门球爱好者。这是因为门球一是安全型运动。运动员无直接接触、碰撞。击球员在场内打球，球“打不还手”。二是温和型运动。虽是全身运动，但每一杆球只有 10 秒钟限制，从容不迫、有节奏感。三是群体型运动。球场上人多球多，1 人 1 球；既有比赛的竞技性，又有趣味性，胜负一笑两欢。四是智能型运动。比赛要大家手脑并用，才能赢得胜利。五是动静结合型运动。有动有静，时动时静，体现了动静结合 。六是适合各年龄段型的运动。“ 四世同堂”均可参加 ，不受年龄限制，七老八十的运动员仍活跃在球场上。七是阳光型运动。球场都在露天，在阳光普照下打球，既能促进新陈代谢，又能防止骨质疏松。

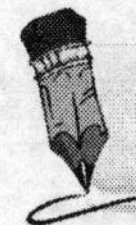

老年人旅游禁忌

一忌长途、长时间的旅游。因为老年人长途跋涉或车船颠簸易引起脑供血不足，出现头痛、头昏等症，影响旅游情趣。二忌单人活动。老年人体质较弱，结伴而行，边游边聊，互相照应，不会寂寞。三忌多饮、暴食生冷食品。老年人消化功能较差，旅游中应十分注意饮食的质量和卫生。对地方风味小吃和生冷食品，应酌情适量，尽量少饮或不饮酒。四忌忘记备药。要备好药品，以便有备无患。五忌衣服少带。出门旅游一定要多带衣服，以便随时增减。六忌登高下水。老年人的行动控制能力较差，容易因失去平衡而跌倒或绊倒。

因此，逢凶遇水必须谨慎。老年人体力较差，容易疲劳，要做到劳逸结合。

养生趣谈篇

一、长寿老人趣谈

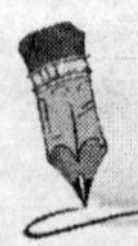

乾隆皇帝寿联欣赏

皇帝的寿联欣赏：我国夏商周三代以下历朝皇帝数百名，最长寿者为乾隆(爱新觉罗·弘历)，享年 88 岁(1711—1799)，他诗词联句闻名。相传，清朝乾隆皇帝游览西湖时，在灵隐寺见到一位长寿老人，时年 141 岁。乾隆即兴写了这么一副对联赠给老人："花甲重开，外加三七岁月；古稀双庆，内多一个春秋。"这是一副内含数字运算的对联，上下联不仅词句对仗，而且运算的方式相同，结果相等。上联中"花甲"，指 60 岁；重开者，乘 2，则是 120 岁；外加三七 21 岁，合起来，即 60＋60＋21＝141 岁。下联中"古稀"，指 70 岁；双庆者，两倍，再加一个春秋，即 70＋70＋1＝141 岁。

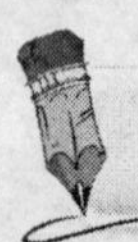

黄金分割率的应用

为啥环境 22℃～25℃时感觉最舒适。因为正常体温 37℃，与黄金分割率 0.618 的乘积为 22.9℃，是人体生理功能最为适宜的状态。也就是说：20℃～25℃时人体最为舒适。有趣的是 20－3 即 17℃～19℃，是冬季暖气室内最适温度；25＋3 即 26℃～28℃，是夏季空调室内最佳温度。把黄金分割率用于饮食，以饱腹为例，乘以 6.18 个百分点为六七成饱，是最佳的饮食准则；粗粮与细粮的比值应为 6∶4，蔬菜水果与主食的比应也为 6∶4。这样才能保证既健康，又不生病。

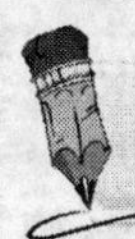

老年寿命奇闻

世界上寿命最长的人是我国 256 岁的气功养生家李庆远。被载入吉尼斯世界纪录大全。他生于清康熙十八年，死于民国 24 年(1679—1935)，云南省人，定据四川。英国有个霍曼卡门，已 209 岁，经历了 12 个王朝。罗马尼亚老太太 104 岁，她在 92 岁时生了个胖娃娃。我们“凑合着活”，能凑合到这大岁数吗。乾隆为啥活了 88 岁，他是皇帝里的长寿冠军。一是他特别好运动；二是他吃蒸发糕，粗细粮搭配；三是他好旅游，最有名的就是下江南。另据对 818 个和尚的调查，30％以上的和尚都活到 90 岁以上，最小的 65 岁。和尚有什么权，有多少钱，所以要长寿，钱和权都不是主要的，主要的是懂得保健。

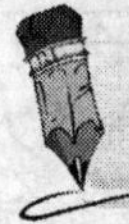

朱德、董必武比长寿

朱德说：“董老你不行啊。生命在于运动，可你不出门。”董老说：“你怎知道我不运动？我一刻也没闲着。”朱德说：“写字和运动怎么能一样呢？外面空气好，一走路百病全消。散步是最好的运动。”董老说：“你的兰花不如我的墨香，外面的空气也不一定比我书房的新鲜。”朱老总说：“难怪你是老进士，你活不过我。”董老说：“我很可能比你活得长。”“你不

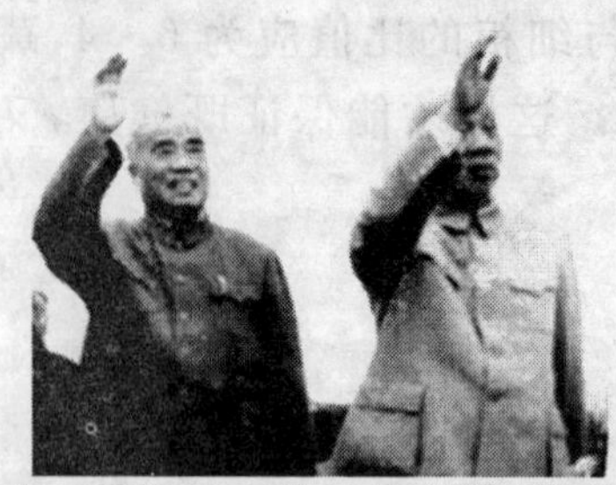

运动,你不行。""写大字就是最好的运动,你别不信。""看来,我得给你送花圈了。""我们比一比么。""比就比,你活不过我。"1975 年 4 月董老逝世,享年 91 岁。1976 年 7 月朱德逝世,享年 90 岁。朱德为董老送了花圈。董老比朱德大一岁。比赛结果,双双登长寿之峰。

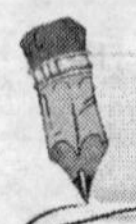

动静结合长寿之巅

运动使人长寿;静功使人延年。这在朱德、董必武身上得到了体验。按照《周易》的阴阳原理,动则生阳,增强精力,提高工作效率;静则生阴,降低人体消耗,人的寿命相对较长。只静不动是错误的,只运动不知休息更不对。正确的养生方法应该是动静相兼,刚柔相济。偏于动养还是偏于静养,应因人而异。阳虚者以动为主,但不宜剧烈;阴虚者以静为主,但必须配合动养。腹围不大、血脂不高、胆固醇不高的人,以静养为主、动养为辅;腹围大、血脂高、胆固醇高的人,以动养为主、静养为辅。动养包括跑、跳、走、爬、打球、游泳、骑车;静养包括静坐、睡眠、闭目养神、打太极拳、书法、绘画。这是古今中外被证实了的真理。

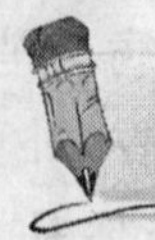

祝福与祈祷各有所长

在所有的文化现象中,"祝福"与"祈祷"所生成的文化景观,是我们最常见的生活中用于区别一个民族与另一个民族的标志。比如,中国人喜欢在春节时互相道声“恭喜发财”,而英、美人则在元旦说“Happy new year”(过年好)。人与人的交往,除了那些最实际的交流需要外,有一种礼节几乎在所有的民族中都出现,那就是“祝福”。一般地说,“祝福”是人与人之间的事情,表达愿望,是美好的、利他的;“祈祷”则是自己的事情,同时表达愿望,是为自己的(当然也包括自己在内的集体)。不过通常在具体的利益上,祝福与祈祷的内容却显得高度一致,以中国传统文化来概括,不外乎就是“福、禄、寿、喜、财”5个大字。

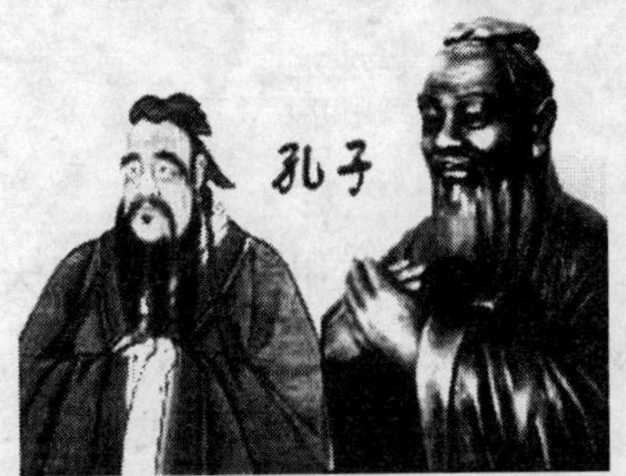

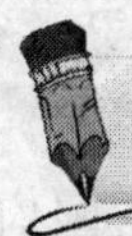

寿文化的历史渊源

“天地之间以人为贵”,人的生命体有生、老、病、灾、伤、死。先民们研究如何全命、益寿、除疾、治伤、防灾。这就产生了医学与养生学。最有贡献的首推老子和孔子。老子是养生学的祖师爷,主要贡献有三:一保精养气;二顺乎自然;三气功修炼。孔子是世界闻名的思想家、教育家、养生学家。其养生贡献:一不息则久;二大德必寿;三健身为本;四食行有道。他提出:“吾十有五而志于学,三十而立,四十而不惑,五十而知天命,六十而耳顺,七十而从心所欲,不逾矩。”卫衍翔在此基础上提出了新理念:“六十而立,七十而不惑,八十而知天命,九十而耳顺,百岁而从心所欲,不逾矩。”在新理念的指导下，他焕发了青春，为社会做出了贡献。

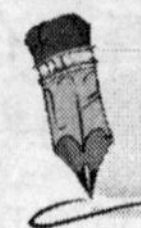

寿文化别称回眸

老年人的年龄有许多别称。60 岁称“花甲”。古人用天干(甲、乙、丙、丁、戊、己、庚、辛、壬、癸)，地支(子、丑、寅、卯、辰、巳、午、未、申、酉、戌、亥)，按照甲子、乙丑、丙寅……排下去，60 年为一循环，故 60 岁为花甲之年。孔子在《论语》中曰“六十而耳顺”，故又称“耳顺之年”。61 岁为“还历寿”，因为 60 年为一轮，61 年正是新一轮重新算起，故称“还历”。70 岁称“古稀”。古稀二字源于杜甫的《曲江》诗。诗曰：“酒债寻常行处有，人生七十古来稀。”70 岁又称“仗国”，源于《礼记王制》一书，“七十杖于国”。意指 70 岁可以拄着拐杖走入都邑国府。77 岁为“喜寿”，“喜”字的草书写如“七十七”而得名。

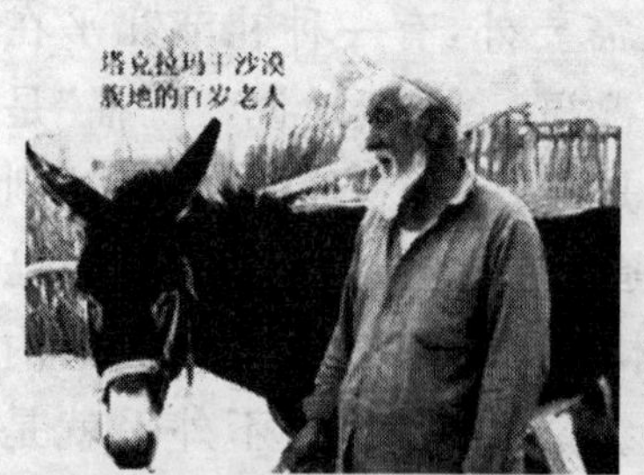
塔克拉玛干沙漠腹地的百岁老人

80 岁称为“耋”(dié)，八十九十又称为“耄”(mào)，故“耄耋之年”系指八九十岁而言。年龄祝寿，常常赠送一幅“猫戏蝴蝶图”。猫是“耄”的谐音，蝶是“耋”的谐音，共祝老年人长寿，含义深远。80 岁又称“伞寿”，因为“伞”字的草体，形似八十。88 称为“米寿”，因为米字可以拆成“八十八”。此外，尚含有年岁虽高，且食欲旺盛之意。90 岁称为“九秩”“九岭”“眉寿”。眉寿即豪眉，指的是老年人眉毛甚长，是老年人长寿的特征。99 岁为“白寿”，即“百”字去掉一横则为“白”字，故称 99 岁大寿为“白寿”。百岁称为“期颐之年”。108 岁为“茶寿”。

因为“茶”字为“廿”加“八十八”之故。

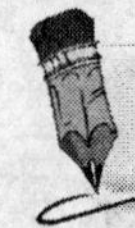

寿字的美妙神韵

寿——长久神圣的象征；生命的呼唤——百寿，千寿，万寿；星——天上的寿星；神——传说中的寿星；人——现实生活中的寿星；美髯——寿星的幽默寿诞颂歌；寿诞——生命的美饰；寿联——生命的颂歌；寿宴——生命的珍爱（借宴祝酒或送礼）；崇拜——龟崇拜，鹤崇拜，松崇拜，柏崇拜；人生艺术——享受快乐，享受悠闲，恬淡是本，享受逸趣；享受“小劳”，享受“吃喝”，享受晚情，享受俏丽；养护生命，白发礼赞；尊老是中华文明之光，中华民族的美德。

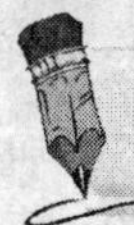

节日的灯会和春联

2001 年在上海豫园进行的灯会上，“老寿星”也来捧场：一手拄着象征老有所靠的龙头拐杖，一手捧着带有仙气的蟠桃，面目慈祥、笑容可掬。同样，2002 年春节期间，上海衡山路上的一家酒店贴出了“天增日月人增寿，春满乾坤福满门”的春联。店里的侍者身着蓝色团花唐装，唐装上的团花则又以“五福捧寿”为图案：5 只与“福”同音的蝙蝠，环绕着寿字的变体“圆寿”，暗示着“五福寿为先”。健康长寿是五千年中国文化的永恒主题，至今我们依然处于传统寿文化的磁场之中。

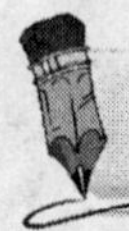

“寿仙”与寿动植物

(1)寿仙：在我国传说中，象征健康长寿的神仙并不少，像西王母、无量寿佛、麻姑、八仙、东方朔等都是“寿仙”；但如今，在人们心目中最有影响的还是寿星老人。在春节里，走在都市的街头，可以看到寿星的塑像；走进公园的灯会，可以看到寿星的彩灯；在民居的年画上，可以看到寿星乘鹤的形象。这是中国老百姓最熟悉也最为尊敬的“寿仙”。

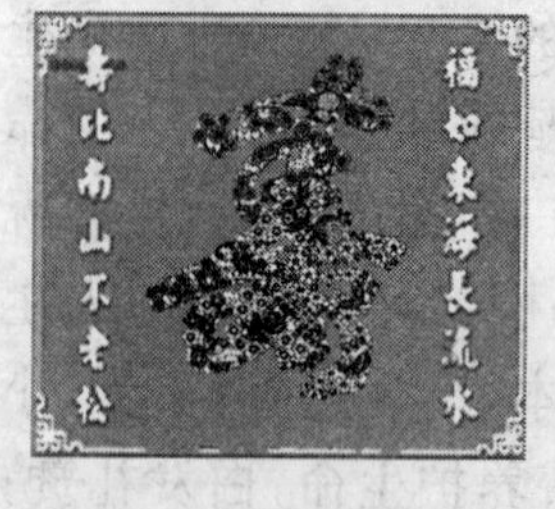

(2)寿文化中的动、植物：动物——仙鹤和梅花鹿，在春节的年画、年礼和彩灯上少不了它俩的形象。还有乌龟、猫、蝴蝶和绶带鸟都是象征长寿的动物。植物——诸如松、菊、桃、灵芝、枸杞、佛手、竹子、水仙花等，或以其自身形象、或以其药用价值、或以其名称谐音，受到人们的喜爱。

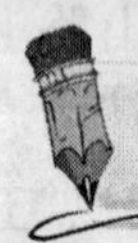

春节期间祝寿方式

有不少老年人恰逢生日，子女家人、亲朋好友就要给他们祝寿。传统寿礼有四类：食品寿礼——寿桃、寿面和寿糕；文人雅礼——寿幛、寿屏与寿联；“神礼”——寿香、寿烛；“钱礼”——寿金。如今，鲜花和奶油蛋糕，已经异军突起。特别是奶油蛋糕，已经占领了传统的寿桃、寿糕和寿面的大部分阵地，既实惠又美观。

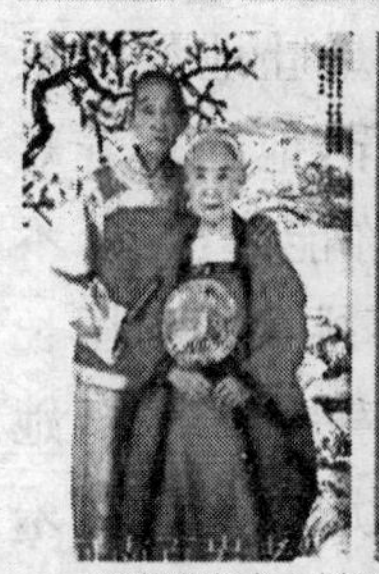
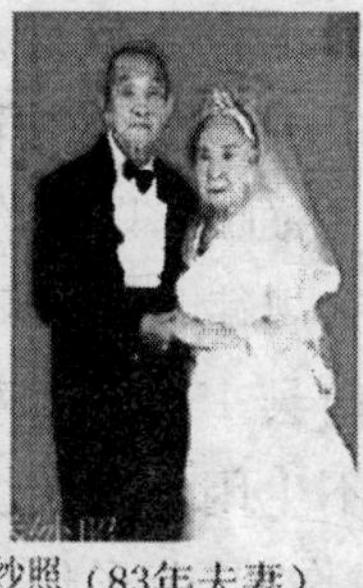
河南百岁老人婚纱照（83年夫妻）

时代进步，观念变化，祝寿的方式也在变化。以前拜寿，小辈要给老人磕头；现在拜寿改用三鞠躬礼。以前做寿，大都在家里做；现在做寿城乡居民往往在饭店里订包房，点下酒菜，办寿宴。以前祝寿是家庭操办；现在社会团体、政府部门也向老人祝寿，学生向老师祝寿。

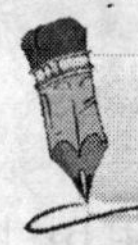

年代记载的寿龄

中华民族历史平均寿命为：夏代18岁，秦汉20岁，东汉22岁，唐朝27岁，宋代30岁，清代33岁，民国35岁。新中国成立后：1957年57岁，1981年68岁，1999年70.8岁，2000年71.8岁，上海、广州已达76岁。中央领导大多数活到八九十岁。著名的经济学家马寅初、文坛泰斗冰心高百岁；民族英雄张学良101岁；水利专家“黄河老人”张含英、老将军孙毅102岁；著名文学家陈椿103岁；辛亥老人喻育之、土壤学家王运森104岁；国画大师朱屺瞻、民革中央主席孙越琦105岁；女寿星宋美龄106岁；著名的书法家孙墨拂、女寿星冉大姑109岁；著名的书法家苏局仙、著名的科学家郑集110岁、辛亥老人张任天113岁；爬一辈子山，走一辈子路，中国长寿王后金手杖孔英122岁。

2003年还能生活自理的荣获了吉尼斯证书的四川寿星杜品华116岁；不嗜烟酒、不近女色的著名戏曲家王维林127岁；

养身在动、养心在静、动静结合的维吾尔族寿星吐地沙拉依137岁；延安有个吴和尚，140岁仍能担柴80斤，他的长寿歌是："酒色财气四道墙，人人都在里面藏，只要你能跳出去，不是神仙也寿长。"流传至今；生活有规律、饮食不挑剔的中国长寿之王龚来发147岁；吉林省辉南县152岁的寿星田崔氏，她的长寿秘诀是：乐悠悠，无忧愁，不生闲气，"无忧舒胸怀，以乐保健康"。她说："气大伤身，思虑伤神，劳形伤气，我才不干那种傻事，免得后悔。"田老真是精气神保护的高手，令人佩服。

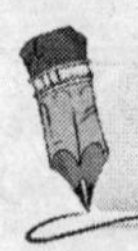

吴云青活到160岁

160岁的世界著名老寿星吴云青，生于1838年阴历12月13日，河南信阳农家人。他一生最高理想是做一个像中华民族神圣祖先黄帝、老子和佛道双修救苦救难的观世音菩萨。故他18岁出家云游天下学道学佛，先后于中国道家名山华山、嵩山、王屋山和武當山学习和修炼黄帝、老子秘传中国传统道家养生长寿内丹术。他说："天有三宝日月星，地有三宝水火风，人有三宝精气神，善用三宝天地通。"所以，诗人廖沫沙说："八十不算老，九十年尚少，人生活百岁，风光无限好。"是有科学依据的。

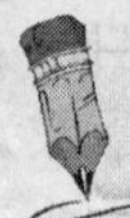

喝"粗"点的茶有益

"粗茶"指的是较粗老的茶叶，苦涩，茶多酚、丹宁含量丰富，有抗衰老、降血脂、防止血管硬化、维护心、脑血管的正常功能。价格比新茶便宜。男性适宜喝≥3年的普洱茶、乌龙茶，武夷岩茶；女性喝些好绿茶，有美容养颜功效，但经期、孕期要控制饮茶量，更年期可多喝花茶和单枞茶（是在凤凰水仙群体品种中选拔优良单株茶树，经培育、采摘、加工而成）。

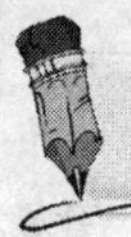

出行避开“魔鬼时间”

据 WHO 统计，全球每年 120 万人死于交通事故，平均 25 秒就有 1 人死于车祸；我国平均每天近 300 人葬身车下。研究表明，真正的“马路杀手”是驾龄 1～2 年的人，此时最易松懈。酒后开车，穿凉、拖鞋或高跟鞋开车，边开车边接电话，开车吸烟都是车祸的高危因素。提醒，上午 11 时至下午 1 时、下午 5～9 时是“魔鬼时间”，此时开车要格外警觉。行人过马路，要先左看观察车辆，然后右看，最后再左看，确认安全后，才可直线过马路。黄昏时更要注意，因为这是驾驶员最不容易发现你的危险时段。

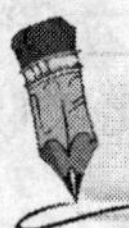

筷勺交换吃得慢

“想长寿吗？那就吃慢点吧。”以长寿著称的地中海地区，一顿晚餐吃三四个小时。一般来说，每口食物咀嚼 15～20 次，一餐饭不少于 20 分钟，有助消化，避免发胖，缓解紧张、焦虑情绪。咀嚼食物的次数增多或频率加快时，大脑的血流量也明显增多，活化大脑皮质，从而延缓衰老。所以，不妨尝试在吃饭时用筷子夹菜，然后放下筷子再用勺子吃米饭。轮流使用勺子和筷子，想快也快不起来，保证每口食物充分咀嚼。

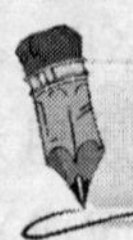

每月吃块条形糖

哈佛大学毕业的7 841位男生的调查表明，食用巧克力及糖果的人，无论他们爱吃的程度如何，都比不食用者的寿命长1年。黑巧克力(含≥70%的可可)是一种复合食物，含有多种抗氧化剂，可益心脏、平稳血糖、缓解压力，每天食用量10～20克效果最佳。调查显示，“适量”是1个月吃1～3块条形糖，效果最好，死亡危险率比不吃糖的人低36%。日本著名长寿县冲绳县老人，每天喝一杯红糖水。所以，老人吃糖不妨适量选择红糖。但消化不良者和糖尿病患者应慎食。

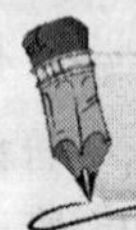

饮食宜增鱼减肉

日本长寿专家高居百合子教授指出，人到中年后摄入鱼的量应为肉的2倍，假如摄肉量30～50克，摄鱼量应为60～100克，这是长寿的重要法宝。鱼类肉最容易被消化吸收。牛肉在胃中的时间约5个小时，鱼肉仅需2～3个小时。海鱼含有人体所需的多种不饱和脂肪酸，其中二十碳五烯酸(EPA)能预防中风及心肌梗死，二十二碳六烯酸(DHA)可以防止大脑老化。吃鱼吃虾，都是长寿健康食品。

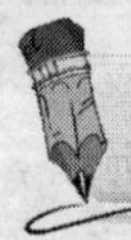

泡温泉长寿

疲倦或工作累了，泡泡温泉，消除疲劳；这里痒、那里痒，泡泡温泉杀菌排毒。荣民总医院复健部刘作仁指出：泡温泉可以当做一种辅助性疗法，具有热疗效应，机械力学效应。泉水所含健康物质带来的效应及非特定的刺激效应，可以刺激自主神经和内分泌、免疫等系统。

过去 20 年间，长寿国冰岛居民的心脏病发病率降低了 50％，这与他们热衷露天温泉有关。常泡温泉，可以治愈关节炎、哮喘等慢性病，对各类皮肤病也有显著疗效，还能缓解现代人的精神压力。注意：泡温泉要从水温较温和的池水开始浸泡，每次在烫身的池水中浸泡时间不要超过 10 分钟，及时让身体露出水面或离水歇息。

二、百岁寿星新鲜事

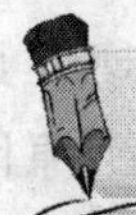

世界十大长寿地区

《美国新闻与世界报道》杂志近日刊登的美国中央情报局(CIA)长寿地区统计的平均预期寿命：意大利 81.86 岁；澳大利亚 81.90 岁；香港 82.12 岁；格恩西岛 82.24 岁；安道尔共和国 82.50 岁；圣马力诺 83.07 岁；新加坡 83.75 岁；日本 83.91 岁；澳门 84.43 岁；摩纳哥 89.68 岁。

第三
届评比
1885-07-09
出生的瑶族老
寿星罗美珍以
125岁的高龄
居十大寿星榜
首

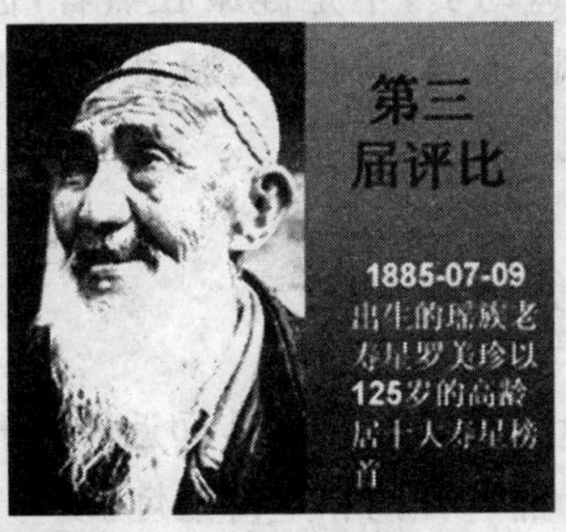

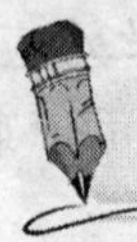

人生七十正当年

“人生70古来稀”与“人生70正当年”，形成鲜明对比，在北京保龄球赛中，83岁的邢维周令人瞩目，他打起球来姿势优美、稳健有力、成绩优异。他是篮球高手，踢毽子很棒。六年前接触保龄球后，成绩已达到平均每局160分。他身体健康，血脂、血压、血糖正常，一直把自己当年轻人。最近仍在工作的92岁的卫衍翔教授提出：人到60正当午而不是夕阳红的新观念，值得重视，他是六十而立的创始人，受到国内外的称赞。

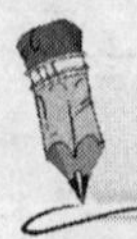

生活从百岁开始

生活从百岁开始。据世界统计，百岁寿星人数增长最快。冲绳岛10万人中有58名长寿者，堪称世界之最，原因归结于生活方式和饮食。珍妮·路易·卡门是经官方证实享年122岁零164天。她不是运动员，不是健康狂热者，但她一生热爱运动，骑脚踏车兜风、击剑、滑旱冰、骑自行车旅行和游泳。

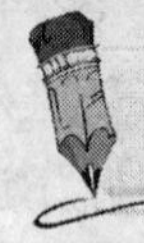

104岁老人喜做家务

浙江湖城市陌二社区，豁达开朗的詹德馨是远近闻名的老寿星。说起“长寿经”，她认为豁达开朗和坚持锻炼，缺一

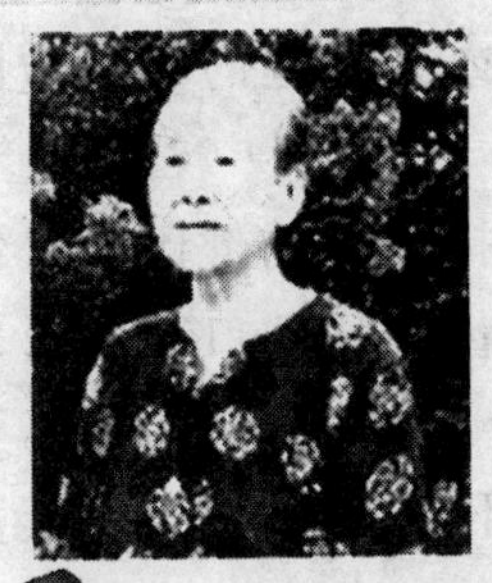

不可。詹老太今年 104 岁,精神特别好,具有慈祥而淡定的神情。她是个豁达开朗的人,闲不住的人,喜欢运动,喜欢做家务。至今还叠被子、洗碗、洗衣服,生活很有规律。

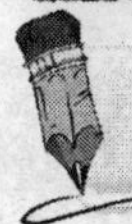

老人上网享欢乐

①查资料。互联网无所不包,无所不容,查资料、听音乐、看图片十分方便。②写博客。我既写博客,又写微博。③玩微博。④逛论坛。⑤发邮件。⑥传照片。⑦聊天交友。⑧玩游戏。打麻将、下棋、玩纸牌均可。⑨网上购物。方便便宜。提示:注意防骗,不可时间过久。作者 75 岁学电脑,如今已成为“电脑高手”,10 年来用电脑写书数十本,并为社区创办了《社区信息》8 年 93 期,多次获奖,受到普遍好评,今年已 86 岁了,仍在不停地用电脑笔耕。老年人学电脑大有作为。

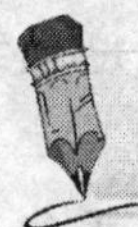

百岁老人十种习惯

保持以下 10 种习惯,能够延缓衰老进程,帮你活到 100 岁。

(1)退休后别太闲:美国马里兰州巴尔的摩老龄化纵向研究项目主任路易吉·费鲁奇发现,在那些突然退休的人群中,肥胖症和慢性疾病的发病率会骤然增高。退休的老人可以凭借自己的工作经验和丰富的履历从事一些社会公益事业，如到本地的博物馆做义务讲解员，或到附近的小学做课外辅导员。

(2)每天清洁牙齿：口腔保健能保持动脉的健康。纽约大学的学者发现每天都用牙线清洁牙齿会降低口腔内引发牙龈疾病的细菌数量。这些细菌会进入体内循环的血液，引发动脉炎症，大大增加患上心脏病的可能性。因此，每天至少清洁牙齿2次。

(3)运动起来：美国芝加哥伊利诺伊大学医学和老龄化研究中心教授杰·奥沙斯凯认为，到健身房去锻炼并不是惟一的选择，每天都到附近的公园、街区和购物中心散步30分钟，同样能起到良好的效果。通过力量训练增加肌肉也是理想的选择，瑜伽中很多姿势能起到类似的力量训练效果。

(4)吃一份富含膳食纤维的谷物早餐：这样有助于血糖在一整天内都保持平稳，从而降低患上糖尿病的可能，延缓人体老化的进程。

(5)严守作息时间：百岁老人日常起居安排得很有规律，每天都在同一时刻睡觉和起床，这种好习惯让人体始终处于平衡状态。人体进入老年后，生理功能就变得脆弱，如果缺觉或是酗酒就很难让身体功能恢复原状，从而削弱免疫系统功能。

(6)吃天然食品而不是补品：一个普通的番茄中就含有200多种不同的类胡萝卜素和200种不同的类黄酮，这些化学物质加在一起会发生复杂的相互作用，其发挥的健康功效要远远超过单一的营养素。老人要少吃那些缺乏营养素的精加工食品(如面包、面粉和白糖)，多吃色彩鲜艳的新鲜果蔬。

(7)不要过分焦虑：百岁老人不喜欢把烦恼事藏在心里，

也不会反复思索困境，而采取避重就轻的方式来应对压力。如果你不具备这种天生的性格，其他方式也能帮你应对压力，如瑜伽、游泳、太极，甚至几次深呼吸也会有效果。

(8)每天至少闭眼休息 6 个小时：生理学家发现老年人每天最少需要 6 个小时的深度睡眠时间，才能让身体得到充分休整。调查发现，百岁老人都把睡觉当成头等大事。

(9)与外界保持良好联系：经常与至亲好友进行社会交往，能有效抵御抑郁症，避免非正常死亡，特别是鳏寡孤独的老人。每天都与朋友或家庭成员进行联系还能让他们更好地监测老人的健康状况，如记忆力出了问题或出现了孤僻离群现象，方便及时送诊。

(10)勤奋严谨：根据马丁所著的《长寿方案》一书，他们发现勤奋严谨的性格特征是预测长寿的显著因素。这种性格的人之所以长寿，是因为他们更愿意听从医嘱，服用了正确的药物且剂量合适，还会定期进行体检。

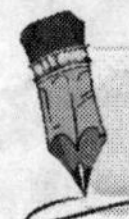

百岁老人长寿方

长寿方：①饮食秘方。燕麦片粥、清蒸蔬菜、瘦肉和鱼，不喝碳酸饮料。②运动秘方。打扮漂亮、照看植物、学做手工、自己打扫卫生。③记忆秘方。读书看报、多做字谜、参与答题。④心态秘方。保持婚姻、有好朋友、多旅游、不用防皱霜、不染发。积极心态是长寿最大奥秘。⑤干农活。出生于 1885 年 7 月 9 日的罗美珍，是中国最长寿老人(127 岁)。她身高 1.5 米，头发灰白，牙齿掉光，精神很好，讲话清晰。她上山砍柴，下地干活，做家务，没有穿过鞋；常带一把镰刀一把锄头打柴草、锄地、采猪菜。她不吸烟，不喝酒，素食为主。她最爱吃玉米糊和野菜，“少盐多样、粗细均衡”。

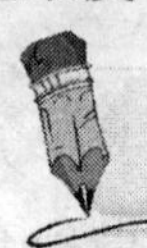

油菜是最佳长寿菜

世界长寿之乡调查团、复旦大学如皋长寿研究所对当地百名百岁老人进行了走访调查，发现了一些长寿秘诀。结果如皋老人最爱吃的蔬菜是青菜（小白菜或马耳朵菜，北方叫小油菜）、韭菜、菠菜。北京中医药大学营养学教授周俭说，油菜中含有丰富的叶酸，钙和钾等矿物质的含量也很丰富，这些营养物质可以增强机体的抵抗力，是人体健康的卫士。油菜具有活血作用，经常食用可以降低血液黏稠度，有助于保护心脑血管健康。韭菜，民间被称为“壮阳草”，具有补肾壮阳功效，大多数老年人阳气虚弱，经常食用有益健康。韭菜中含有丰富的膳食纤维，能促进肠道蠕动，对预防老年人便秘有很好的功效。

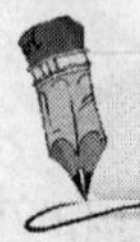

玉米是常吃的粗杂粮

调研结果：长寿老人最爱吃的主食是玉米、荞麦、大米；近八成百岁老人喜欢早、晚喝粥。专家解读：玉米是常吃的粗杂粮，长寿之乡老人的健康也离不开它的帮助。玉米既健脾又利水，有助于预防老人肥胖，并且含有丰富的叶黄素，有助于保护眼睛。如皋百岁老人有“两粥一饭”的习惯，早晨喝粥可以调节脾胃，晚上喝粥补肾效果甚佳。注意：玉米粥和大米粥要混着吃，以免营养单一。

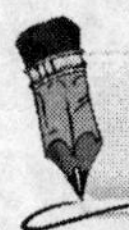

八成老人爱喝白开水

如皋百岁老人最爱吃鸡蛋、牛奶、鱼虾;78%的人喝白开水,10%喜欢淡茶。中国中医科学院教授杨力表示,鸡蛋和牛奶是优质蛋白,含有人体必需的氨基酸,对提高老年人免疫力、抵抗疾病很有帮助;鱼虾中含有丰富的磷,是保护大脑、延缓记忆衰退、预防老年痴呆的"法宝"。鸡蛋每天吃1个即可,血脂异常或肥胖的人,每周吃2～4个较为合适。不少人喝牛奶也有误区,把牛奶当水喝,会导致营养失衡。老年人,每天喝2杯以上的牛奶可能会增大患白内障的风险。每人每天1杯奶(200毫升)比较恰当。浓茶会引起便秘,使血压升高,加重心脏负担。最好的饮料是白开水,每天1 600～2 000毫升,早晨起来最好喝1杯,对健康大有好处。

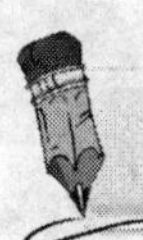

长寿老人爱养花

调研结果:大多数百岁老人劳作不停,肥胖者少,家家户户都养花。北京中医药大学养生室教授张湖德指出,生命在于运动,即使是做家务,也能起到促进血液循环的作用,老年人只要找到自己喜欢的运动方式,长期坚持,就对身体有好处。建议老年人选择慢走、打太极拳,做家务时尽量避免下腰、深蹲等动作,尤其不要搬重物。养花是非常值得提倡的一个养生方法,花草可以美化环境,让人心情愉快。每天修剪花草,浇浇水,既运动了身体,又减少了孤独。

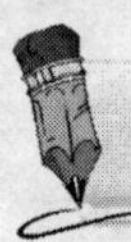

知足常乐是长寿方

调研结果：94％的百岁老人与子女、孙子女生活在一起。大多数老人抱着知足常乐的心态："我现在的生活一天比一天好""想想这辈子的大事小事，我没什么可后悔的"。中国心理学会副秘书长韩布新说，老年人生活满意度和幸福感取决于两个因素：社会支持和家庭支持，缺一不可。大多数老人能活到百岁，其后代功不可没。他们对老人在物质上给予保障，生活上给予照料，精神上给予慰藉。多代同堂、儿孙绕膝，是老人健康长寿的重要因素。老年人有一个知足常乐的心态也很重要。大多数老年人不愿退居二线，啥事都要说了算，与子女们一旦有分歧，就会有心理落差，影响情绪，导致抑郁。对老年人来说，学会"放下"非常重要。

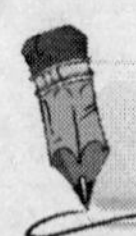

长寿村里新鲜事

世代耕山务农：广东省汕头市潮阳区坑仔村是远近闻名的长寿村，村民世代耕山务农，饮用地下泉水。目前全村3 300多人中，＞70 岁老人有 228 人，＞80 岁有 97 人，＞90 岁有 11 人，最高龄者已经 103 岁。近年来，由于村里经济发展，老人安度晚年，涌现了许多趣闻。

寿星乐队奏新声：坑仔村有一支由 13 人组成的寿星乐队，最年长的 80 岁，最年轻的 69 岁。平时，他们经常聚在一起，演奏潮州乐曲，吸引了许多村民。每逢喜庆日子，寿星乐队牵头组织潮州大锣鼓队，走街串巷为乡亲演出，日行十几千米，吸引了数以万计的群众欣赏。

寿星拳师有义举：坑仔村老年人有练武功的习惯，79岁的郭容平是个传奇人物，他十几岁便跟随父亲习武功，练得一手好功夫。前两年，有一伙吸毒歹徒到村里敲诈勒索，郭容平等老人主动组织一班青年人巡逻，维护社会治安，吸毒者有几个被送公安部门处理，从此村里安宁无事。

八旬翁种菜成专家：80岁的村民郭振治是个奇人，他被誉为村里的种菜专家。如今，村里很多青年人不愿下地，他却专心致志，50多千克的重担挑起来健步如飞。儿孙们劝告他说："您已八十高龄，有吃有穿，不要去种菜了。"老人说："我种的是身体，丰收的是健康。"乡人劝他享清福，不要一辈子劳劳碌碌，他说："我一天闲着就不舒服。"

三、长寿秘诀在何方

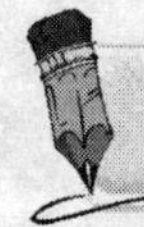

朱德养生三宝

朱老总的养生三法：①性情超脱，善制怒。天性乐观，胸怀广阔，不易冲动。②书法棋艺，调气血。一生酷爱书法，晚年每天书写半小时。③酷爱运动，养体魄。长期军旅生活，一生重视体育。在延安50多岁时还能在篮球场上灵活地跑动。新中国成立后仍然坚持散步、爬山和游泳。

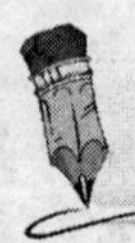

六大因素促衰老

①饮水不足。不感口渴就不饮水。②缺乏维生素 B_{12}。老年性痴呆患者体内都缺乏维生素 B_{12}。③线粒体突变。线粒体功能恶化,容易引起衰老。④食用酸败食品。常吃酸败食品会加速衰老。⑤不吃早餐。不吃早餐容易"显老"。⑥经常饱餐。脂肪过剩,血脂增高,导致动脉粥样硬化等多种疾病。

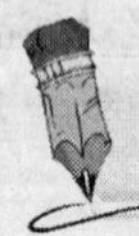

百岁老人奇闻

我国百岁老人统计:全国 6 次人口普查百岁老人数:1953 年,3 374 人,占 5.9/百万人口;1964 年,4 900 人,占 7.1/百万人口;1982 年,3 851 人,占 3.8/百万人口;1991 年,6 681 人,占 6.0/百万人口;2001 年,17 877 人,占 14.4/百万人口;2009 年,40 592 人,占 30.6/百万人口。

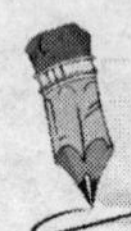

长寿老人的饮食

(1)荤素杂食,以素为主:每天热能摄入 2 000 千卡即可,每餐七八分饱为度,六七成饱为佳。特别是可溶性膳食纤维,有改善血糖、血脂代谢的作用,对预防老年人多发的 心脑血管病、糖尿病、癌症都有好处。

(2)合理营养,提高代谢:维生素 E、维生素 C 和胡萝卜素,有强抗氧化作用,能消除有害的自由基,防止和减少细胞受损，延缓衰老。要常吃油菜、蔬菜、芥菜、花菜、萝卜、胡萝卜、蒲公英和马铃薯等。

(3)首选牛奶、大豆及其制品：可以抑制细胞脂质的氧化，抵抗人体衰老。要常吃豆浆、豆奶、豆粉、水豆腐、臭豆腐和豆瓣酱等。

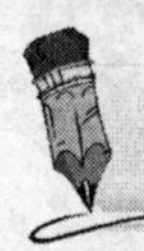

老年人喜食的食物

食物：①粗粮杂粮。谷类包括稻谷、小麦、玉米、小米、高粱、荞麦等。②常吃杂豆。煮粥时放入红小豆、绿豆、豇豆，既改善味道，又增加蛋白质、矿物质。③大豆及其制品。大豆中黄酮类物质有保健功能。如熏豆干、豆腐丝、腐竹、素鸡等都富含优质蛋白，钙也较多，易于吸收。④牛奶。豆浆不能完全代替乳制品。

饮食多样，粥是补品，小米最养人，玉米抗高血压动脉硬化，酸奶可防心血管病；每日 1 个鸡蛋；红薯是长寿第一宝；豆腐抗血管硬化和骨质疏松；大白菜营养丰富；冬吃萝卜四季保安康；胡萝卜抗高血压、中风、动脉硬化。

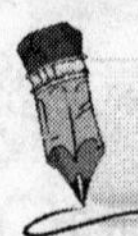

日本为何称长寿国

在敬老日之际，日本厚生省对本年度达到百岁的老人做了调查统计，共计 995 名，其中 977 名居国内，18 名居国外。995 名中，男 227 名，女 786 名。在敬老日，日本总理大臣对这些百岁老人赠送祝贺信及银杯。

WHO公布,日本妇女平均寿命86岁,男80岁,是世界平均寿命最长的国家。中国妇女平均74岁,比日本少12年,男71岁,比日本少9岁。历史上日本不是长寿国,1947年日本女平均54岁,男50岁,60年里延长了32岁。中国1949年平均35岁,今74岁,延长了39岁。

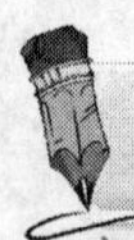

日本人长寿之谜

①饮食清淡,很少爆炒,一般生吃,很多家庭1年吃不了1 000克油。②菜肴品种多数量少,每天吃36种不同食物。③吃鱼多于吃肉,每年平均吃鱼≥100千克/人。④偏爱海藻类食品,天天汤里放寿司,女孩很苗条。⑤过年吃荞麦。⑥吃芥末姜片。姜抗衰老,除“老年斑”。⑦喝清酒不醉人。它为“世界低度养生酒之冠”。⑧妙用柠檬。有杀菌作用,防治肾结石、心血管病、高血压、心肌梗死。⑨常吃蔬菜、豆制品。⑩泡温泉。日本温泉有3 500处。⑪女性柔顺。⑫医疗保健制度完善。⑬适量运动和做大量家务。⑭绿色满园,鲜花盛开。

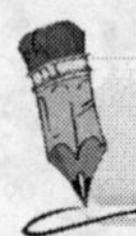

世界长寿都市与长寿村

世界长寿都市:香港、上海是两个有名的国际大都市,居世界长寿市之首。1993年香港男性平均寿命78岁,女83岁;据1996年公布的调查情况,全港≥85岁老人4.29万人,每150港人中有1位老寿星。上海市1993年男性平均年龄74.04岁,女77.91岁;目前≥80岁的老人达22.7万人;≥百岁老人128人。

世界长寿村:世界最有名的长寿村厄瓜多尔比尔卡旺巴村,全村5000多人,务农为主。1907年享寿100岁者40人,大多活到120～130岁,最小100岁。我国贵州省的盘县老广村,位居大山深处,海拔1800米,全村百余户人家,男女平均寿命88岁。令人奇怪的是,该村竹林小寨中夏日无蚊无蝇。

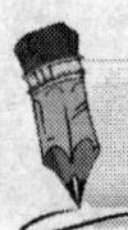

中国长寿家庭与长寿人

中国长寿家庭:清代顺康年间户部尚书马齐祖父以下4代高寿,≥百岁15人。近代新疆吐鲁番县维吾尔族人阿吾拉1982年117岁,长子96岁,小儿年逾6旬,大女85岁,二女80岁,被誉为“寿星人家”。1994年湖南桃江县老寿星范香秀五世同堂,共158人,≥60岁15人,≥80岁7人,年龄最大者107岁,被称为“长寿之家”。

中国长寿人:清乾隆五十年,湖南江夏汤云山寿星活了141岁。乾隆御赐“再阅古稀”匾额,“乾清宫”行“千叟宴”。近代“中国长寿王”龚来发,是贵州务川县仡佬族人,1995年逝世,终年147岁。

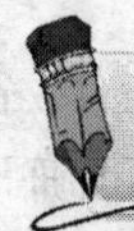

世界长寿人

世界最长寿的人是英国费姆卡恩,他活了207岁,经历了12个王朝,是全球独一无二超过200岁的寿星。法国121岁老妪让娜·卡尔芒,1996年2月19日生日时,还灌制自己的演唱专辑。芬兰1980年出了一件奇事:一对孪生姐妹同庆“百岁大寿”,姐艾琳,妹奈米。这是惟一孪生姐妹欢度“期颐”。前苏联格鲁吉亚一位居住在偏僻山村里、名为安提萨的老妇已活到130岁。她1880年7月8日出生于格鲁吉亚西部，1965年85岁时退休，现在她和40岁的孙子住在一起。

四、老年长寿有门道

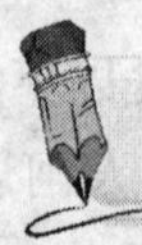

怎样做个健康老人

美国向老人提出6条保健标准：①生活有目的性，做到老有所为。②每天做操散步，看书报、绘画、园艺、钓鱼等。③玩得投入、放松、痛快、潇洒。④睡眠充足，养成午睡习惯。⑤环境充满新鲜空气，不抽烟。⑥平衡饮食，常吃低脂、少盐、高蛋白食物，能预防高血压、冠心病、癌症。

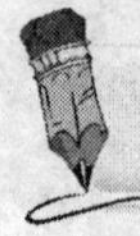

狼吞虎咽易患糖尿病

狼吞虎咽不仅伤胃，还增加患糖尿病风险。近些年，各国调查发现，“糖尿病后备军”规模日渐庞大，几乎是已确诊糖尿病患者的2～3倍。如果不采取防范措施，超过10%的糖尿病前期患者3年内会发展成2型糖尿病，40%～50%的前期患者10年内可被确诊为2型糖尿病。

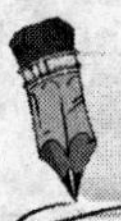

老年人莫守财

人到晚年莫守财：有一个亲戚，与老伴有一笔不菲的离退休费。他没有去享受颐养天年，却投入“补差如命”累得筋疲力尽。他说：吃得好会得现代病，穿得好不舒服，生病抗抗就成。结果 76 岁时心衰猝死，真可谓“人生最可怕的是，人死了钱还没有花了”。

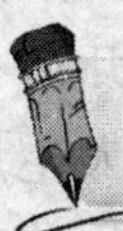

八部位越丑越没病

①乳房小——脊柱更挺拔。②屁股大——心脑血管好，患糖尿病的风险很低。③耳朵大——老了不失聪。④长痣多——老得慢。⑤平足——腿部受伤少，20%足弓高的人受伤危险比平足者高 6 倍。⑥鼻子大——不易得感冒。⑦大腿粗——心脏好。肌肉壮，患心脏病风险低。⑧脚趾短——跑得快。

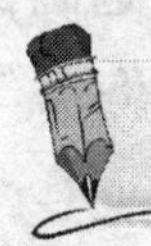

杨敬年的生命奇迹

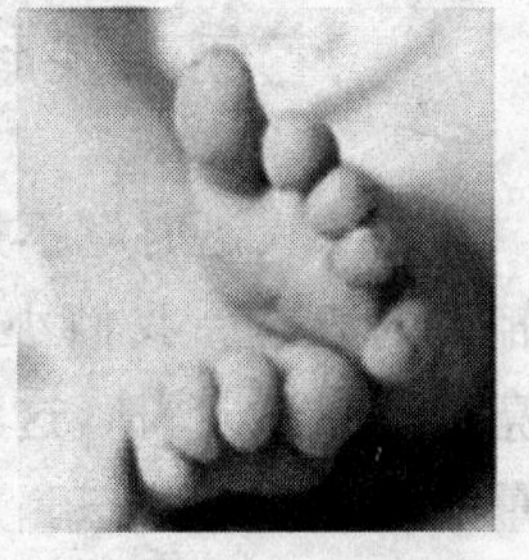

杨敬年是著名经济学家、教育家、翻译家。专著有《科学、技术、经济增长》《人性谈》《西方发展经济学概论》等，翻译有《国富论》《英国议会》《白劳德修正主义批判》《1815—1914 年法国和德国的经济发展》《美国第一

花旗银行》《银行家》等著作。2007年出版了自传式作品《期颐述怀》。

他的生命奇迹：杨敬年被错划为“右派”，判处3年管制，在南大经济系资料室改造；但他从未消沉；面对丧子之痛、妻瘫在床，他依旧热爱生活，满怀信心与希望地工作着。这种惊人的毅力和宠辱不惊的平和心态，让他迎来了人生的第二个春天，迎来了一个世纪的“硕果累累”与健康长寿。

80岁入党：杨敬年从小便有中国读书人的崇高理想，矢志追求进步。1948年获牛津大学博士学位，回到南开迎接天津解放。76岁(1984年)写入党申请，80岁实现了人生夙愿，成为一名共产党员，他说：牛津博士是求学的顶峰，共产党员是我做人的顶峰。他一生是治学严谨的典范，探索人生哲理的智者。

百岁的秘诀：每天坚持锻炼，合理饮食起居，健康心理状态，不断运用大脑。这是杨敬年长寿秘诀。他早起床，3～4时读书，背古诗，运动40分钟，做自编健身操，10次下蹲。6时早餐，看电视剧。累了休息、吃午饭。午休后静坐，远眺窗外，脑想古诗。下午4时听新闻，音乐。接待亲朋来访，学生电话聊天。

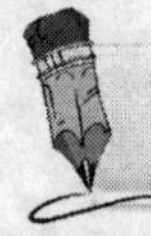

老年人要赶时髦

老年人赶时髦不是标新立异，这是一种接受新事物的年轻人的心态。我们小区七八十岁的老人，个个都穿得很漂亮，显得格外精神，这种心态对健康有利。他是改善生命质量的优质生活状态。只要保持这种心态，青春就会永驻。走自己的路，让别人说去吧，真正的英雄是健康长寿超百岁。

所谓赶时髦，就是与时俱进，例如学电脑，我 75 岁学电脑时有人就说“人老了还学啥电脑呀”。到电脑班一看，还有 85 岁的人也在学电脑；我今天看见 104 岁的杨敬年学者，他是 91 岁开始学电脑，个个有成。我的观点是：走自己的路，让他们说去吧！老年人也要享受生活。

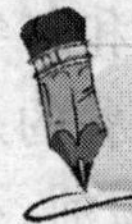

世界最长寿教授郑集

郑集（1900 年 5 月 6 日—2010 年 7 月 29 日）享年 110 岁，生物化学家、营养学家。中国营养学的奠基人，中国生物化学的开拓者之一。他是世界最长寿教授和世界最高龄作家。1930 年赴美国留学，入俄亥俄州立大学专攻生物化学，并于耶鲁大学、印第安纳大学学习，1936 年获博士学位。回国后历任中国科学社研究所研究员，中央大学医学院教授、生化科教授，华东军医学院、第四军医大学、南京大学医学院教授，生物系教授兼生物化学教研室主任。他的大半生在南京大学医学院和生物系执教。2004 年，南京大学收到来自英国剑桥国际人物传记中心的祝贺信，授予他“21 世纪最有成就奖”。他还曾变卖家产（房产），捐给学校和社会，设立清寒奖学金和学术基金。

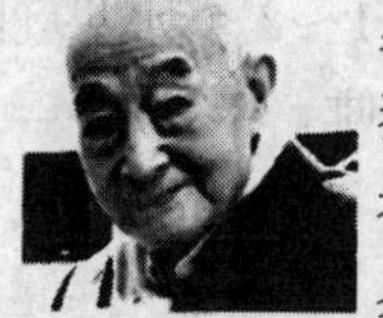

最好的医生是养生
——111岁养生大师谈健身

他是世上最长寿教授，中国营养学之父，抗衰老学创始人，生物化学奠基人

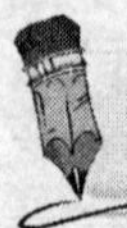

营养大师的一日三餐

营养学家郑集的一日三餐。早餐:1个鸡蛋,250毫升牛奶加麦片,再吃两片面包。午餐:两素一荤一汤,荤素杂食,素食为主。主食是米面,副食是肉、鱼、蔬菜、豆腐、豆类(黄豆、绿豆、红豆)、杂粮。晚餐:喝一些粥,食物的种类和午餐类似,可以更清淡些,食量也相应减少。郑老说,他用餐的总体原则是,多吃蔬菜,不吃动物油脂和肥肉,只吃植物油,少吃油炸食物(油条等)、腌制食物和过辣、过甜、过咸的食物。按时吃饭,每餐只吃八分饱,每天吃1~2个水果,上下午各饮淡茶或开水两杯,下午偶尔喝杯咖啡。

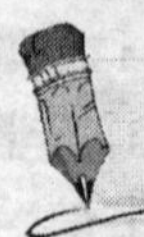

郑集长寿秘籍

60岁时郑集患前列腺增生和膀胱憩室,病榻年余,备受折磨。他说:小病早求医,大病少着急。郑老早上6时起床,做“床上操”15~20分钟。起床后排便、洗漱、喝开水。随后做自编的“综合保健操”15~20分钟。上午工作4小时后,午睡1~2小时,下午在家工作读报2~3小时。晚饭后静坐或散步半小时,洗脚泡脚,9时睡觉。健康十诀:①思想开朗、乐观积极、情绪稳定。②生活规律。③坚持劳动和体育锻炼。④注意休息和睡眠。⑤注意饮食卫生、切忌暴饮暴食。⑥严戒烟、少喝酒。⑦无不良嗜好。⑧不忽视小病。⑨注意环境卫生、多同阳光和新鲜空气接触。⑩注意劳动保护、防止意外伤害。乐观是十诀之首。

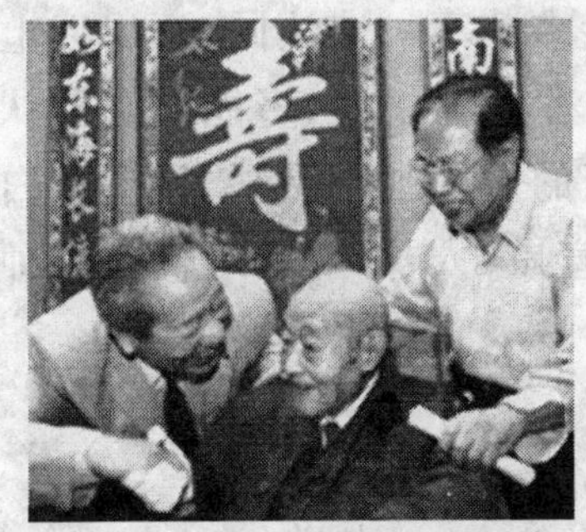

综合健身操：这是郑集教授为自己编制的一套简易健身操。① 快 步 200 ～ 400 步。②骑马式半蹲。③云手。④划船、扯篷、撒网。⑤凤凰展翅。⑥压腿。⑦并膝旋转。⑧摇头摆尾。⑨游水。⑩左右弯腰。⑪左右开弓。⑫捶腰摩腹。⑬单举手。⑭拍胸呼吸。⑮头部运动。⑯跳动和原地踏步。⑰立正静思。

五、怎样做才能长寿

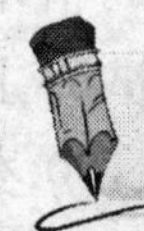

多大年龄为长寿

古籍记载，人的自然寿命（天年）当在百岁以上。唐·孔颖达《正义》云："上寿百二十岁，中寿百岁，下寿八十岁。"《养生经》云："黄帝曰：上寿百二十，中寿百年，下寿八十。"《太平经·解承负诀》云："凡人有三寿，应三气，太阳、太阴、中和之命也。上寿一百二十，中寿八十，下寿六十。"《吕氏春秋·孟冬纪第十》云："人之寿，久之不过百，中寿不过六十。"目前看来，60 岁

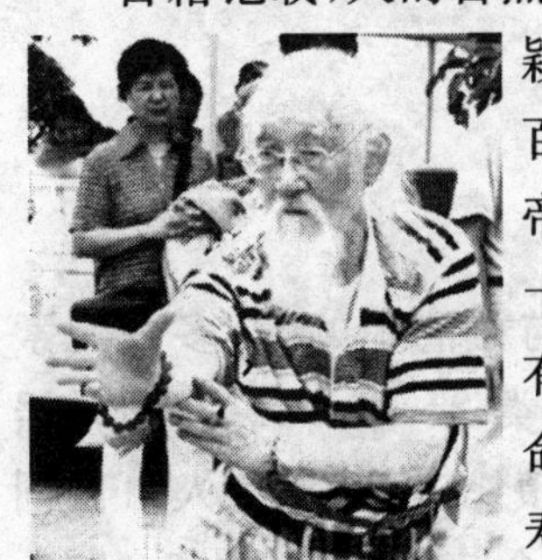

作为长寿的年龄下限太低，绝大多数不一定认同；百岁以上者作为长寿；90 岁作为高寿，80 岁作为下寿，多能理解和认同与接受。祝福长寿、吉祥健康的中国画作品很多，有齐白石《长寿图》，吴昌硕《松鹤》，朱宣咸《人长寿》、《寿桃》，娄师白《长寿图》等。

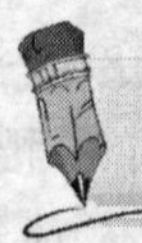

经济发展是基础

安定的社会环境、良好的经济基础是人类健康长寿的基本条件。新中国成立以来，特别是改革开放以来，湖北省钟祥市 2003 年国内生产总值 84.84 亿元，财政收入 2.78 亿元，农民人均纯收入 3 178 元，城镇居民人均可支配收入 5 520元，农民人均居住面积 39.6 米^2，城镇人均居住面积 18.9 米^2，城乡人均存款 4 046 元，均比改革开放前成倍增加。1953 年该市百岁老人只有 2 人，改革开放后 1982 年上升为 18 人，1990 年上升为 46 人，2003 年上升为 48 人，80 岁以上老人过万人。该市百岁以上老人的增长刚好与该市经济社会的发展成正比。

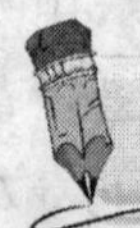

生态环境是根本

①天然元素。这 90 多种元素与血液中的 60 多种元素有惊人的相似。钟祥市矿产共有 6 类 27 种，磷矿石储量居全国第二。2000 年人口普查，磷矿镇 15～50 岁的人口占同龄段的 4.53%，＞90 岁的老人占全市同龄段的 6.35%。②资源丰富。水质接近一级标准；1/3 的乡镇有富含锶、铝、

钾等多种微量元素的矿泉水；该市>90岁和>百岁老人分布集中在洋梓、长寿、郢中、胡集、柴湖、丰乐等乡镇，水质较好，接近1类标准。③大气质量好。降水的pH值为7.0～7.2；自然降尘量低于10吨/月。④阳光充足，土壤环境质量好。耕地中一、二级占95%，荒地95%种草种树。钟祥市百姓谚语："自然平衡宇宙行，生态平衡万物兴，心理平衡心舒畅，身体平衡无疾病。"

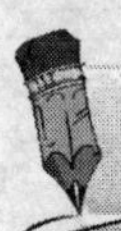

人文关怀是保证

钟祥市古称长寿县，据《宋书州郡志》记载，南宋明帝泰始年间人口统计表明，长寿县的长寿老人占县内总人口的1/4。敬老爱幼流传至今，发扬光大。温峡水库的村民卢克定赡养三位孤寡老人被授予"国家敬老金榜奖"。农村评比"十星农户"中，有一颗星就是"尊老爱幼星"，凡不孝敬老人的电视台予以曝光。钟祥市委、市政府做出决定：凡百岁老人由政府每月发200元的营养费；每年一次体检；做百岁寿宴；免费送一台彩电；市镇领导每年登门慰问，形成了尊老爱幼、家庭和睦的良好家风。据调查，48位百岁老人中，只有2人独居(侄儿侄女供养)，2人住福利院，44人分别与子女、养子女、孙子女共同生活，多数四世同堂，5户五世同堂。

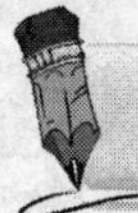

生活习惯是关键

48位百岁老人均出身渔户和农家，清贫的家境使他们养成了随遇而安、与世无争的性格。寿星老人的饮食特点：

一是绝大多数坚持一日三餐,主食以米饭为主,6人喜爱面食,4人以稀饭为主,不挑食,荤素皆可,3人一生素食、1人不食猪肉和禽蛋。他们主食进餐量都很大,一餐大都在150克~250克,3位长年卧床的百岁老人也是如此。二是48位长寿老人中,24位有多年的饮酒史,占50%。4位男寿星从青壮年开始至今一直饮酒。但据亲属反映,这些饮酒的老人都有很好的自制力,从不过量饮酒,也没有发现不良反应。三是都爱食用豆制品特别是“钟祥豆腐”。

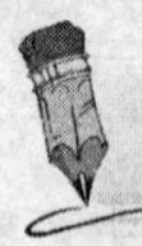

勤劳好动是生命

48位百岁老人大都生活在农村,年轻时都从事农田劳动,年老体迈,仍坚持做家务或轻微农活。洋梓镇蒋滩村102岁的陈秀英,整天不停干活,早起先将屋里屋外打扫干净,然后做早餐,侍弄菜园子、喂鸡……隔三岔五就要走1~2千米路程到集市上买些日用品,从不拄拐杖。通过对全市老人普查,发现80%的百岁老人都有家庭长寿史。中国老年学学会2011年11月7日公布,2011年7月1日,全国(不包括港、澳、台地区)健在百岁老人已达48921人。中国十大寿星长寿规律:一是心态平和、凡事顺其自然;二是粗茶淡饭、生活俭朴;三是勤劳好动,终身劳作;四是子女孝顺,家庭和睦;五是住地环境、水质和气候特殊;六是有遗传因素,家族长寿。

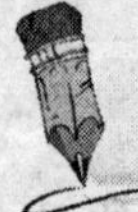

长寿在于养生

东方养生有两大法宝——动养和静养。练动功的(跑、跳、走、爬、打球、游泳、骑车等），动则生阳，可以增强精力，提高工作效率；练静功的（静坐、睡眠、闭目养神等），静则生阴，可以降低人体的消耗，人的寿命也相对较长。太极拳是一种界于动养生和静养生之间的一种绝佳的运动，老少皆宜，随处可练，是全民健身的首选项目。

现在的中老年人多数是大腹便便的胖子。他们说“我天天运动，总是这样胖，没有法子啊”“我就是喜欢吃，吸烟喝酒打麻将”“改不了了”。这样下去肯定不会高寿。“长寿在于养生”包括健康四大基石：合理膳食，适量运动，戒烟限酒，心理平衡，也可以简化为：管住嘴、迈开腿、戒烟酒、心态美。若能做到，定能长寿。所以“生命在于运动，长寿在于养生”的说法才比较全面。

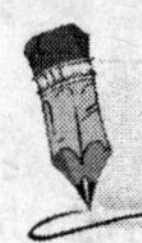

龟蛇为啥长寿

老虎和豹子，龟和蛇的寿命哪个长呢，回答是龟蛇。有人说：拼命运动身体好，其实不然，运动过度的寿命不长。老奶奶的寿命长，除了生理特点外，还在于老奶奶善于静养。静养就是节奏慢，呼吸慢，心跳慢，吃饭慢，动作慢……运动少，吃得少，多睡觉，活得舒服。龟蛇善于节能，善于静养，阳气耗散少，阴津保护好，生命的烛光常亮不灭。老爷爷喜欢动养，呼吸快、心跳快、吃饭快、动作快、好喝酒、侃大山、玩牌、好运动、睡得少、多吃多动、精力好，但不一定长寿；即使长寿，活得很累。像虎豹一样，大量耗能，阳气耗散得多，生命的烛光熄灭得早。动养精力好，静养更长寿。

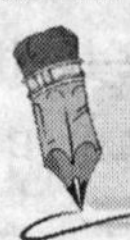

闻鸡起舞好不好

中国人自古就有“闻鸡起舞”的习惯，说明中国人喜欢在上午锻炼。按照动则生阳、静则生阴的原理，上午和春夏都属于阳长阴消的阶段，阳主动，动则生阳，所以阳虚的人应该在上午锻炼。上班族可以利用早晨跑步、快走或骑车上班，这样上班、健身两不误，又免除了挤车之苦，何乐而不为；相反，傍晚和秋冬属阴长阳消的阶段，阴主静，静则生阴，阴虚的人，应选择傍晚静养效果更好。究竟是上午锻炼好还是下午锻炼更好，应该因人而异，根据工作、环境而定。

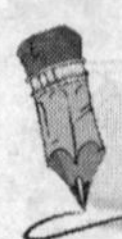

运动过度十大信号

①胸部大汗。运动过度，前胸大汗，伴有心慌、气短，是心脏受到影响的信号。应立即停止剧烈运动。②头晕心慌，眼前发黑。是心、脑供血不良的信号，应立即坐下休息，降低头部位置，保证脑部供血。③恶心呕吐。是运动过度的先兆。④腰酸尿多。尿增多，尤其是夜尿多，是肾虚的表现。⑤神疲无力。考虑肝脏受损，肝为“罢极之本”。有肝病的人应减少运动量。⑥喘息气粗。是肺受损的信号，肺气虚则喘息无制。⑦四肢无力。脾受损的信号，如伴有胃胀不食更应减少运动量。⑧神情抑郁。肝胆受损信号，肝胆素虚的人，受损则肝气不能条达。⑨失眠梦多。是心阴受损的信号。⑩遗精带下。是肾阴受损的信号，应调整运动量。

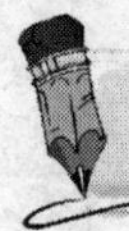

坚持走路身心受益

每天坚持走路，牢记运动是养生之王，走路是运动之王；走路姿势要正确。走路匀速、抬头、挺胸、收腹，最好不要背包或拿重物。非拿东西不可，最好选择双肩背包。

走路贵在坚持，不可三天打鱼两天晒网，不可一次过度。坚持走路就能走出好身材，走出好身体。走路可以调节心情，让人更加轻松自信。增强心肺功能，保持良好体型，能够解忧排压，防治颈椎疾病，提高睡眠质量，预防骨质疏松。医学专家普遍认为“步行是最好的运动”。

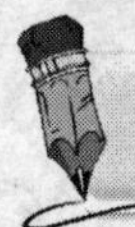

广交朋友常晒太阳

毛泽东一生交往很广，有工人、农民、青年学生，有党政军的负责人，有著名的民主人士、科学家、艺术家、史学家、理论工作者、国民党进步人士，有国际友人，还有早年的同学和师长。交往中感情洋溢，充分体现了高尚情趣和丰富感情。毛泽东说：“待朋友：做事以事论，私交以私交论，做事论理论法，私交论情。”“我觉得吾人惟有主义之争，而无私人之争。主义之争，出于不得不争，所争者主义，非私人也。私人之争，世亦多有，是可以相让的”。

我的朋友遍中国，网友即有400多，都有联系。走运时结交朋友，倒霉时认识朋友。常晒太阳，防暑防冻：每天上午9～11时，下午3～5时，是户外活动时间，进行有氧运动；冬季防冻，夏季防暑；为了健康，舍得花钱。

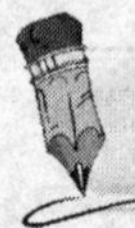

三个喜爱有益身心

喜爱笔耕：玩玩电脑，笔耕不辍。一是写书、写文章，为社会作贡献；二是制作幻灯，赠给友人，最大快乐；三是多做善事，快乐人生，甘当志愿者。

睡眠充足：睡眠充足，精力充沛。每天晚上10时入眠，早晨6时起床，中午小息，非常规律；身心无任何负担，做自己愿做的事。

阳台养花，养心养性：阳台上一年四季有花开，不求名贵，只求养生；选土、栽培、施肥、浇水、剪枝、除虫、防暑、防冻，很有趣味；与此同时，晒晒太阳，不亦乐乎。

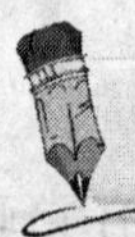

健康的护脑饮食

健脑护脑，延缓衰老，应注意摄入以下食物：①大豆及其制品。黄豆富含卵磷脂，豆腐、豆芽是良好的健脑食品。核桃、栗子、杏仁、花生、黑芝麻、南瓜子含有油酸和亚油酸，是促进大脑发育和增强思维的佳品。②谷物类。麦芽可补充大脑磷、钙、镁，保持良好记忆。麸皮面包是优良的健脑主食。③水产类。鱼肉提供优质蛋白质、钙质及不饱和脂肪酸。虾皮与小鱼虾含钙量多。④蛋奶类。鸡蛋含蛋白质14.7%，蛋黄含卵磷脂丰富。牛奶提炼成的干酪有较多的磷和钙。⑤蔬菜菌菇类。首推菠菜和胡萝卜。含维生素C多的有山蒜、龙须菜、荷兰芹、柿子椒、辣椒、萝卜叶。含钙量较高的有金针菜、羊栖菜、荠菜、萝卜、葫芦、荷兰芹、紫苏等。卷心菜对填充脑髓，菌菇对消除疲劳、提神安神均有一定效果。

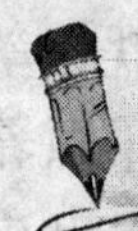

老人忌讳十个动作

这十个动作是：①用力排便血压高。②久坐看报打牌。③起床太猛伤血管。④狼吞虎咽伤心伤胃。⑤血压跟着嗓门升。⑥站着穿裤最易摔倒。⑦上楼梯宁慢勿快。⑧弯腰逞能当心骨折。⑨提重物不量力而行。⑩忽然回头警惕晕倒。

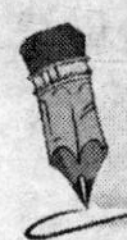

把道德纳入健康

世界卫生组织关于健康的新概念，不少人都比较熟悉了。其中之一就是提倡要把“道德”纳入健康的范畴，强调健康的人，或者希望自己健康的人，要注重自身道德的修养。其内容包括：健康者不以损害他人利益来满足自己需要，具有辨别真与伪、善与恶、美与丑、荣与辱等是非观念，能按照社会行为规范准则来约束自己及支配自己。

巴西医学家马丁斯经过 10 年研究发现，屡犯贪污受贿的人，易患癌症、脑出血、心脏病、神经过敏等病症而折寿。善良正直，心地坦荡，出于公心，一生为民，心理平衡，有利健康。良好的心理，能促进人体内分泌更多有益的激素、酶类和乙酰胆碱，促进人们健康长寿。

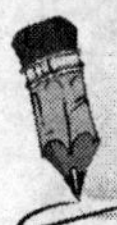

孝是天下第一道德

孟佩杰感动中国：她是山西师大学生。5 岁生父去世，生母将她送人。养母患椎管狭窄症，靠双拐行走，养父离家出走。她8岁给养母做饭、洗衣、擦身、买菜……从未耽误学习，每考成绩优异。2007年养母瘫痪，她放弃上学，照顾养母。2009年她考上了临汾师范学院学习3年。她作出决定：带上母亲去上学……

孟佩杰8岁能做到的，我们都能做到。日本40%的空巢老人死后无人知晓。国人也有。家家有老人，人人都会老。当自己老了时，儿女会怎样？天地重孝孝为先，一个孝字全家安；为人须当孝父母，孝顺父母如敬天；孝子能把父母孝，下辈孝儿照样还；孝子贫穷终能孝，不孝虽富难平安。

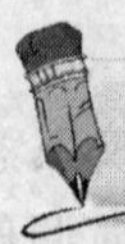

儿女孝则父母寿

孝从心底开始：百善孝为先。古人云："劝君莫打三春鸟，子在巢中盼母归。"如果没有父母的辛劳，孩子的生命难以保全。吃水不忘打井人，人生不忘父母恩。孝是天下第一道德，孝是割舍不了的爱。行孝不能等，报恩等不得。莫待"子欲养而亲不在"时后悔莫及。

儿女百行孝为先：父母恩情大如山，做牛做马心情愿，只要儿女能温饱，不怕自己受艰难。子女有病心牵挂，日日夜夜守身边。生儿方知父母恩，抚育辛劳当思念。双亲把我养成人，应看今日想从前。养育之恩应报答，滴水应报一涌泉。为人怎能无孝道，饮水一定要思源，天下父母吃尽苦，儿女百行孝为先。

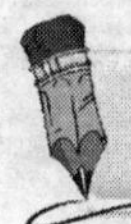

六十而立与正当午

六十而立:这个观点,是湖北省武汉老龄科学院院长卫衍翔教授提出来的。卫老认为,一个人的一生不仅要“三十而立”,也要“六十而立”。他认为,人的一生应该分为两大阶段,其分界线为 60 岁。如此划分两大阶段的最大好处是:60 岁后,仍能大有作为,完全符合“老有所为”的精神。

六十正当午:卫衍翔教授已是 92 岁的人了,在他主编的 2012 年 5 月出版的《六十而立研究报告》杂志中又提出“人到 60 正中午”的新观点。科学家推算,人的平均年龄是 120 岁。如果把一生当成一天看待,60 岁是正当午。任何夕阳也不会有 60 年。他实践了自己的理论,现在仍在为社会做奉献。

卫衍翔教授还认为:“余热”的提法不对头。60 岁为第二人生的开始。他不是日落西山的残阳,也不是只剩下余热,而是同样具有旺盛的生命力和炽热的潜能。100 岁前个人的生命是属于社会的,100 岁后个人的生命才属于自己。21 世纪一个最大的特点是《青春之歌》,它是一首新世纪的人生之歌。

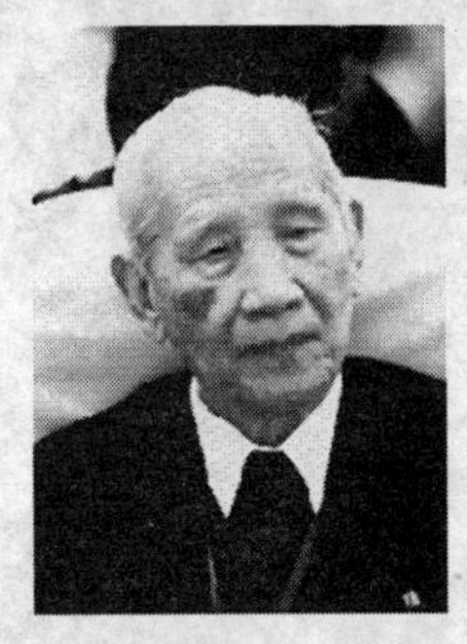

卫衍翔,1921 年 7 月出生于湖北鄂州,现任民盟武汉市老龄工作委员会主任,武汉老龄科学研究院院长。湖北大学、江汉大学客座教授。为“六十而立”论的首倡者(“六十而立,八十不稀,百岁从心所欲不逾矩”的新说法成为流行),著有《卫衍翔诗文集》。

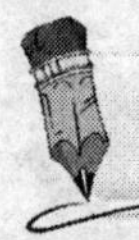

生命的笑容与欢乐

生命的笑容:人生绝不能放弃笑容。笑容永远是昂首挺立最优美姿态。买东西付钱时的笑容,他明白你在谢谢,回你一笑;当您生病时,用灿烂的笑容面对,展示生命的坚强勇敢,你就不会感到痛苦。微笑是战胜病魔的无比自信。笑待人生,笑看花开花落。走丰富多彩人生旅途,创造绚丽多姿的人生!

安全防护篇

一、电器的安全防护

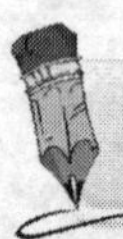

啥叫安全防护

安全防护，简称安防。所谓安全，就是没有危险、不受侵害、不出事故；所谓防护，就是防备、戒备。防备是指做好准备以应付攻击或避免受害，戒备是指防备和保护。所以，安全防护的定义就是做好准备和保护，以应付攻击或者避免受害，从而使被保护对象处于没有危险、不受侵害、不出现事故的安全状态。显而易见，安全是目的，防护是手段，通过防范的手段达到或实现安全的目的，就是安全防护的基本内涵。

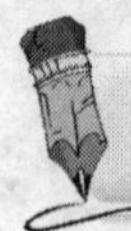

教您防电磁辐射

①别让电器扎堆。电视、电脑、电冰箱不宜集中摆放在卧室里。②勿在电脑身后逗留。因为电脑辐射最强的是背面，次为两侧。③用水吸收电磁波。水是吸收电磁波的最好介质，可在电脑周边用塑料瓶和玻璃瓶放些水。绝对不能用金属杯。④减少待机。电器暂停时，最好不让它长时间待机，时久会产生辐射积

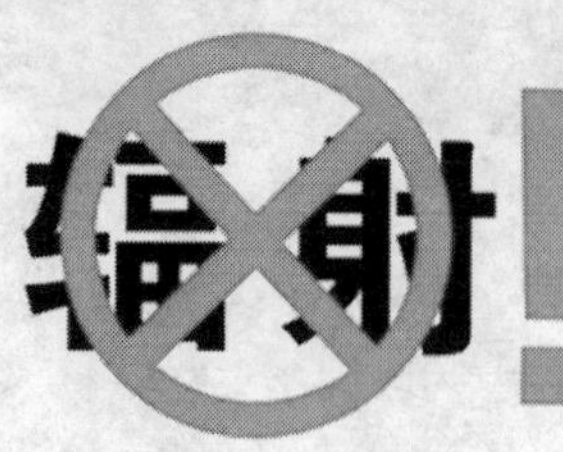

累。⑤及时洗脸洗手。电脑荧光屏表面存在大量静电，可辐射到脸部和手部皮肤裸露处，时久易发生斑疹、色素沉着，严重者引起皮肤病变。⑥补充营养。电脑操作者宜多吃胡萝卜、白菜、豆芽、豆腐、大枣、橘子、牛奶、鸡蛋、动物肝脏、瘦肉，补充体内维生素 A 和蛋白质。多饮茶水，茶多酚等有利于吸收与抵抗放射性物质。⑦接手机别性急。手机在接通瞬间及充电时通话，释放的电磁辐射最大，最好在手机响过一两秒后接听电话。充电时不接听电话。

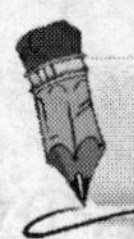

微波炉有伤害吗

理论上，微波炉的微波对人的身体健康是不会造成影响的。微波杀死细胞的惟一途径是让它“热死”，微波炉泄漏的辐射无法达到如此程度。保持好和微波炉的距离，就不会产生影响。微波炉工作时，不要在 5 厘米内观看。眼睛对微波最敏感，以免受到不必要的伤害。要使用微波炉规定的容器进行操作，如袋装、瓶装、罐装食品，以及带皮、带壳的食品，如栗子、鸡蛋等，以免爆炸污染或损坏微波炉。微波不会进入人体。微波是不会透过食物传送到人体的。请您放心使用。

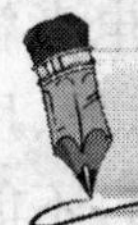

微波炉使用十忌

①忌超时加热，超过 2 小时，食物应丢掉不要，以免中毒。②忌将普通塑料容器放入微波炉加热，否则会使容器变形并放出有毒物质。③忌将肉类加热至半熟后再用微波炉加热。冰冻肉食须先在微波炉中解冻，然后加热。④忌用

铁、铝、不锈钢、搪瓷等金属器皿，以免产生电火花，做不熟食物。⑤忌再冷冻经微波炉解冻的肉类。放入冰箱冷冻的食物必须加热至全熟。⑥忌使用封闭容器，以免加热后引起爆裂、溅脏炉壁。⑦忌使保鲜膜接触食物，以免粘到食物上。⑧忌油炸食品，因高温油会出现飞溅导致明火。⑨忌将微波炉置于卧室。⑩忌长时间在微波炉前工作。孕妇和孩子不要接近微波炉；微波炉应经常清洗，避免导致微波泄漏。

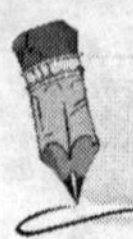

触电后怎样脱离电源

触电急救，越快越好。时间越长，伤害越重。措施：①立即关掉带电开关，如拉开电源开关或刀闸，拔除电源插头。②使用绝缘工具，干燥的木棒、木板、绳索等，将触电者与带电设备脱离。③触电者在未脱离电源前，救护者不准直接用手触及伤员，以防触电。④如触电者处于高处，要采取预防措施，防止解脱电源后伤者自高处坠落。⑤触电者触及低压带电设备，救护人员应设法迅速切断电源。⑥触电者触及高压带电设备，应用绝缘工具（戴绝缘手套、穿绝缘靴、用绝缘棒）解脱触电者。⑦救护者在未做好安全措施前，不能接近断线点 8～10 米内，防止跨步高电压伤人。触电者脱离带电后，应迅速带至 8～10 米外立即急救。

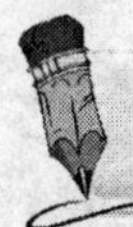

脱离电源后的处理

(1)触电伤员神志清醒者:应使其就地躺平,严密观察,暂时不要站立或走动。

(2)伤员神志不清者:应就地仰面躺平,确保气道通畅,并用5秒钟时间,呼叫伤员或轻拍其肩部,以判定伤员是否意识丧失。禁止摇动伤员头部呼叫伤员。

(3)需要抢救的伤员:应立即就地坚持正确抢救,同时报告120接替救治。

(4)呼吸、心跳情况的判定:触电伤员意识丧失者,应在10秒钟内,用看、听、试方法判定伤员呼吸心跳情况。一看伤员胸部、腹部有无起伏动作;二用耳贴近伤员的口鼻处,听有无呼气声音;三测口鼻有无呼气气流。再用两手指轻试一侧(左或右)喉结旁凹陷处的颈动脉有无搏动。看听试结果,既无呼吸又无颈动脉搏动,可判定呼吸、心跳停止。

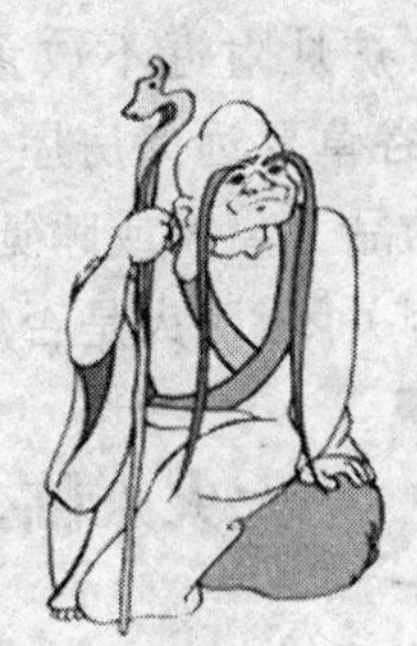

二、火灾的安全防护

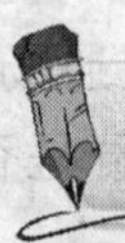

家庭火灾的预防

教育孩子不玩火,不玩弄电器设备。不乱丢烟头,不躺在床上吸烟。不乱接乱拉电线,电路熔器切勿用铜、铁丝代替。炉灶附近不放置可燃易燃物品,炉灰完全熄灭后再倾倒,谷草要远离房屋。明火照明不离人,不要用明火照明寻找物品。离家或睡觉前要检查所用电器是否断电,燃气阀门是否关闭,明火是否熄灭。小心谨慎最安全。

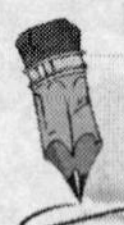

大火来临怎么办

一是不入险地不贪财物。不顾及贵重物品而丧生。二是简易防护不可少。家中备有防烟面罩,可用毛巾、口罩蒙鼻,水浇身,匍匐前进。三是缓降逃生滑绳自救。千万不要盲目跳楼,可用疏散楼梯、阳台、落水管、身边绳索、床单、衣服救生。四是当机立断快速撤离。披上浸湿衣物、被褥向安全出口方向冲去。五是善用通道莫入电梯。六是大火袭来固

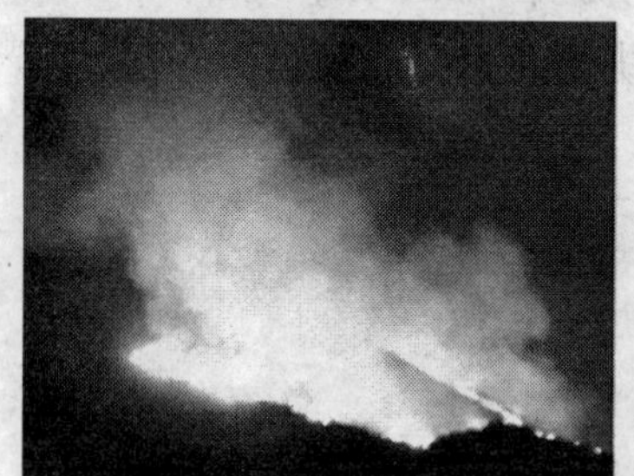

守待援。手摸房门已感发烫，火焰和浓烟必将扑来，可关紧门窗，用湿布堵塞门缝，或用水浸湿棉被，蒙上门窗，防止烟火渗入，等待救援人员到来。七是火已烧身勿惊跑。可就地打滚或用厚重的衣物压灭火苗。八是发出信号救援。用手电筒、挥舞衣物、呼叫方式求救。九是熟悉环境，记住出口。

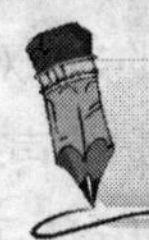

怎样预防烫伤

烧烫伤是1～4岁儿童意外伤害的第三大死因。在城市>90%的儿童烧烫伤是由于开水、热水、热汤和其他热液所致。预防烫伤从小事做起：一不要让孩子在厨房和浴室玩耍；二是厨房地板要保持干燥，以免滑倒使热液烫伤自己或孩子；三是洗澡放水时应先放冷水再放热水，水温一般控制在40℃左右；四是热水瓶、热汤要放置在孩子拿不到的地方；五是餐桌上放热汤时，须注意桌巾的长度，以免孩子好奇拉扯，把热汤拉下而受伤。

三、其他安全防护

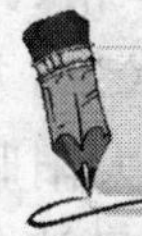

家庭噪声的防护

①墙面装修进行隔音处理。配用隔音材料做隔墙。②选购具有隔音装置的住房。对门窗隔音和周边环境有初步了解，对症下药。③地面用实木地板，获得更好的隔音效

果。④选择效果好的隔音窗。双层玻璃窗或塑钢平开密封窗。⑤进行墙面和阳台窗的隔音处理。⑥注意进户门和室内门的隔音。选择质量较好的防火隔音门。⑦注意墙面孔洞的空气传音。房屋墙面的电线盒、插座盒、空调孔等,装修中没有认真处理,会成为传音通道。⑧进行隔音和消音处理。装修时采用吸音材料,地面尽量采用软性材料,防止对家人或邻居造成影响。⑨利用室内摆放绿色植物降低噪声。⑩选用布工艺装饰和软性装饰。有非常好的吸音效果,毯子对噪声有吸收作用。

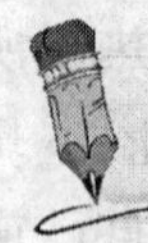

炎夏防晒伤

①防晒霜防晒。美国对沙滩人群调查表明,在涂了防晒霜的人中,还有73%的人会被晒黑。出门前30分钟就要涂抹在裸露皮肤上,每隔两小时再涂一遍。为了防止患皮肤癌,不要再把古铜色皮肤看作健康标志了,孩子脸上的小雀斑也不再那么可爱,这说明人已经被晒伤了。但是也不能不让孩子们到户外玩耍,他们需要空气、户外活动和阳光。②打伞、戴草帽、戴防护眼镜、穿防护衣,具有一定的作用。③多吃蔬菜水果,尤其是草莓和番茄。每个人每天食用40克番茄酱,被太阳晒伤的风险将减少40%;再加上10克橄榄油,防晒的效果就会更好。穿深红色或藏青色的化纤服装是最理想的防晒服装。

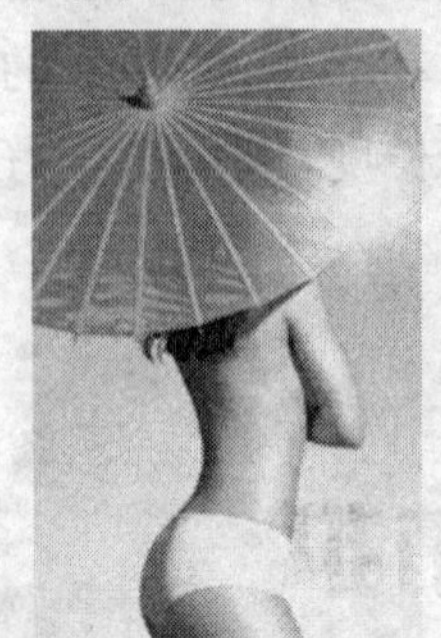

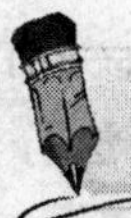

预防阳光“晒伤”眼睛

炎夏强烈的紫外线会晒伤皮肤，也会“晒伤”眼睛。北京世纪坛医院眼科徐冰副主任建议：①戴优质的太阳镜能够阻挡紫外线，镜片上加了一层特殊的涂膜。②应到正规眼镜店选择正规厂家生产的具有防紫外线功能的太阳镜；太阳镜片的颜色以浅灰色、茶色或者轻烟色为上乘，其次是绿色、琥珀色、蓝色等，红色仅作为日光浴或雪地上使用。③坐汽车最好使用偏光太阳镜，能够更加有效地减弱刺眼的强光。④如果你戴上太阳镜后，别人仍能清楚地看到你的眼睛，就说明镜片颜色太浅了。⑤太阳下山时，最好摘去太阳镜。⑥闭角型青光眼患者尽量避免佩戴太阳镜，因为可能导致青光眼的急性发作。⑦选择眼镜时应注意镜片情况，观察其有无磨损、涂料均匀度等。

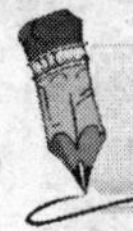

毒蛇咬伤的判断

在野外施工、旅游时，一旦被蛇咬伤应怎样迅速判断是否是毒蛇咬伤？一看蛇形：毒蛇的头多呈三角形，身上有彩色花纹，尾短而细；无毒蛇头呈椭圆形，身上色彩单调，尾细而长。最好将咬人的蛇打死以供诊断参考。二看伤口：毒蛇咬伤的伤口表皮常有一对大而深的牙痕，或两列小牙痕上方有一对大牙痕，有的大牙痕里甚至留

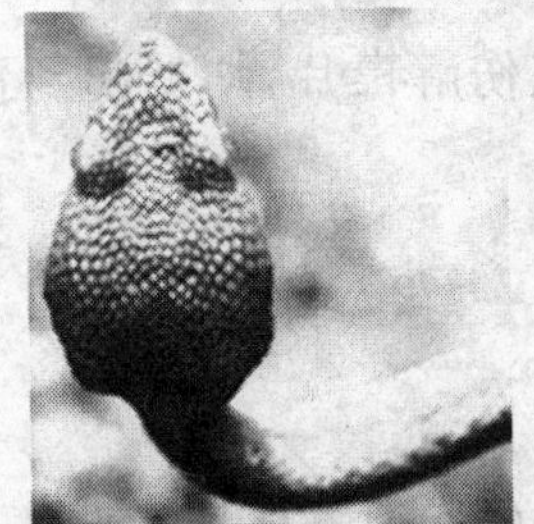

有断牙；无毒蛇咬伤则无牙痕，或有两列对称的细小牙痕。如果蛇咬伤发生在夜间无法看清蛇形，从伤口上也无法分辨是否为毒蛇所伤时，万万不可等待伤口情况发生变化时才判断是否被毒蛇咬伤。此时必须按毒蛇咬伤进行处理。

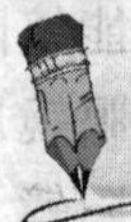

毒蛇咬伤的预防

一要建立健全蛇伤防治网，从组织上及人力上予以落实，做到任务明确，专人负责。

二要发动群众搞好住宅周围的环境卫生，彻底铲除杂草，清理乱石，堵塞洞穴，消灭毒蛇的隐蔽场所，经常开展灭蛇及捕蛇工作。

三要宣传预防蛇伤的基本知识。在野外从事劳动生产的人员，进入草丛前，应先用棍棒驱赶毒蛇；在深山丛林中作业与执勤时，要随时注意观察周围情况，及时排除隐患，应穿好长袖上衣，长裤及鞋袜，必要时戴好草帽。遇到毒蛇时不要惊慌失措，应采用左、右拐弯的走动来躲避追赶的毒蛇，或是站在原处，面向毒蛇，注意来势左右避开，寻找机会拾起树枝等自卫。

四是四肢涂擦防蛇药液及口服蛇伤解毒片，均能起到预防蛇伤作用。

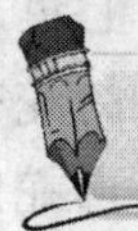

儿童意外伤害的防护

避免儿童意外伤害可采取如下措施：①应让儿童远离火源、厨灶、电灯、火柴和家用电器。②幼儿喜欢攀爬，因而应保证楼梯、阳台、屋顶、窗户和玩耍场所的安全，以防止儿童跌落。③刀具、剪刀、碎玻璃等应置在儿童拿不到的地方。④幼儿喜欢将东西放入嘴中，应把细小物品放置在他们拿不到的地方，以防止小孩吞下导致窒息。⑤切勿将毒药、药品、漂白剂、酸剂和液体燃料（如煤油）贮存在饮用水瓶中，并避免儿童看到或拿到。⑥5～9岁以下的儿童在公路上遭遇车祸的可能性较大，一定要有人陪伴，并教会他们交通安全的注意事项。⑦儿童在不到2分钟的时间内就可能被淹死，因此切勿让儿童单独待在水中或水边。窨井、水井、盛水浴缸和水缸应加盖密闭。

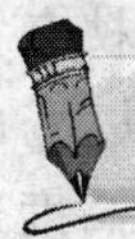

老年摔跤咋预防

①定期检查视力。视力不佳是老年人摔跤的诱因之一。如视力下降须佩戴眼镜；患白内障要及时进行治疗。②注意用药。老年人服用某些药物后可能出现嗜睡和眩晕。这些药包括止痛药、抗高血压药和催眠药。如果出现这类问题要及时告诉医生，以调整用药。③屋里不应有不稳固的家具，如晃动的椅子。④在走道里，不要铺放滑溜或容易钩绊的地面铺设物。地面铺设物应该固定，不要铺放那些会因为行走的力量使其移动的东西。⑤屋里的家具或其他东西的摆放以不妨碍老人走路为宜。⑥在浴盆、淋浴处和抽水马桶边安装可以够得着的把手或防滑装置。⑦老人在屋里走路时，避免穿带跟或滑底鞋。最好不要穿拖鞋，因为老人有时为了用脚去钩脱落的拖鞋，而忘记自己的平衡引起摔跤。⑧楼梯、走廊、卧室和卫生间里的照明要充足。灯的开关应安在得手

的地方。⑨在老人经常需要走过的地方，清除电线和电话线之类的绊脚物。

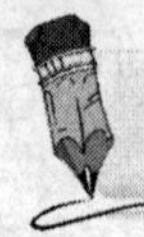

老人为啥拄手杖

观察周围，老年人骨折太多了，既化钱，又遭罪。美国提倡老年人即使能走路也要有个手杖。手杖，亦名扶杖、拐杖、拐棍。手杖是许多老年人外出“助走”的必带之物。既可稳身健步，又可增强体力。手杖具有颇多妙用，人们通常称它是老年人的“第三条腿”，堪称老年人安度晚年的良好“伴侣”。无论是登山步行，还是闲立庭院都不可少。手杖有常见的3种分类，也有特殊功能的7种手杖。医疗手杖，登山手杖等，在我们生活中充当了重要角色，其结构材质、高度选择也有很多的学问。

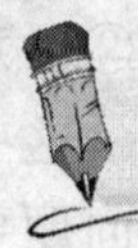

车祸发生率损失惊人

据中国历年交通事故报告，每年发生车祸50万起，死亡>10万人，稳居世界第一。据统计，每5分钟即有1人丧生于车祸，每分钟即有1人因交通事故而致残。交通事故造成的经济损失高达数百亿元。据2007年上半年公安部交管局公布，全国发生道路交通事故15.9万起，死亡人数3.7万人，受伤人数18.9万人，直接经济损失8.4亿元。超重行车又是肇事的主要原因。2006年全国共查处各类交通违法、违规行为1.3亿人次，其中超速1 600万人次、疲劳驾驶20万人次、酒后驾驶65万人次。2008年的车祸率只涨不跌。

这是多么惊人的数字啊。

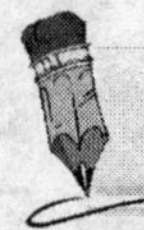

行人怎么过马路

遵守交通规则，争做文明市民。①行人要走人行道，没有人行道的靠路边行走。没有交通信号控制的，须注意车辆，不要追逐猛跑。②横过没有人行道的道路时须直行通过，不要图方便、走捷径或在车前车后乱过马路。③不要在道路上强行拦车、追车、扒车或抛物击车。④不要在道路上玩耍、坐卧、锻炼身体或进行其他妨碍交通的行为。⑤不要钻越、跨越人行护栏或道路隔离设施。⑥不要进入高速公路、高架道路或者有人行隔离设施的机动车专用道。⑦学龄前儿童应当由成年人领着在道路上行走。⑧高龄老人上街最好有人搀扶陪同。